心脑血管疾病
中西汇通治疗

韩首章　编著
韩寅章　王承龙　齐国先　主审

全国百佳图书出版单位
中国中医药出版社
·北　京·

图书在版编目（CIP）数据

心脑血管疾病中西汇通治疗 / 韩首章编著 . -- 北京：中国中医药出版社，2024.12

ISBN 978 – 7 – 5132 – 9142 – 2

Ⅰ . R540.5；R743.05

中国国家版本馆 CIP 数据核字第 2024AG6495 号

中国中医药出版社出版

北京经济技术开发区科创十三街 31 号院二区 8 号楼

邮政编码　100176

传真　010–64405721

廊坊市佳艺印务有限公司印刷

各地新华书店经销

开本 710 × 1000　1/16　印张 17.75　字数 318 千字

2024 年 12 月第 1 版　2024 年 12 月第 1 次印刷

书号　ISBN 978 – 7 – 5132 – 9142 – 2

定价　68.00 元

网址　www.cptcm.com

服务热线　010–64405510

购书热线　010–89535836

维权打假　010–64405753

微信服务号　zgzyycbs

微商城网址　https://kdt.im/LIdUGr

官方微博　http://e.weibo.com/cptcm

天猫旗舰店网址　https://zgzyycbs.tmall.com

如有印装质量问题请与本社出版部联系（010–64405510）

王 序

心脑血管疾病是威胁我国居民健康与生命的“第一杀手”。目前，我国心脑血管疾病的患者约有3.30亿，其中脑卒中约1300万，冠状动脉粥样硬化性心脏病约1100万，肺源性心脏病约500万，心力衰竭约890万，风湿性心脏病约250万，先天性心脏病约200万，下肢动脉疾病约4530万，高血压约2.45亿。尽管西医学的诊疗技术取得了突飞猛进的发展，但中国心脑血管疾病的患病率仍处于持续上升阶段，且呈现年轻化态势，心脑血管疾病的死亡率仍居我国居民死亡原因的首位。如何有效预防心脑血管疾病已成为社会重大公共卫生问题。

随着社会的进步，传统生物医学模式已向生物–心理–社会医学模式转变。过去认为，疾病是单纯躯体发生病理转变的一种表现。新医学模式理论则认为，人在社会中生存，会受到社会各种因素变化的影响，人的心理也会发生改变，二者共同作用于人体后，人体产生的一系列复杂变化后的一种整体表现，就是疾病。这与中医学的整体观念基本吻合。中医学理论认为，人体是一个有机整体，既强调人体内部环境的统一性，又注重人与社会及自然界的统一性。目前，我们对心脑血管疾病的病因及病理机制等方面的认识深度还远远不够。因此，迫切需要探索新途径和新方法来进一步提高心脑血管疾病的防治水平。

余初读《心脑血管疾病中西汇通治疗》，倍觉耳目一新，首章教授不仅从西医学角度简明扼要地阐释了对临床常见心脑血管疾病的认识，还在熟谙中医经典的基础上，总结其30余年的临床经验，提出了对冠状动脉粥样硬化性心脏病、心律失常、心力衰竭、心肌炎、高血压、头痛、中风、眩晕等疾病的中西汇通治疗方法。首章教授不拘于古，不泥于今，病证结合，中西汇通，诚属可贵。经验是一笔财富，分享经验是一种美德。本书不仅彰显了中西汇通治疗心脑血管疾病的优势，还给我们的临床诊疗带来了诸多启迪，甚为欣喜，故欣然为序。

中国中医科学院西苑医院心内科　王承龙

2024年5月

齐 序

我国心脑血管疾病的发病率和死亡率较高，严重影响我国居民生活质量及生命安全。目前，我国心脑血管疾病的患病率处于持续上升阶段，心血管病患病人数约 3.30 亿，其中以高血压、脑卒中和冠状动脉粥样硬化性心脏病为主。心脑血管疾病居我国居民死亡原因首位，每 5 例死亡中就有 2 例死于心脑血管疾病。所以，对心脑血管疾病的预防和控制已成为我们越来越关注的重要话题。

中西医结合是西医诊病与中医辨证双重诊断的有效结合，两者结合可以更好地对疾病做出恰当的临床诊断，并将局部的病理改变和人体疾病过程的整体变化相结合，使人们对疾病的认识更加全面。临床上采用中西医相结合的治疗疾病方式，可以更好地实现优势互补，充分发挥中医学的价值，特别是对一些特殊的慢性心脑血管病变，应用西医的技术和理论尚不能提供有效的治疗方法，采取中西医结合的方式，可以更好地解决这类问题，意义重大。

首章教授为辽宁省名中医，具有丰富的心脑血管疾病中医临床诊治经验，同时具有扎实的西医心脑血管疾病的理论和实践基础。本书应用中西医结合的理论体系详细论述了常见心脑血管疾病的诊断思路、病因病机、中医辨证，以及中西医结合的治疗原则和用药，对于治疗的经典方剂进行了分析，为心脑血管疾病的中西医结合诊断和治疗提供参考。

我读了这本书的初稿，深深感到首章教授在探索应用中西医结合理论诊治心脑血管疾病方面获得的巨大收获和体会。他将这些收获和体会详细地总结出来，不仅可作为同道们的重要参考，还为心脑血管疾病的中西医诊断治疗留下了宝贵财富。

中国医科大学附属第一医院心内科　齐国先

2024 年 6 月

编写说明

在人类与疾病做斗争过程中，不同的民族总结出了不同的医学理论和治疗疾病的方法。目前，我国的医学体系主要有西医学和中医学两大类。中医学以汉族医学为代表，其他还有蒙医、藏医、瑶医等。我国在防病治病过程中提倡采用中西医结合的方法。西医学借助现代科学手段，在研究疾病发生的病因、发病机制、病理等方面有很大的优势，在治疗上采用化学药物，对疾病的病因、发病机制、病理产物进行有针对性的治疗。其优点是针对性强，疗效好。但化学药物在针对病因、发病机制和病理产物发挥治疗作用的同时，会对其他正常组织器官造成损伤，即有不良反应的缺点。中医学已有几千年的历史，在治疗上以使用天然的动植物药和矿物类药物为主，经过几千年的临床实践，总结出无数有效的经典方剂，具有疗效明显、不良反应少的优点，为中华民族的繁衍和健康作出巨大的贡献。

随着科技的发展，西医学对疾病的发病原因、发病机制、病理越来越清楚。中医学如何利用西医学的这些研究成果，把几千年总结出的中医学理法方药与其结合起来，进行创新，是现代中医学发展的重点，也是中西医结合的关键。近年来，我在心脑血管疾病的治疗上，尝试把西医学对疾病病因、发病机制、病理产物的研究成果，与中医学理论和中药治疗相结合，并用于临床实践，取得了很好的效果。

如对冠心病的治疗，西医学认为，冠心病的发生主要是冠状动脉粥样硬化斑块形成，造成冠状动脉狭窄，影响心肌供血所致。我参考西医学的研究成果，在中医学治疗上，用活血化瘀类药物来扩张冠状动脉，代表药物有川芎、红花、桃仁、赤芍等；用化痰类药物来降血脂，代表药物有半夏、瓜蒌、胆南星等；用破血逐瘀类药物来抗血小板凝聚，代表药物有水蛭、全蝎、蜈蚣，地龙、土鳖虫等。同时，配合中医学辨证进行治疗，如气虚者给予补气，阳虚者给予温阳，阴虚者给予滋阴。这样既能针对冠状动脉硬化斑块进行治疗，又能体现中医学辨证施治的原则，使中医学治疗更加有规律可循，在临床治疗中取得很好的疗效。

再如对心律失常的治疗，我利用中药干预影响心电除极与复极的3个因素，来调控心率的快慢，在临床治疗中取得了很好疗效，其机制如下。

1. 心肌细胞的直径大小决定心脏传导速度

心肌细胞直径大，心脏传导速度快；心肌细胞直径小，心脏传导速度慢。因此，我利用中药性味与归经的特性，用心经的燥湿药，来减少心肌细胞的内外液，缩小心肌细胞的直径，增加心电除极与复极的电阻，从而心率就慢下来了；反之，用滋心阴和养血的药物，来增多心肌细胞的内外液，使心肌细胞的直径增大，减少心电除极与复极的电阻，心率就增快了。

2. 心肌细胞膜上各种离子通道的直径大小决定心率的快慢

心肌细胞膜上离子通道的大小是固定的，但中药具有寒热的特性，热性的药物可以使心肌细胞膜扩张，各种离子通道的直径就会相应扩大，心电除极与复极的电阻小，心率就会加快；反之，寒性的药物会使心肌细胞膜收缩，各种离子通道的直径就会相应缩小，心电除极与复极的电阻就会增加，心率就会减慢。中医学认为，心率快属于热证，治疗上用寒性的药物，即热者寒之；心率慢属于寒证，治疗上用热性的药物，即寒者温之。中医学用药物寒热的特性来调控心率，从心电的生理学角度来看是有科学道理的。

3. 心肌细胞膜上各种离子泵的工作状态影响心率

心肌细胞膜主要以液态的脂质双分子层为基架，其间镶嵌着许多转运蛋白（离子泵和转运体）。离子原发性主动跨膜运转依赖心肌细胞膜上的离子泵（如心肌细胞膜上的 Na^+ 泵、Na^+–K^+–ATP 泵和 Na^+–Ca^{2+} 交换体等）。离子泵直接利用代谢产生的能量将离子逆浓度梯度或电位梯度进行跨膜转运。这些离子泵在转运离子时需要消耗大量的能量，其能量来源于三磷酸腺苷（ATP）水解为二磷酸腺苷（ADP）时利用高能磷酸键所贮存的能量。这种离子泵主动转运离子的方式，说明能量在离子的转运方式上起决定性作用。人体能量足，则离子泵的工作状态稳定；人体能量不足，则离子泵的工作状态降低，其心率就会减慢。西医学认为，人体的能量是机体功能活动的动力。中医学认为，气是人体内活力很强、运行不息的极精微物质，是推动和调节各脏腑、组织功能活动的动力，从而起到维系生命进程的作用。因此，在一定程度上，中医学的气与西医学的能量是同一物质。中药中能提供机体能量的药物是补气药，如人参、党参、黄芪等。当患者心率慢时，利用补气药来提供心肌细胞膜上离子泵所需的能量，患者的心率就会很快得到提高。

以上是中医学参考西医学理论，使用中药来治疗冠心病和心律失常的例子，是中西医在治疗疾病时理论上的结合。这种中西医理论结合的治疗方法，使中医在处方用药时更加有规律可循，更加科学化，也能使学习中医的人容易掌握和理解。因本人的时间精力有限，对一些疾病的病因、发病机制、病理产物的理解、掌握和治疗用药方面还有不足之处，故本书属于抛砖引玉之作，不当之处敬请同道斧正。让我们一起将中西医从理论到治疗真正地结合起来，为人类的健康作出当代中西医结合人的应有贡献。

本书在编写过程中得到了辽宁奉天中医院中医内科韩寅章主任医师、中国中医科学院西苑医院心内科主任王承龙教授、中国医科大学第一附属医院心内科齐国先教授的大力支持和帮助，在此一并感谢。

韩首章

2024 年 5 月

目　录

上篇　心血管疾病中西汇通治疗

第一章　冠状动脉粥样硬化性心脏病 …… 2

第一节　西医学对冠状动脉粥样硬化性心脏病病因和发病机制的认识 …… 2

第二节　中医学对冠状动脉粥样硬化性心脏病病因和发病机制的认识 …… 5

第三节　冠状动脉粥样硬化性心脏病的中西医治疗原则及用药思路 …… 6

第四节　治疗冠状动脉粥样硬化性心脏病的古方及分析运用 …… 14

第五节　冠状动脉粥样硬化性心脏病的分类与中西汇通治疗 …… 25

第二章　心律失常 …… 58

第一节　心电产生的机制及中医学调整心率的用药思路 …… 59

第二节　心脏传导系统功能异常所致的心律失常及中医学用药思路 …… 65

第三节　治疗心律失常的古方与分析运用 …… 71

第四节　缓慢型心律失常的中西汇通治疗 …… 72

第五节　快速型心律失常的中西汇通治疗 …… 89

第三章　心力衰竭 …… 123

第一节　慢性心力衰竭 …… 125

第二节　急性心力衰竭 …… 138

第四章　心肌炎、心包疾病 …… 143

第一节　心肌炎 …… 143

第二节　心包疾病 …… 149

第五章　高血压 …… 156
第一节　原发性高血压 …… 156
第二节　继发性高血压 …… 169
第三节　特殊类型高血压 …… 172

下篇　脑血管疾病中西汇通治疗

第六章　头痛 …… 180
第一节　偏头痛 …… 180
第二节　三叉神经痛 …… 192
第三节　紧张性头痛 …… 197
第四节　丛集性头痛 …… 200
附：古籍中有关头痛的论述 …… 203
第七章　中风 …… 210
第一节　西医学对中风病因和发病机制的认识 …… 210
第二节　中医学对中风病因和发病机制的认识 …… 214
第三节　中风的古方及分析应用 …… 216
第四节　中风的中西汇通治疗 …… 224
第八章　眩晕 …… 238
第一节　西医学对眩晕病因和发生机制的认识 …… 238
第二节　中医学对眩晕病因和发生机制的认识 …… 241
第三节　眩晕的中西汇通治疗 …… 244
第九章　失眠 …… 256
第一节　西医学对失眠病因和发病机制的认识 …… 256
第二节　中医学对失眠病因和发病机制的认识 …… 257
第三节　失眠的古方及分析应用 …… 260
第四节　失眠的中西汇通治疗 …… 264
参考书目 …… 272

上篇
心血管疾病中西汇通治疗

第一章
冠状动脉粥样硬化性心脏病

冠状动脉粥样硬化性心脏病是指冠状动脉（冠脉）发生粥样硬化斑块，引起管腔狭窄或闭塞，导致心肌缺血缺氧或坏死而引起的心脏病，简称冠心病，也称缺血性心脏病。本病多发于40岁以上的成年人，男性发病早于女性，经济发达国家发病率较高。近年来，本病发病呈年轻化趋势，已成为威胁人类健康的主要疾病之一。

冠心病属于中医学“心痛”“胸痹”范畴。心痛病名最早见于《黄帝内经》。该书根据心痛的轻重缓急，分别将心痛命名为“厥心痛”“真心痛”“卒心痛”。在临床表现方面，《素问·脏气法时论》曰：“心病者，胸中痛……膺背肩胛间痛，两臂内痛。”《灵枢·厥病》曰：“厥心痛，与背相控……如从后触其心……胸满，腹胀胸满，心尤痛甚……痛如以锥针刺其心……色苍苍如死状，终日不得太息……心痛间，动作痛益甚。”“真心痛，手足清至节，心痛甚，旦发夕死。”同时，《黄帝内经》中还提出了“心痛引喉”的临床表现，即心痛重症，有时可出现痛引咽喉的症状，如《素问·厥论》曰：“手心主、少阴厥逆，心痛引喉，身热，死不可治。”《黄帝内经》中关于心痛症状的描述，与西医学对冠状动脉粥样硬化性心脏病的描述基本上是一致的。

第一节　西医学对冠状动脉粥样硬化性心脏病病因和发病机制的认识

一、血管内皮损伤 – 反应学说

内皮细胞具有使脂蛋白不易透入内膜的作用，可以合成及分泌抗栓物质

（如纤溶酶原、抗凝血酶Ⅲ、α_2-巨噬蛋白及蛋白C等），合成组织型纤溶酶原激活物质和具有强烈扩张血管和抑制血小板凝聚的前列环素等物质。所以，许多学者认为，内膜损伤是动脉硬化的先决条件。物理（如冷、热、机械挤压）、化学（高胆固醇或缺氧等）、生物（细菌、病毒等）和免疫（脂蛋白抗体等）等会造成内皮细胞损伤。内皮细胞损伤后，内膜表面的糖胺聚糖类物质减少，细胞间隙增宽，改变了内皮细胞功能与结构屏障作用，低密度脂蛋白（LDL）通过受损的内皮进入管壁内膜，并氧化修饰成低密度脂蛋白胆固醇（LDL-C），加重内皮损伤；LDL-C易进入动脉壁，结合该处的蛋白聚糖，在局部引起血脂沉积和血小板凝聚，肉眼可见动脉内膜上有胶冻样扁平隆起；并刺激平滑肌细胞增生，形成动脉粥样硬化斑块。

因此，冠心病的预防应首先避免来自物理、化学、生物和免疫等方面的致病因素造成的内皮细胞损伤，然后修复受损的血管内皮细胞。

二、脂质浸润学说

血脂通过血管内皮细胞间隙渗入皮下，再经中层和外膜进入淋巴循环被清除，而另一部分脂质可因某些原因而沉积在血管内膜下。

动脉粥样硬化主要由富含胆固醇的脂质微粒沉积在动脉血管内皮细胞下所致。由于低密度脂蛋白是人体内胆固醇的主要携带者。因此，它被认为是所有血浆脂蛋白中最主要的致动脉粥样硬化性脂蛋白。

低密度脂蛋白在动脉管壁内可以被氧化成氧化型低密度脂蛋白（Ox-LDL）。Ox-LDL除可以使巨噬细胞转化为泡沫细胞外，还具有多种促动脉粥样硬化的作用。这是目前被广泛认可的脂蛋白氧化修饰学说。

总胆固醇（TC）、甘油三酯（TG）、低密度脂蛋白胆固醇（LDL-C）或极低密度脂蛋白胆固醇（VLDL-C）增高，相应的载脂蛋白B（ApoB）增高，高密度脂蛋白胆固醇（HDL-C）减低，载脂蛋白A（ApoA）降低，都被认为是动脉粥样硬化的危险因素。

三、炎症细胞浸润学说

巨噬细胞能氧化LDL-C，形成过氧化物和超氧化离子，充满氧化修饰脂蛋白的巨噬细胞合成分泌很多生长因子和促炎介质，包括血小板源性生长因子、成纤维细胞生长因子、肿瘤坏死因子 -α（TNF-α）和白介素 -1，促进斑块的生长和炎症反应。

T 细胞在识别巨噬细胞和树突状细胞提呈的抗原（如修饰的脂蛋白）的同时被激活，产生具有强烈致动脉粥样硬化的细胞因子，如干扰素 -γ、肿瘤坏死因子（TNF）和淋巴毒素等，促进动脉血管硬化。

单核细胞和淋巴细胞表面特性发生变化，黏附因子表达增加，黏附在内皮细胞上的数量增多，并从内皮细胞之间移入内膜下成为巨噬细胞，通过清道夫受体吞噬氧化型低密度脂蛋白胆固醇（Ox-LDL-C），转变为泡沫细胞，形成最早的粥样硬化病变脂质条纹。

四、血小板聚集和血栓形成学说

血小板有易黏附于异物粗糙面的特性。血管内皮损伤后，其表面粗糙，血小板易黏附于其表面，纤维蛋白生成，并和白细胞一起形成血栓。血栓覆盖一层内皮细胞，成为内膜的组成部分。如果血栓机化，纤维素浓缩，血小板和白细胞便发生退行性变，继而使脂质沉积，形成动脉硬化斑块。

五、平滑肌细胞克隆学说

在血小板衍生因子（PDGF）和成纤细胞生长因子（FGF）的作用下，平滑肌细胞从中膜迁移至内膜并增殖，亦可吞噬脂质成为泡沫细胞的另一重要来源。在某些情况下，平滑肌细胞在凝血酶等强力作用下发生显著增殖，并合成和分泌胶原、蛋白多糖和弹性蛋白等，构成斑块基质。

六、冠状动脉痉挛学说

笔者在临床上时常遇到患者有心绞痛的症状，但患者在做冠状动脉造影时，其冠状动脉血管正常或接近正常，临床上把这种现象称为变异型心绞痛。这种临床症状的产生可能与冠状动脉血管痉挛而引起的心肌缺血有关。引起冠状动脉血管痉挛的原因主要有以下两点。

1. 精神因素

心脏受迷走神经和交感神经的双重支配，当精神紧张和情绪激动时，可以使交感神经和迷走神经的功能出现异常，造成冠状动脉血管痉挛，引起冠状动脉供血减少，心肌缺血、缺氧，出现胸闷、心痛的临床症状。

2. 体质因素

若体质差的人感受寒气，会失去对寒气的抵抗和调节能力，冠状动脉在寒气的作用下收缩，致冠状动脉血流减少，影响心肌供血，造成心肌缺血、缺氧，产生心绞痛。

第二节　中医学对冠状动脉粥样硬化性心脏病病因和发病机制的认识

一、痰浊内生，瘀血形成，阻滞心脉

中医学的痰浊和瘀血阻滞心脉是胸痹或心痛（冠心病）的病因病机，与西医学认为冠心病是由血脂浸润和血小板凝聚而导致的理论认识是一致的。

中医学认为，饮食不节，如过食肥甘厚味，或嗜烟酒成癖，致脾胃受伤；或因忧思伤脾，脾失健运，则津液不布，遂聚为痰，壅塞心脉，导致心脉瘀阻。这样会使一些血小板凝聚于血管内壁，阻滞血液运行，发为本病。中医学称这种现象为血瘀。

西医学所说的脂质浸润即中医学所说的痰浊内生；西医学所说的纤维斑块或粥样斑块，以及血小板的凝聚共同影响冠状动脉的血液运行，即中医学所说的心脉瘀阻。因此，西医学对冠心病病因、病理的认识与中医学对冠心病病因、病机的认识，具有高度一致性。这为我们在临床上用化痰和活血化瘀的方法治疗冠心病（胸痹、心痛）提供了理论依据。

二、阴寒内盛，寒凝经脉，心脉闭阻

《素问·调经论》曰："厥气上逆，寒气积于胸中而不泻，不泻则温气去，寒独留，则血凝泣，凝则脉不通，其脉盛大以涩，故中寒。"《素问·脉要精微论》亦云："涩则心痛。"张仲景在《金匮要略·胸痹心痛短气病脉证治》中称本病为"胸痹、心痛"，把病因病机归纳为"阳微阴弦"，即胸阳不足，阴邪搏结，为本虚标实之证。《医学入门·寒类》云："真心痛，因内外邪犯心君，一

日即死。厥心痛，因内外邪犯心之包络，或他脏邪犯心之支脉。”

中医学认为，外感寒邪或体内阳气不足，会使寒气积于胸中而不泻，寒性收引，则血凝泣，凝则脉不通，不通则痛，是胸痹发生的原因之一。

寒凝经脉，气血不通是胸痛发病原因之一的论述，与西医学所述寒气使血管收缩，导致心肌缺血而产生疼痛的理论具有一致性。这为我们在临床上利用温心阳的方法来改善心肌供血治疗冠心病提供了理论依据。

寒凝经脉也是冠心病的一个兼证，中医在治疗此证型时，同样也应考虑冠状动脉粥样硬化斑块的因素，故在治疗本证时，也应在活血化瘀、化痰软坚、消除动脉硬化斑块的基础上，增加温经散寒的药物，才能取得较好的临床疗效。

三、情志失调，心脉瘀阻

情志失调因素导致胸痹的原因有肝郁气滞造成的血管痉挛，从而形成心肌缺血；以及忧思伤脾，聚湿生痰，导致痰阻心脉。

1. 肝郁气滞，心血瘀阻

肝主疏泄，若情志所伤，疏泄功能失常，则肝郁气滞。气为血之帅，血为气之母，气行则血行，气滞则血瘀，故气滞日久必致血瘀，心脉瘀阻，发为本病。

2. 忧思郁怒，痰浊瘀阻心脉

忧思则伤脾，脾失健运，津液不布，遂聚为痰，壅塞脉道，痰浊瘀阻心脉；或郁怒伤肝，肝气郁结，久则乘脾，脾失健运，津液不布，聚而为痰；或肝郁化火，炼液成痰，痰浊瘀阻心脉，发为本病。

对于情志因素对冠状动脉的影响，中医学和西医学的认识是一致的。这为我们在临床上利用疏肝理气和健脾化痰的方法治疗冠心病提供了理论依据。

第三节　冠状动脉粥样硬化性心脏病的中西医治疗原则及用药思路

冠状动脉粥样硬化性心脏病指冠状动脉粥样硬化斑块引起管腔狭窄或闭塞，导致心肌缺血、缺氧或坏死而引起的心脏病。因此，消融冠状动脉粥样硬化斑块是治疗冠心病的治本方法；改善心肌供血是治标的方法。我们可以通过对冠状动脉硬化斑块病理解剖的学习，寻求治疗冠心病的中西医治疗原则及用药思路。

血管内膜损伤后，首先出现血管内膜水肿，其病理产物是血脂沉积和血小板凝聚，还有平滑肌细胞增生；其后相继出现脂质点和条纹、粥样和纤维粥样斑块、复合病变 3 类变化。美国心脏病学会根据动脉粥样硬化的病变发展过程，将其分为 6 型。

Ⅰ型为脂质点：动脉内膜出现小黄点，为小范围的巨噬细胞含脂滴，形成泡沫细胞积聚。

Ⅱ型为脂质条纹：动脉内膜见黄色条纹，为巨噬细胞成层并含脂滴，内膜有平滑肌细胞，也含脂滴，有 T 淋巴细胞浸润。

Ⅲ型为斑块前期：细胞外出现较多脂滴，在内膜、中膜平滑肌层之间形成脂核，但尚未形成脂质池。

Ⅳ型为粥样斑块：脂质积聚多，形成脂质池，内膜结构破坏，动脉壁变形。

Ⅴ型为纤维粥样斑块：是动脉粥样硬化最具特征性的病变，呈白色斑块凸入动脉腔内，引起管腔狭窄。斑块表面内膜被破坏而由增生的纤维膜（纤维帽）覆盖于脂质池之上。病变可向中膜扩展，破坏管壁，并同时可有纤维结缔组织增生、变性坏死等继发病变。

Ⅵ型为复合病变：为严重病变，由纤维斑块发生出血坏死、溃疡、钙化和附壁血栓所形成。

通过流行病学调查及动脉造影和细胞学检查的结果，完全可以证明动脉硬化病变是可以消退的。消退的基本条件是内膜损伤刺激因素停止；细胞内脂质颗粒减少、变小，脂质有细胞碎片散于细胞外；吞噬细胞破裂死亡、单核细胞源性的泡沫细胞全部消失；其他粥样物质被吸收。

通过上述内容，我们可以得知冠状动脉粥样硬化是因脂质沉积、炎症细胞浸润、血小板凝聚、平滑肌增生等，形成纤维斑块或粥样斑块，造成血管管腔狭窄，使心肌缺血。因此，冠心病的治疗原则如下。

（1）扩张冠状动脉以改善冠状动脉供血，迅速改善冠心病的临床症状。

（2）促进脂质的吸收；溶解凝聚的血小板；消除增生的平滑肌，以缩小冠状动脉硬化斑块，来扩大冠状动脉管腔的直径，以达治疗冠心病的目的。

（3）抑制炎症细胞浸润，使吞噬细胞破裂死亡；单核细胞源性的泡沫细胞全部消失，可以抑制冠状动脉硬化斑块的发展。

以上是治疗冠心病的原则，缺一不可。下面我们将分别论述中西医治疗的用药思路。

一、改善冠状动脉供血

当动脉硬化斑块逐渐增大时，就会出现冠状动脉供血与心肌需血之间发生矛盾，冠状动脉血流量不能满足心肌代谢的需要，引起心肌缺血、缺氧。暂时的缺血、缺氧会出现心绞痛的症状，而持续严重的心肌缺血可引起心肌坏死即心肌梗死。因此，扩张冠状动脉、改善心肌细胞供血是治疗冠心病的“急则治其标”的方法。

1. 西医学治疗

西医学主要采用扩张冠状动脉的药物。

（1）硝酸酯类：本类药物为非内皮依赖性血管扩张剂，能减少心肌需氧和改善心肌灌注，从而降低心绞痛发作的频率和程度。常用药物如下。

①二硝酸异山梨酯：普通片，每次 5 ~ 20mg，每日 3 ~ 4 次；缓释片，每次 20 ~ 40mg，每日 1 ~ 2 次。

②硝酸异山梨酯：普通片，每次 20mg，每日 2 次；缓释片，每次 40 ~ 60mg，每日 1 次。

每天用硝酸酯类药物时应注意给予足够的无药间期，以减少耐药性的发生。硝酸酯类药物的不良反应有头痛、面色潮红、心率反射性加快和低血压等。

（2）钙离子通道阻滞剂：本类药物能抑制钙离子进入细胞内，还能抑制心肌细胞兴奋 - 收缩耦联中钙离子的作用，从而抑制心肌收缩，减少心肌氧耗；扩张冠状动脉，解除冠状动脉痉挛，改善心内膜下心肌供血；扩张周围血管，降低动脉压，减轻心脏负荷；改善心肌微循环。常用药物如下。

①维拉帕米：普通片，每次 40 ~ 80mg，每日 3 次；缓释片，每次 240mg，每日 1 次。

②地尔硫䓬：普通片，每次 30 ~ 60mg，每日 3 次；缓释片，每次 90mg，每日 1 次。

③硝苯地平：控释片，每次 30mg，每日 1 次。

④氨氯地平：每次 5 ~ 10mg，每日 1 次，同时有高血压的患者更适合

使用。

钙离子通道阻滞剂的不良反应：外周水肿便秘、心悸、面部潮红、头痛、头晕、虚弱无力等。不建议左心室功能不全的患者应用地尔硫䓬，地尔硫䓬与β受体阻滞剂联合使用也需要谨慎。地尔硫䓬和维拉帕米能减慢窦房结心率和房室传导，不能应用于已有严重心动过缓、高度房室传导阻滞和病态窦房结综合征的患者。

2. 中医学治疗

在改善冠状动脉供血方面，中医学可以采用活血化瘀和温心阳方法。

（1）活血化瘀法改善冠状动脉供血。凡具有疏通血脉、祛瘀通滞作用而令血流畅达的药物称为活血化瘀药。其主要的药理作用是扩张血管，改善微循环，抗血小板凝聚及抗血栓。因此，在治疗冠心病，扩张冠状动脉时，宜选用活血化瘀药。

常用的活血化瘀药物有川芎、丹参、红花、桃仁等。其他活血药如蒲黄、姜黄、延胡索、郁金、三七、五灵脂、益母草、泽兰、乳香、没药、牛膝、苏木、王不留行、刘寄奴、鬼箭羽等也可酌情选用。

（2）温心阳法改善冠状动脉供血。中医学称体质差的人为气、血、阴、阳虚衰之体，如心阳不足者，在受寒邪时，会出现寒凝血瘀的临床表现，用药时多选用温心阳的药物治疗。温心阳的药物可以使血管扩张，改善心肌供血，缓解因心肌缺血、缺氧而产生的心绞痛。温心阳药物有辛温、辛热的性味。辛味具有发散、行气、行血的作用；性温热，能使血管扩张，故冠状动脉在辛热药物的作用下，管径得以扩张，血流量增加，从而改善心肌细胞缺血、缺氧的状况。

常用的温心阳药物有桂枝、干姜、薤白、蜀椒、吴茱萸等。附子也具有温心阳的作用，但不能与半夏、瓜蒌配伍，临床使用时应注意。

《伤寒论》用桂枝甘草汤治疗心阳虚。《金匮要略》用薏苡附子散治疗胸痹重症；用乌头赤石脂丸治疗胸痛彻背、背痛彻心。以上3个治疗胸痹的方剂就是利用桂枝、附子、蜀椒、乌头、干姜的辛热通阳作用来扩张冠状动脉，从而起到改善冠状动脉供血的治疗作用。

二、消除动脉粥样硬化斑块中的血脂浸润

扩张冠状动脉虽然能暂时改善心肌供血，但它不能消融冠状动脉中的粥样

硬化斑块，故对于冠心病的治疗，只用扩血管的方法不能达到治本的目的，要想治本，必须从消融冠状动脉粥样硬化斑块着手。其中，消融粥样硬化斑块中的血脂浸润是治本的方法之一。

1. 西医学治疗

西医学用他汀类药物降血脂。他汀类药物能有效降低总胆固醇（TC）和低密度脂蛋白胆固醇（LDL-C），延缓斑块进展和稳定斑块。所有明确诊断的冠心病患者，无论其血脂水平如何，均应给予他汀类药物，并将 LDL-C 降至 1.8mol/L（70mg/dL）的水平。

临床常用的他汀类药物如下。

①辛伐他汀：每次 20 ~ 40mg，每晚 1 次。

②阿托伐他汀：每次 10 ~ 80mg，每日 1 次。

③普伐他汀：每次 20 ~ 40mg，每晚 1 次。

④氟伐他汀：每次 40 ~ 80mg，每晚 1 次。

⑤瑞舒伐他汀：每次 5 ~ 20mg，每晚 1 次。

他汀类药物的总体安全性很高，但在应用时仍应注意监测转氨酶及肌酸激酶等生化指标，及时发现药物可能引起的肝脏损害和肌病，尤其是在采用大剂量他汀类药物进行强化调脂治疗时，更应注意监测药物的安全性。

2. 中医学治疗

中医学认为，当脏腑功能失调时，津液不能正常输布与代谢，停滞于体内，产生黏性病理产物，稀薄者称为饮，稠厚者称为痰或痰浊。西医学的高血脂所产生的血液浓、黏、聚现象与中医学论述的痰浊理论具有一致性，故脂质浸润在中医学理论中属于“痰浊”的范畴，相当于“痰浊胶结，瘀阻经络”。《金匮要略》用瓜蒌薤白白酒汤和瓜蒌薤白半夏汤来治疗胸痹（冠心病），其机制就是利用瓜蒌、半夏的化痰作用来消除血脂的浸润，从而缩小冠状动脉硬化斑块，间接扩大病变冠状动脉的内径，以改善心肌供血。临床上具有同样作用的化痰中药还有胆南星、白芥子、丝瓜络等。《金匮要略》中用薏苡附子散治疗胸痹重症，其中附子是通过辛热的作用使血管扩张，改善心肌的供血；而薏苡仁是通过其健脾化湿的作用，消除冠状动脉粥样硬化斑块中的水湿及血脂的浸润，从而扩大病变血管的内径，改善心肌供血。

因此，对于冠状动脉硬化斑块中的血脂浸润，中医学用化痰和健脾两种方法来治疗。常用的化痰药有半夏、瓜蒌、胆南星、白芥子、丝瓜络、贝母、竹沥、海藻、昆布等；健脾药有茯苓、白术、薏苡仁等。

要注意，附子不能与半夏、瓜蒌相配伍，属于中药十八反的范畴。

三、消除冠状动脉粥样硬化斑块中的血小板凝聚

在冠状动脉粥样硬化斑块中，血小板凝聚也是其形成的机制之一。因此，消除冠状动脉粥样硬化斑块中的血小板凝聚也是治本的方法之一。

1. 西医学治疗

①阿司匹林：是抗血小板凝聚治疗的基石，所有患者只要无禁忌都应该使用，最佳剂量范围为 75 ~ 150mg/d。主要不良反应为胃肠道出血或对阿司匹林过敏。

②吲哚布芬：同时减少血小板因子Ⅲ和血小板因子Ⅳ，减少血小板聚集，且对前列腺素抑制率低，胃肠反应小，出血风险少，可考虑用于有胃肠道出血或消化道溃疡病史等对阿司匹林不耐受患者的替代治疗，维持剂量为 100mg，每日 2 次。

2. 中医学治疗

破血逐瘀类药物抗血小板凝聚的疗效相当于西医学的抗血小板凝聚药，如阿司匹林和吲哚布芬等。

当动脉损伤后，血小板易黏附于其表面，纤维蛋白生成，并和白细胞一起形成血栓。血栓覆盖一层内皮细胞，成为内膜的组成部分。对于这种病理改变，中医学是运用破血逐瘀法来消除冠状动脉硬化斑块中的血小板凝聚和纤维蛋白生成。

破血逐瘀类药物具有破血、攻坚的功效，其药理作用是溶解纤维蛋白和抑制血小板凝聚，从而使斑块溶解或缩小。破血逐瘀药有虫类破血药和植物类破血药。

（1）虫类破血药：大多含有生物活性成分，其降纤、抗凝、溶栓的效果明显。临床上常用的虫类破血药有水蛭、䗪虫，以及具有息风通络作用的虫类药，如地龙、全蝎、蜈蚣等。因虫类药物大多有毒，其不良反应也较为明显，故使用时一定不要超量或长期使用。患者应定期检查出血时间、凝血时间，肝功、肾功、血常规等，以便掌控其不良反应。

水蛭：含有水蛭素，能阻止凝血酶对纤维蛋白的作用，阻碍血液凝固。同时，水蛭还含有肝素、抗血栓素，能起到溶栓的作用。

䗪虫：含有丝氨酸蛋白酶，对人体血纤溶酶原的激活作用与尿激酶作用

相似。

地龙：含有蚯蚓素，有溶纤、抗凝的作用。

全蝎：含有蝎毒，是一种类似蛇毒的蛋白质，可以抗血栓。

蜈蚣：含有两种类似蜂毒的成分（组胺样物质和溶血性蛋白），可以抗凝血，故降纤、抗凝、溶栓效果明显。

临床常用水蛭配伍地龙、全蝎配伍蜈蚣的方法提高临床疗效。虫类药在使用时选择一组，便可取得很好的疗效。为了安全，不要大量、多味、超长时间使用虫类药。

（2）常用的植物类破血药物有三棱、莪术、桃仁、姜黄等。虽然植物类破血药的降纤、抗凝、溶栓作用不如虫类破血药强，但其不良反应比虫类破血药小，临床安全性比虫类破血药高。

三棱：含有挥发油，通过减少血小板数，抑制血小板功能，抑制内外凝血功能，促进纤溶活性，对血栓形成有抑制作用。

莪术：含有莪术酮、莪术烯、姜黄素等，其中抑制血小板凝聚和抗血栓的作用是通过姜黄素的作用来实现的。

桃仁：含有苦杏仁苷、苦杏仁酶、尿囊素酶、乳糖酶等，具有抗凝及较弱的溶血作用，对血流阻滞、血行障碍有改善作用。

姜黄：含有姜黄素和挥发油。其中，姜黄素具有保护肝脏、降血脂、增加纤溶酶活性、抑制血小板凝聚的作用。

四、消除冠状动脉粥样硬化斑块中增生的平滑肌

冠状动脉粥样硬化斑块的基底层是一层含有脂质增生的平滑肌，是构成动脉粥样硬化斑块的主要成分之一。因此，消除冠状动脉粥样硬化斑块中增生的平滑肌也是治本的方法之一。

1. 西医学治疗

西医学没有治疗此类病变的药物。

2. 中医学治疗

平滑肌的增生，在中医学属于“郁结”的范畴，治疗思路是软坚散结。常用的软坚散结药物有夏枯草、生牡蛎、海蛤壳、瓦楞子等。

夏枯草：具有清肝火、散郁结、降血压的作用，其散郁结的功效良好，用于治疗瘰疬、瘿瘤。

生牡蛎：具有平肝潜阳、软坚散结、收敛固涩的作用。其软坚散结的作用用于治疗痰核、瘰疬、癥瘕积聚等。

海蛤壳：具有清肺化痰、软坚散结的功效。其软坚散结的作用用于治疗瘿瘤、痰核。

瓦楞子：具有消痰软坚、化瘀散结的功效，用于治疗瘰疬、瘿瘤、癥瘕、痞块。

以上诸药均有软坚散结作用，用于治疗平滑肌的增生。

笔者在临床上常用皂角刺与夏枯草、生牡蛎相配伍。皂角刺疏通经络并有解毒的作用，与夏枯草、生牡蛎相配伍，软坚散结的疗效更明显。

五、消除斑块中的炎症细胞浸润

冠状动脉粥样硬化斑块中的炎症细胞浸润在冠心病的发展过程中起着重要作用。因此，消除斑块中的炎症细胞浸润有助于延缓冠心病的发展。

1. 西医学治疗

西医学一般运用抗生素来抑制炎症细胞浸润。

2. 中医学治疗

动脉粥样硬化斑块中的中性粒细胞、巨噬细胞和淋巴细胞的浸润是导致心血管内皮细胞炎症反应的重要因素，其造成血管内皮损伤后释放的炎性物质，可以使血管内皮潮红、肿胀、发热等。中医学将这种病理变化称为热毒炽盛。西医学认为，吞噬细胞破裂死亡、单核细胞源性的泡沫细胞全部消失是治愈冠心病的关键之一。同样，中医学消除炎症细胞浸润的用药思路是清热解毒。清热解毒中药是通过对病原微生物的抑制作用来减少机体免疫系统分泌炎症细胞的。

中药具有归经的特性。因此，在清除冠状动脉粥样硬化斑块的炎症细胞浸润时，应选择归心经的清热解毒药。常用药物有金银花、连翘、紫花地丁、大青叶、板蓝根、半边莲、白蔹、四季青等。

第四节　治疗冠状动脉粥样硬化性心脏病的古方及分析运用

一、改善冠状动脉供血的古方及分析运用

（一）活血化瘀法改善冠状动脉供血的古方

1. 血府逐瘀汤（摘录自《医林改错》）

组成：桃仁四钱，红花三钱，当归三钱，生地黄三钱，川芎一钱半，赤芍二钱，牛膝三钱，桔梗一钱半，枳壳二钱，柴胡一钱，甘草二钱。

用法：水煎服。

功效：活血化瘀，行气止痛。

主治：胸痛、头痛日久不愈，痛如针刺而有定处，或呃逆日久不止，或饮水即呛，干呕，或内热瞀闷，或心悸怔忡，失眠多梦，急躁易怒，入暮潮热，舌质暗红，或有瘀斑、瘀点，脉涩或弦紧。

证候分析：本方所治诸症皆为瘀血内阻胸部，气机瘀滞所致。此即王清任所称“胸中血府血瘀”之证。血瘀胸中，气血运行不畅，心肌细胞缺血、缺氧，则心悸、怔忡、心痛，痛如针刺，且有定处；气机阻滞，气血不能上达头部，使头部缺血、缺氧，大脑神经细胞功能异常，则失眠、多梦、头痛；胸中瘀血，影响及胃，胃肠道蠕动减缓，水谷郁积于胃，日久在肠道细菌的作用下发酵产生气体，则会出现胃气上逆的现象，出现呃逆、干呕，甚至水入即呛的临床症状；瘀久化热，内热瞀闷，则入暮潮热；胸中为肝经循行之分野，血瘀多由气滞发展而来，肝失条达，故急躁易怒；舌质暗红，或有瘀斑、瘀点，脉涩或弦紧，皆为瘀血之象。

处方点评：本方以桃仁、红花、赤芍、川芎、牛膝活血化瘀，扩张冠状动脉，改善心肌细胞供血为君药。胸痹包括西医学所说的冠心病。当冠状动脉狭窄到一定程度时，心肌细胞因缺血、缺氧，其代谢产物不能及时得到消散，刺激心脏内自主神经的传入纤维末梢，经胸 1 ~ 5 交感神经节和相应的脊髓段，传至大脑，便产生胸痛、头痛，痛如针刺，且有定处。因此，本方用桃仁、红花、赤芍、川芎、牛膝活血化瘀，扩张冠状动脉，改善心肌供血。心肌细胞的代谢产物及时得到消散，且又得到氧气的供应，疼痛便会减轻或消失。桃仁具

有破血行滞的作用，其破血的作用能消除血小板的凝聚与纤维蛋白的生成，缩小冠状动脉硬化斑块，改善冠状动脉供血；红花具有活血祛瘀、通经的作用，通经的作用就是扩张血管；红花与桃仁配伍，其活血化瘀、扩张冠状动脉的作用更强；赤芍善于治疗瘀血阻滞导致的癥瘕、痛经，说明赤芍既可以扩张冠状动脉，又能溶解血小板凝聚和纤维蛋白的生成；川芎辛香行散，温通血脉，既能活血祛瘀以调经，又能行气开郁而止痛，前人称为血中气药，具有通达气血的功能，说明川芎具有扩张血管和消除血小板的凝聚与纤维蛋白生成的作用；牛膝具有活血祛瘀、补肝肾、强筋骨、利尿通淋、引血下行的作用，其活血化瘀的作用用于治疗瘀血阻滞导致的各种病证，说明牛膝有抗血小板凝聚的作用。上述五药协同用，其扩张血管、抗血小板凝聚及纤维蛋白生成的作用更强，故为君药。

本方以生地黄、当归养血和血为臣药。生地黄、当归的滋阴养血作用可协助君药以营养心肌细胞，使因缺血、缺氧而造成的心肌细胞损伤得以恢复，且生地黄具有凉血养阴的作用，与赤芍合用，可以治疗瘀久化热，内热瞀闷，入暮潮热，瘀热扰心所出现的心悸、怔忡、失眠多梦等症状。

柴胡、桔梗、枳壳为佐。胸中为肝经循行之分野。血瘀胸中，气机阻滞，肝失条达，则急躁易怒，故用柴胡疏肝理气，畅通气机，且其性上升可引药入胸中。清阳郁遏不升，故用桔梗上达之性，并有升清的作用，引药入胸中；胸中瘀血，影响及胃，胃气上逆，则呃逆干呕，甚至水入即呛，故用枳壳理脾胃气滞。

甘草调和诸药为使药。

综上所述，通过对血府逐瘀汤的分析，可以得知血府逐瘀汤治疗冠心病的配伍精髓如下。

用桃仁、红花、赤芍、川芎、牛膝来活血化瘀。诸物的活血化瘀作用主要体现在两个方面，一是通过上述诸药扩张冠状动脉的作用来改善心肌供血；二是利用上述诸药的活血化瘀作用来消除血小板凝聚，使动脉硬化斑块缩小来改善冠状动脉的供血。与上述药物具有同样功能的药物还有丹参、蒲黄、姜黄、延胡索、郁金、三七、五灵脂、益母草、泽兰、乳香、没药、苏木、王不留行、刘寄奴、鬼箭羽等，临床上可以酌情选用。桃仁、红花、川芎、丹参、郁金、益母草等药都归心经或心包经，笔者在治疗冠状动脉狭窄时经常选用上述诸药，而且疗效明显。关于这些药物的应用，近年的文献也有报道，仅供临床参考使用。

血府逐瘀汤用生地黄、当归滋阴养血，营养心肌细胞，说明在心肌缺血时，运用滋阴养血的药物有助于保护心肌细胞，这种处方配伍用药值得我们借鉴。具有同样滋阴养血功能的药物还有麦冬、五味子、白芍、鸡血藤、玄参等。

因胸中为肝经循行之分野，血府瘀血多与肝郁气滞有关，故本方用柴胡疏肝理气，舒畅气机，并引药至胸中，使瘀血得行。临床上我们还可以酌加香附、郁金、香橼、佛手等疏肝理气药，以增加疗效。川楝子有很好的疏肝理气作用，但含有马兜铃酸，易伤肾，故在使用川楝子时，一定不要超量或长期使用。

方中用桔梗宣肺气，载药上行；用枳壳理脾胃气滞，是治疗冠心病的增效剂，临床上可以酌情使用，以增加疗效。

2. 桃红四物汤（摘录自《医宗金鉴》）

组成：熟地黄（或干地黄）七钱五分，当归七钱五分，白芍（酒拌）七钱五分，川芎七钱五分，桃仁二钱，红花一钱半。

用法：水煎，日服三次，一日服完。

功效：养血，活血，逐瘀。

主治：用于治疗瘀血阻滞导致的女性经期提前，量多，色紫，质黏稠，或有块，腹痛、腹胀等。

处方点评：本方所治之症是由瘀血阻络造成的，故方用桃仁、红花、川芎活血化瘀，扩张血管，并可消除血小板凝聚，畅通血脉。该方不仅可以治疗妇科疾病，只要符合瘀血阻络病机的内、外科疾病均可选用。

瘀血阻络，瘀血不去则新血不生，故用熟地黄、当归、白芍来补养新血。

综上，我们可得知，前人治疗瘀血证离不开选用桃仁、红花、川芎，从而提示我们这三味药具有扩张血管、消除血小板凝聚的作用。

（二）温心阳法改善冠状动脉供血的古方

1. 桂枝甘草汤（摘录自《伤寒论》）

组成：桂枝（去皮）四两，甘草（炙）二两。

用法：上二味，以水三升，煮取一升，去滓，温服。

功效：补助心阳，升阳化气。

主治：心阳虚导致的心悸症见汗出，叉手自冒心，欲按。

处方点评：本条论述的是因发汗过多，损伤心阳，心脏缺乏阳气的庇护，故出现心悸的症状；患者叉手自冒心，是因虚而悸，虚证喜按之缘故，所以用桂枝甘草汤来温补心阳。

桂枝辛温，本方用桂枝温心阳，使心血管在桂枝辛温的作用下得以扩张，心肌细胞的供血得以改善，故心悸得以缓解。炙甘草甘温，与桂枝合用，辛甘化阳，助桂枝温补心阳，以养心定悸。

桂枝甘草汤中，桂枝的顿服用量为四两，如日二服，则为八两，日三服，则为十二两。其用量之大，故清代医家柯韵伯称本方为补心阳之峻剂。

张仲景治心阳虚证恒用桂枝、甘草这两味药。如治疗误下、心胸阳气不足的桂枝去芍药汤、桂枝去芍药汤加附子汤，治疗心阴阳两伤的炙甘草汤，治疗心脾气血阴阳不足的小建中汤，皆有桂枝和甘草。这说明桂枝甘草汤是温补心阳的重要方剂。

2. 薏苡附子散（摘录自《金匮要略》）

组成：薏苡仁十五两，大附子（炮）十枚。

用法：上二味，杵为散，服方寸匕，日三服。

功效：温经止痛，散寒除痹。

主治：心阳虚导致的胸痹。

处方点评：动脉硬化斑块形成的血管狭窄不单体现在冠状动脉上，通常是全身的动脉大多都伴有狭窄。当冠状动脉严重狭窄时，心肌严重缺血，会产生剧烈胸痛；四肢动脉血管狭窄时，会使四肢肌肉供血不足，而产生四肢筋脉拘急。胸痛剧烈并伴有筋脉拘急，说明动脉血管狭窄已相当严重。

本方重用炮附子温里通阳，使冠状动脉和全身动脉血管在炮附子的辛热作用下扩张，以改善心肌和四肢肌肉的供血、供氧。心肌和四肢肌肉的供血得以改善，则胸痛和四肢拘急便能得到缓解。

《金匮玉函要略述义》云："苡仁之用，能托郁结，况附子之雄烈，相合为散，比之前款诸方，其力最峻，足以奏功于燃眉之际焉。盖此缓急，主在急字，非或缓或急之谓。"

3. 乌头赤石脂丸（摘录自《金匮要略》）

组成：蜀椒一两，乌头（炮）一分，附子（炮）半两，干姜一两，赤石脂一两。

用法：上五味，末之，蜜丸如桐子大，先食服一丸，日三服。不知，稍加服。

功效：温肾助阳，散寒止痛。

主治：胸痹重症，心痛彻背，背痛彻心。

证候分析：心痛彻背、背痛彻心是指心窝部疼痛牵引到背，背部疼痛又牵引到心窝，形成胸背互相牵引的疼痛症状。阴寒痼结，使阳气衰微，阴寒极盛，引起冠状动脉收缩，心肌细胞供血不足而缺氧，心肌内积聚过多能刺激神经而产生疼痛的代谢产物（如乳酸、丙酮酸、磷酸等酸性物质或类似激肽的多肽类物质），不能及时通过血液循环排出和消散。这些物质便通过心脏内自主神经的传入纤维末梢，由胸 1 ~ 5 交感神经节和相应的脊髓段传至大脑，产生疼痛感觉。当冠状动脉狭窄更加严重时，便产生心痛彻背、背痛彻心的症状。

处方点评：当冠状动脉狭窄很严重时，全身的动脉血管势必也有相应的狭窄，这样会影响全身血液的流量。各器官、组织因血液流量不足而热量不足，临床表现在心脏的症状是心痛彻背、背痛彻心，全身的症状是四肢厥冷、脉沉紧。中医学称之为阴寒痼结，寒气攻冲。故本方急用大辛大热的乌头、附子、蜀椒、干姜，通过药物的辛热作用以达扩张血管的目的。冠状动脉得到扩张，则心痛彻背、背痛彻心的临床症状便能得到缓解；全身的血管得以扩张，则四肢厥冷、脉沉紧也能得到缓解。

附子上助心阳以通脉，下补肾阳以益火，回阳救逆，补火助阳，散寒止痛；前人有“附子无姜不热”的说法，姜、附同用可以增加回阳救逆的效果，干姜还能减轻附子的毒性；乌头与附子同用能增加振奋阳气、驱散寒邪的作用；蜀椒辛热，本方配伍蜀椒是佐助附、姜、乌三药的温阳作用，增加散寒止痛的效果；赤石脂在本方的作用是温涩调中，收敛阳气。

本方大量运用热性药物，通过药物的辛热作用扩张血管，以达改善供血与供氧的目的。

综上，我们可以得知，常用的温心阳药物有桂枝、干姜、附子、薤白、乌头、蜀椒等。下面是笔者临证用温心阳法改善冠状动脉供血的一些体会。

（1）温心阳药物的功效及使用技巧如下。

桂枝：具有发汗解表、温经通阳的作用。其发汗解表作用用于治疗外感风寒表虚证；温经作用可以用于治疗风寒湿痹的肩背、肢节酸痛；其通阳的作用一则可以用于治疗膀胱气化不利导致的水湿内停，二则可以通过温经通脉的作用扩张冠状动脉，用于治疗胸阳不振导致的胸痹、胸痛、心悸、脉结代等。

干姜：具有温中、回阳、温肺化饮的作用。前人描述：生姜发散作用强，走而不守；干姜温里作用强，守而不走。故干姜主要用于温里。如其温中作用用于治疗脾胃寒证；其温肺作用主要用于治疗寒饮伏肺导致的咳喘；其温心阳的作用可以扩张冠状动脉，改善心肌供血，用于治疗心阳虚导致的心悸、胸痛等。干姜还有回阳救逆的作用，与附子同用于亡阳证，并能减轻附子的毒性。

附子：具有回阳救逆、补火助阳、散寒止痛的作用。附子能上助心阳以通脉，下补肾阳以益火，凡肾、脾、心诸脏阳气虚弱均适用。如温脾阳可以治疗脾阳虚导致的脘腹冷痛、大便溏泄；温肾阳可以治疗肾阳虚导致的畏寒肢冷、腰酸脚弱、阳痿、尿频等；温心阳可以扩张冠状动脉，改善心肌供血，用于治疗心阳虚导致的心悸、气短、胸痹、心痛等；其散寒止痛主要用于治疗寒湿偏盛导致的周身骨节痹痛。

乌头：分为川乌与草乌，具有祛风湿、散寒止痛的作用。乌头大辛大热，散寒作用大，毒性也大，善治沉寒痼冷，疏散在经之风寒，多用于四肢关节疼痛、怕冷的痹痛。

薤白：具有通阳散结、行气导滞的作用。本品辛开行滞，苦泄痰浊，能散阴寒之凝结而温通心阳。温心阳的作用可以扩张冠状动脉以改善冠状动脉供血；散痰浊凝结的作用可以消除冠状动脉的血脂浸润，缩小硬化斑块，间接扩大冠状动脉的直径，改善心肌供血，用于治疗寒痰湿浊凝滞于胸中，阳气不得宣通的胸闷作痛兼喘息、咳唾的胸痹证。

（2）《伤寒论》《金匮要略》用温心阳法治疗冠心病的方剂具体如下。

《伤寒论》记载了心阳虚所致冠心病的治疗方法。《伤寒论·辨太阳病脉证并治中》载："其人叉手自冒心，心下悸，欲得按者，用桂枝甘草汤主之。"《金匮要略》记载了冠心病较重者的治疗方法。《金匮要略·胸痹心痛短气病脉证治》载："喘息咳唾，胸背痛，短气，寸口脉沉而迟，关上小紧数，瓜蒌薤白白酒汤主之。""胸痹不得卧，心痛彻背者，用瓜蒌薤白半夏汤主之。""胸痹缓急者，薏苡附子散主之。""心痛彻背，背痛彻心，乌头赤石脂丸主之。"

（3）运用温心阳药治疗冠心病时的使用技巧具体如下。

通过对张仲景治疗冠状动脉狭窄所用方剂进行分析，我们可知，张仲景治疗胸痹是运用温心阳的办法，通过药物的辛热作用来扩张冠状动脉，其用药规律如下。

当冠状动脉狭窄，影响心肌细胞供血较轻的，症状只有心悸时，可以运用桂枝、薤白等温心阳药以扩张冠状动脉，改善心肌细胞供血，心悸等临床症状便可以消失。

如果冠状动脉狭窄到一定程度，严重影响心肌细胞供血，心肌细胞因缺血、缺氧而产生胸背痛时，应用大辛大热的附子、干姜、乌头，通过这些药物的辛热作用增加扩张冠状动脉的力量，以达到治疗目的。

注意：在治疗冠状动脉狭窄时，我们必用半夏、瓜蒌、胆南星等化痰药物以消除脂质的浸润。因半夏、瓜蒌与附子、乌头是相反的，故不能同时使用，这时应当选用桂枝、干姜、薤白、蜀椒、吴茱萸等，这样就不违反中医处方配伍的十八反原则。如果必用大辛、大热的附子和乌头，那么就不能用半夏、瓜蒌、贝母、白蔹等化痰药。

二、消除冠状动脉硬化斑块中血脂浸润的古方

1. 瓜蒌薤白白酒汤（摘录自《金匮要略》）

组成：瓜蒌一枚，薤白半斤，白酒（米酒初熟）七升。

用法：上三味同煮，取二升，分温再服。

功效：通阳散结，豁痰下气。

主治：胸痹。症见喘息咳唾、胸背痛、短气，寸口脉沉而迟，关上小紧数。

证候分析：寸口候上焦，上焦包含心、肺；脉沉主病在里，脉迟属于有寒，寸口脉沉迟，则为上焦阳虚；关脉候中焦，关上小紧数，紧脉为寒，脉数而紧为弦，状如弓弦，小紧数即小弦，属于中焦有痰，中焦脾胃虚寒，运化失司，水湿不运，聚而为痰饮。

故胸痹的病机是上焦阳虚，胸阳不振，痰饮瘀阻心经，心经不通，故心经及其支脉循行部位（胸、背、肺、腋下、臑）出现疼痛。（《灵枢·经脉》云：“心手少阴之脉，起于心中，出属心系，下隔，络小肠；其支者，从心系，上夹咽，系目系；其直者，复从心系，却上肺，下出腋下，下循臑内后廉，行太阴，心主之后，下肘内，循臂内后廉，抵掌后锐骨之端，入掌内后廉，循小指之内，出其端。”）

西医学认为，冠心病出现疼痛的原因是冠状动脉供血不足，心肌细胞缺血、缺氧。当心肌细胞出现缺血后，氧化代谢受抑，致使高能磷酸化合物储备降低，细胞功能随之发生改变。产生疼痛感觉的直接原因是在缺血、缺氧的情况下，心肌内积聚过多的代谢产物，如乳酸、丙酮酸、磷酸等酸性物质或类似激肽的多肽类物质，刺激心脏内自主神经的传入纤维末梢，经胸 1 ~ 5 交感神经节和相应的脊髓段，传至大脑产生疼痛感觉。这种痛觉反映在与自主神经进入水平相同脊髓段的脊神经所分布的区域，即胸骨后及两臂的前内侧与小指，

尤其是左侧，故胸痹的典型症状是胸背痛。

中医学用心脉瘀阻不通、不通则痛及心经之支脉循行部位等理论来解释胸痹胸背痛的发生机制。这样看来，中医学与西医学论述的机制是一致的。

中医学认为，心与肺同属于上焦，心主血脉，肺朝百脉；在五行中，心属于火，肺属于金，火克金。因此，心主血脉的功能异常必然会影响肺主气、司呼吸的功能，出现喘息、咳唾、短气等症状。

西医学认为，心具有泵血的功能，在血液循环方面，如果心的泵血功能出现异常，势必会造成肺淤血，肺淤血则会影响肺的换气功能，出现呼吸困难、动则气喘、不能平卧等临床表现。

中医学在解释胸痹症见喘息咳唾、胸背痛、短气等临床症状产生的机制时，与西医学理论高度一致，只不过所运用的理论和表达不一致罢了。

处方点评：本方用瓜蒌化痰，利气宽胸，以消除冠状动脉内的血脂浸润而形成的斑块；薤白辛温通阳，一则可以使冠状动脉扩张，改善心肌细胞供血，二则能豁痰，协助瓜蒌消除冠状动脉中的斑块，扩大冠状动脉的直径，改善心肌供血；白酒辛热，可以扩张冠状动脉，改善心肌供血。

从西医学的角度来分析本方，其治疗冠心病的机制与西医学治疗冠心病的机制是一致的，故几千年来用于治疗冠心病一直有效，仍是我们现在治疗冠心病不可缺少的名方。

2. 瓜蒌薤白半夏汤（摘录自《伤寒论》）

组成：瓜蒌一枚，薤白三两，半夏半升，白酒一斗。

用法：上四味同煮，取四升，温服一升，日三服。

功效：通阳豁痰，逐饮降逆。

主治：胸痹不得卧，心痛彻背。

证候分析：胸痹由喘息咳唾、胸背痛、短气，发展为不得卧、心痛彻背，说明痰瘀阻心脉更甚一步，心肌细胞出现严重缺血，故临床出现不得卧、心痛彻背的症状。

处方点评：当心肌缺血发展到不得卧、心痛彻背时，瓜蒌薤白白酒汤的化痰力量明显不足，故加一味半夏以增加豁痰消融斑块的能力，从而扩大冠状动脉的直径，以改善心肌供血；同时把白酒由七升增加至一斗，通过白酒的辛热作用，宣通上焦阳气来扩张血管，改善心肌供血。

瓜蒌既能化痰，又能利气散结以宽胸，用于治疗痰浊瘀阻所致的胸痹；半夏具有辛散消痞、化痰散结之功，用于治疗胸脘痞闷、梅核气等；薤白通阳散结，用于治疗寒痰湿浊凝滞于胸痹作痛。瓜蒌、半夏、薤白都具有化痰散结的功效，故可消除血管内的血脂浸润，溶解血管壁上的血脂，缩小纤维斑块。因血脂溶解或斑块缩小，血管管腔狭窄得以改善，故胸痹的症状可以减轻或消失。

白酒与薤白都具有通阳的作用，心血管在通阳药物的作用下而扩张，可以改善心肌的供血，其作用机制与西医学用扩血管药来改善心肌供血的机制是一致的。

《金匮要略》用瓜蒌薤白白酒汤和瓜蒌薤白半夏汤治疗冠心病的用药思路是用瓜蒌、半夏、薤白化痰散结；用薤白及白酒的通阳作用扩张血管以改善心肌缺血。

与瓜蒌、半夏、薤白具有相似化痰功能的药物还有天南星、白附子、白芥子、丝瓜络、海藻、昆布等。

天南星：具有燥湿化痰、祛风止痉的作用。本品专化经络之痰，其燥湿化痰之功强于半夏，经牛胆汁炮制成的胆南星化痰作用良好。本品药性偏凉，有小毒，用量不要超出5g。在临床上，我用胆南星治疗冠心病已取得良好的效果。

白附子：本品既能燥湿化痰，又能祛风止痉，还有解毒散结的作用，用于治疗风痰壅盛所致的口眼㖞斜、抽搐及瘰疬、瘿瘤。口眼㖞斜、抽搐是脑缺血所表现出的临床症状，其发病机制与冠状动脉硬化的发病机制是一致的，故白附子也可用于治疗胸痹。

白芥子：具有温肺化痰、利气散结、通络止痛的作用，其化痰、通络、散结的作用能祛经络之痰，用于治疗痰湿阻滞经络所致的肢体关节疼痛、麻木，以及痰饮停聚于胸膈所致的胸满胁痛，故白芥子也可用于治疗胸痹。

丝瓜络：祛风通络，解毒化痰，善行气通络止痛，是治疗胸痹的良药。

海藻、昆布：都具消痰软坚、利水的作用，常相须为用，二者消痰软坚的作用可消除动脉粥样斑块中的脂质浸润。

中医用具有化痰作用的中药来治疗痰浊胶结、瘀阻经络所致胸痹的思路，与西医用他汀类药物消除冠心病血脂浸润的思路是一致的。不同的是，中医用的是天然药物，而西医用的是化学合成的药物。中医利用天然化痰药物治疗胸痹已有几千年的历史，临床验证是有效的，其不良反应是可控的；西医化学合成药物的降血脂功效显著，但化学合成药物受工艺水平、纯度，以及化合物作用多靶点等因素的制约，其不良反应也是十分明显的。

因此，中医利用天然的化痰中药来治疗冠心病比西医利用他汀类药物治疗冠心病更具安全性，在都具有疗效的情况下，中医优势更明显。

注意：因半夏、天南星、白附子、白芥子等具有小毒。因此，临床上不要超量或长期服用，如需长期使用者，应注意肝功、肾功的检查，避免不良反应。

三、消除血小板凝聚的古方

大黄䗪虫丸（摘录自《金匮要略》）

组成：大黄十分，黄芩二两，甘草三两，桃仁一升，杏仁一升，芍药四两，干地黄十两，干漆一两，虻虫一升，水蛭百枚，蛴螬一升，䗪虫半升。

用法：上十二味，末之，炼蜜和丸小豆大，酒饮服五丸，日三服。

功效：祛瘀生新。

主治：五劳虚极，干血内停。症见形体羸瘦、腹满少食、肌肤甲错、两目暗黑，舌有瘀斑，脉沉涩或弦。

证候分析：形体羸瘦，是五劳虚极的结果，经络营卫气血运行受到影响，血脉凝涩，日久结成干血，阻滞血液运行。胃肠道受到干血的影响，血运不畅，则蠕动减慢，故腹满少食；干血内停，妨碍新血生成，形成血虚，血虚不能滋养肌肤，则肌肤甲错；新血不能上荣于目，则两目暗黑；舌有瘀斑，脉沉涩或弦，皆为瘀血内停之象。

处方点评：本方用大黄、桃仁、干漆、虻虫、水蛭、蛴螬、䗪虫活血化瘀，为君药。本证的主要病因是干血内停，故治疗上应以消除体内干血内停的药物为君药。干血主要由血小板凝结和纤维蛋白沉积造成。虻虫、水蛭、蛴螬、䗪虫、大黄、桃仁、干漆都是破血药，具有破血、攻坚的作用，可以消融血小板及纤维蛋白凝聚形成的斑块。

虻虫：具有破血逐瘀的作用。《神农本草经》云："逐瘀血，破下血积，坚痞，癥瘕，寒热，通利血脉及九窍。"说明本药破瘀血力很强。

水蛭：破血逐瘀消癥。水蛭中含有水蛭素，具有抗纤作用，用于治疗癥瘕积聚、血瘀经闭等。这说明水蛭可以溶解瘀血斑块。

䗪虫：具有破血逐瘀、续筋接骨的作用。《神农本草经》云："主心腹寒热洗洗，血积癥瘕，破坚，下血闭。"本品与水蛭功效相近而药性缓和，也具有溶解瘀血斑块的作用。

蛴螬：是金龟子的幼虫，具有破血、行瘀、散结、通乳的功效。其破血、行瘀、散结的作用可以溶解瘀血斑块。

干漆：具有破血逐瘀、通经、杀虫的作用，用于治疗瘀血阻滞导致的经闭、癥瘕等，故干漆也可以溶解瘀血斑块。

大黄：具有泻下攻积、清热泻火、解毒、活血化瘀的作用。其活血化瘀作用用于治疗瘀血证，无论新瘀、宿瘀，均可运用，如女性瘀血闭经、产后恶露不下、癥瘕积聚及跌打损伤等，故大黄也可以溶解瘀血斑块。

桃仁：具有活血祛瘀、润肠通便的作用。其活血化瘀的作用用于治疗女性痛经、瘀血闭经、产后瘀滞腹痛，以及癥瘕、跌打损伤、瘀阻疼痛等，故桃仁也可以溶解瘀血斑块。

本方以芍药、干地黄滋养阴血；以甘草、白蜜益气和中，共为臣药。本病干血形成的原因是五劳虚极，致瘀血内阻。瘀血阻于内，新血不生，故用芍药、干地黄滋阴补血；用甘草、白蜜益气、补中，以资气血生化之源。上述四药共同起到益气、养血、补虚的作用。

本方以黄芩清热，"下血闭"；杏仁开宣肺气，润肠通便，以利气机；二药共为佐药。

本方以酒饮服，其作用是活血以行药势，为使药。

综上，大黄䗪虫丸配伍的精髓主要是虫类破血药与植物类破血药同用，其消除体内瘀血作用强烈。虫类破血药大多含有生物活性成分，其降纤、抗凝、溶栓的效果明显。植物类破血药物降纤、抗凝、溶栓的作用虽然不如虫类破血药强烈，但用药安全性比较好，临床上我们可以酌情选用。常用的植物类破血药物有三棱、桃仁、姜黄、莪术等。

四、抑制炎症细胞浸润的古方

五味消毒饮（摘录自《医宗金鉴》）

组成：金银花三钱，野菊花、蒲公英、紫花地丁、紫背天葵子各一钱二分。

用法：水一盅，煎八分，加无灰酒半盅，再滚二三沸时热服，被盖出汗为度。

功效：清热解毒，消散疔疮。

主治：火毒结聚导致的痈疮疖肿。初起局部红肿热痛或发热恶寒；各种疔毒，疮形如粟，坚硬根深，状如铁钉，舌红，苔黄，脉数。

证候分析：西医学认为，痈疮、疖肿是由细菌等病原微生物感染引起的。当病原微生物侵入人体后，巨噬细胞、中性粒细胞等在趋化因子的作用下，与病原微生物结合并吞噬它，同时本身也死亡，死亡的中性粒细胞称为脓细胞，从而形成脓肿。这是痈疮、疖肿形成的原因。中性粒细胞还含有各种具有生物活性的酶（如髓过氧化物酶、酸性磷酸酶、吞噬素、溶菌酶等），当中性粒细胞吞噬病原微生物死亡后，释放各种酶，造成局部组织损伤，便形成了局部的红、肿、热、痛。

处方点评：五味消毒饮中有金银花、野菊花、蒲公英、紫花地丁 4 味具有清热解毒作用的中药，治疗痈肿疔毒有很好的疗效，说明清热解毒的中药具有抗菌、抗炎作用。五味消毒饮的处方中还有一味紫背天葵子。紫背天葵子的作用是清热解毒，消肿散结，与金银花、蒲公英、连翘、紫花地丁配伍，清热解毒作用更强。西医药理学研究表明，金银花具有广谱的抗菌作用，并有明显的抗炎与解热作用；野菊花对多种病原微生物有抑制作用，有解热、抗炎作用；蒲公英对多种病原微生物有较强的抑制作用，还有激发机体免疫功能的作用；紫花地丁对多种细菌有较强的抑制作用。紫背天葵子具有利尿通淋的作用，可以促进肿毒部位的细胞间水肿的消退，有助于脓肿的吸收，属于增效剂。

综上，清热解毒中药有抗炎作用，并能抑制病原微生物，可以减少机体组织中的炎症细胞浸润。中药具有归经的特性。因此，在清除冠状动脉粥样硬化斑块的炎症细胞浸润时，多选择归心经的清热解毒药。常用的归心经的清热解毒中药有金银花、连翘、紫花地丁、大青叶、板蓝根、半边莲、白蔹、四季青等。

第五节　冠状动脉粥样硬化性心脏病的分类与中西汇通治疗

冠心病的发展是一个慢性的过程，冠状动脉血管的粥样硬化斑块先是从血管内皮的脂纹开始，逐渐发展成纤维斑块、粥样斑块、复合斑块等，使冠状动脉血管逐渐狭窄，造成心肌供血不足，出现一系列的临床症状。

当冠状动脉血管狭窄还没有影响心肌细胞的供血时，其临床上是无症状的，此时称为隐匿型或无症状性冠心病。当冠状动脉供血与心肌需血之间发生矛盾，冠状动脉血流量不能满足心肌代谢的需要时，就会引起心肌缺血、缺氧，心肌内积聚过多的代谢产物，如乳酸、丙酮酸、磷酸等酸性物质或类似激肽的多肽类物质，刺激心脏内自主神经的传入纤维末梢，传至大脑产生疼痛的感觉，此时临床上称为心绞痛。其轻者表现为胸闷、胸痛，中医学将其辨证为心血瘀阻、痰浊壅塞。如果临床出现心绞痛后，冠状动脉血管的供血得不到及时的纠正，持续严重的心肌缺血可引起心肌坏死，即为心肌梗死。其临床表现除胸痛加重、心痛彻背、背痛彻心外，还伴有乏力、寒冷等，中医学将其辨证为阴寒凝滞。如果冠状动脉狭窄不能得到及时纠正，则严重影响心的功能，若见胸痛彻背，背痛彻心，痛剧而无休止，身寒肢冷，喘息不得卧，脉沉紧，为阴寒极盛之重症；若见面色唇甲青紫，大汗出，四肢厥冷，脉微欲绝，中医辨证为阳气虚衰，是心阳欲脱的危候，严重者会发生猝死。

一、冠状动脉粥样硬化性心脏病的分类

西医学根据冠心病的不同临床表现，将其分为隐匿型或无症状性冠心病、心绞痛、急性心肌梗死、缺血性心肌病、猝死 5 种类型。

（一）隐匿型冠心病

隐匿型冠心病指临床上没有心绞痛的症状，但有心肌缺血的客观证据（心电活动、心肌血流灌注及心肌代谢等异常），又称无症状性冠心病。

（二）心绞痛

1. 稳定型心绞痛

当冠状动脉管腔狭窄到一定程度，冠状动脉的供血不能满足心肌对血液的需求时，心肌细胞出现缺氧，心肌细胞氧化代谢受抑，致使高能磷酸化合物储备降低，心肌内积聚过多的代谢产物，刺激心脏内自主神经的传入纤维末梢，经胸 1 ~ 5 交感神经节和相应的脊髓段，传至大脑产生疼痛感觉。这种痛觉反映在与自主神经进入水平相同脊髓段的脊神经所分布的区域，即胸骨后及两臂的前内侧与小指，尤其是在左侧，故稳定型心绞痛的典型症状是胸背痛。

当冠状动脉狭窄或部分闭塞时，血流量减少，但对心肌的供血量相对比较固定。患者在休息时尚能维持供需平衡，可无症状；在劳力、情绪激动、饱食、受寒等情况下，心脏负荷突然增加，心率增快，心肌舒张力和心肌收缩力

增加，致心肌氧耗量增加，而存在狭窄的冠状动脉供血却不能相应地增加，以满足心肌对血液的需求时，即可引起心绞痛。因此，稳定型心绞痛也称劳力性心绞痛。

2. 不稳定型心绞痛

不稳定型心绞痛指介于稳定型心绞痛和急性心肌梗死之间的临床状态。它是在冠状动脉粥样硬化病变的基础上，发生了冠状动脉内膜下出血、斑块破裂、破损处血小板与纤维蛋白凝集，形成血栓、冠状动脉痉挛及远端小血管栓塞，由此引起急性或亚急性心肌供氧减少。

（三）急性心肌梗死

若冠状动脉管腔急性完全闭塞，血供完全停止，导致所供区域心室壁心肌透壁性坏死，临床上则表现为典型的心肌梗死，即传统的 Q 波型的透壁性心肌梗死。

（四）缺血性心肌病

缺血性心肌病属于冠心病的一种特殊类型或晚期阶段，是由冠状动脉粥样硬化引起长期心肌缺血、缺氧，致心肌细胞减少、坏死，心肌纤维化，心肌瘢痕而形成的疾病。其在临床上可分为充血型缺血性心肌病和限制型缺血性心肌病。

（五）猝死

此处的猝死指心源性猝死。心源性猝死指一个平素看起来健康的人，或患有心脏疾病但病情稳定或正在好转过程中的人，突然出现意料不到的自然死亡。从发病到死亡时间，目前国内多倾向于 1 小时以内（亦有主张为 24 小时内）。

虽然多种心脏病、传导系统病变、先天性与获得性 Q-T 间期延长综合征、不明原因心室颤动等，均可引起心源性猝死，但至少 80% 的心源性猝死是由冠心病及其并发症导致的。

心源性猝死的生存率很低，为 5% 左右。心肺复苏术的成功率不仅与复苏技术有关，还与基本病情、开始复苏和电除颤时间等因素有关。目前公认电除颤的时间是决定患者能否生存最重要的因素。

二、冠状动脉粥样硬化性心脏病的中西汇通治疗

（一）隐匿型冠心病

【临床表现】

根据临床表现，隐匿型冠心病可分为 3 种类型。

（1）有心肌缺血的客观证据，但无心绞痛症状。

（2）曾有过心肌梗死史，现有心肌缺血的客观证据，但无症状。

（3）有心肌缺血发作，有时有症状，有时无症状，此类型患者居多。

【诊断方法】

心电图检查：ST–T 段或 T 波的改变。其心肌缺血的心电图表现可见于静息时，也可在负荷状态下才出现，常为动态心电图记录所发现，也可为各种影像学检查所证实。

【鉴别诊断】

各种器质性心脏病都可引起缺血性 ST–T 段的改变，应加以鉴别，包括心肌炎、心肌病、心包疾病等。

【中西汇通治疗】

1. 西医学治疗

有心肌梗死既往史者，即使没有症状，也建议使用阿司匹林和 β 受体阻滞剂；确诊冠心病或 2 型糖尿病者，应使用他汀类药物进行降脂治疗；伴糖尿病和（或）心脏收缩功能障碍的冠心病患者，应使用血管紧张素转换酶抑制剂。

（1）抗血小板凝聚：药物有阿司匹林、氯吡格雷、替格瑞洛等。

①阿司匹林：是抗血小板治疗的基石，所有患者只要无禁忌都应该使用，最佳剂量范围为每日 75 ～ 150mg，其主要不良反应为胃肠道出血或对阿司匹林过敏。

②氯吡格雷：是抑制血小板凝聚的药物，能选择性抑制 ADP 与血小板受体的结合，以及抑制 ADP 介导的糖蛋白 GPⅡb/Ⅲa 复合物的活化，从而抑制血小板聚集。该药对血小板 ADP 受体的作用是不可逆的。该药口服吸收迅速，血浆中蛋白结合率为 98%，在肝脏代谢，主要代谢产物无抗血小板凝聚作用。该药的不良反应为消化道出血、中性粒细胞计数减少、腹痛、食欲减退、胃炎、便秘、皮疹等。

③替格瑞洛：是一种血小板聚集抑制剂，起始剂量为单次负荷量 180mg，

此后每次 90mg，每日 2 次，可在饭前或饭后服用。该药与阿司匹林长期合用时，阿司匹林的维持量不宜超过每日 100mg。

（2）他汀类药物：有辛伐他汀、阿托伐他汀、普伐他汀等。

①辛伐他汀：每次 20 ～ 40mg，每晚 1 次。

②阿托伐他汀：每次 10 ～ 80mg，每日 1 次。

③普伐他汀：每次 20 ～ 40mg，每晚 1 次。

④氟伐他汀：每次 40 ～ 80mg，每晚 1 次。

⑤瑞舒伐他汀：每次 5 ～ 20mg，每晚 1 次。

（3）血管紧张素转换酶抑制剂：有卡托普利、依那普利、贝那普利、福辛普利、雷米普利等，可以酌情选用。

2. 中医学治疗

隐匿型冠心病虽然没有明显的临床症状，但有心肌缺血的客观证据。从血管粥样硬化斑块的发展过程角度分析，心肌缺血的原因可能是冠状动脉粥样硬化斑块较小，血管狭窄轻微，还不足以使心肌缺血达到发生心绞痛的程度。因冠状动脉硬化斑块的初期为脂质点，肉眼可见动脉内膜出现小黄点，为小范围的巨噬细胞含脂滴形成泡沫细胞积聚；当脂质点发展为脂质条纹时，动脉内膜可见黄色条纹，为巨噬细胞成层并含脂滴，内膜有平滑肌细胞，也含脂滴，有 T 淋巴细胞浸润。因此，可以用清热解毒药和化痰药抑制冠状动脉粥样硬化斑块的发展。因病变为初级阶段，还没有形成平滑肌增生，故本型暂时不用软坚散结药。

（1）以清热解毒药抑制冠状动脉硬化斑块的发展：炎症细胞浸润是动脉粥样硬化斑块形成的因素之一。因此，消除炎症细胞浸润是延缓动脉粥样硬化斑块形成的重要治疗手段。常用的清热解毒药物有金银花、蒲公英、大青叶、山慈菇、白花蛇舌草等。

（2）以化痰药抑制血脂的浸润，延缓冠状动脉粥样硬化斑块的发展：本型的中医学治疗必用化痰药作为治本之药。常用的化痰药有半夏、胆南星、瓜蒌、白芥子、丝瓜络等。

（3）以活血化瘀药抑制血小板的凝聚：活血化瘀药物可以改善微循环，抗血小板凝聚和抗血栓。常用的活血化瘀药可以选择川芎、丹参、红花、桃仁、姜黄等。

（4）本型的兼证治疗

①气阴两虚：如果患者兼有气虚，常加人参、黄芪、党参等益心气；兼有

血虚时，常加五味子、麦冬、生地黄、当归、白芍、阿胶、龙眼肉等滋阴养血作为佐药。

②心阳不足：如果患者有心阳不足的证候，临床上可以用桂枝加甘草（即桂枝甘草汤）、干姜等温心阳的药物作为佐药。

③肝郁气滞：如果患者兼有肝郁气滞，常加柴胡、香附、郁金、香橼、佛手、川楝子等疏肝理气药作为佐药。

（二）心绞痛

心绞痛分为稳定型心绞痛和不稳定型心绞痛，此处主要讨论稳定型心绞痛的治疗。不稳定型心绞痛治疗的相关内容见“急性冠状动脉综合征”。

【概念】

稳定型心绞痛也称为劳力性心绞痛。其特点为阵发性的胸前压榨性疼痛或憋闷感觉，主要位于胸骨后部，可放射至心前区和左上肢尺侧，常发生于劳力负荷增加时，持续数分钟，休息或用硝酸酯制剂后疼痛消失。疼痛发作的程度、频度、持续时间、性质及诱发因素等在数个月内无明显变化。

【病理】

有研究发现，稳定型心绞痛患者的冠状动脉造影显示，有 1、2 或 3 支冠状动脉管腔直径减少＞ 70% 的患者分别各占冠心病患者的 25% 左右，其余 5% ~ 10% 的患者有左冠状动脉主干狭窄，约 15% 患者无显著狭窄。后者提示患者的心肌血供和氧供不足，可能是冠状动脉痉挛、冠状动脉小动脉病变、血红蛋白和氧的离解异常、交感神经过度活动、儿茶酚胺分泌过多或心肌代谢异常等所致。

【诊断】

1. 临床症状

根据典型心绞痛的发作特点，结合年龄和存在冠心病危险因素，排除其他原因所致的心绞痛，一般即可建立诊断。

2. 心电图

心绞痛发作时心电图检查可见 ST–T 段改变，症状消失后心电图 ST–T 段改变亦逐渐恢复，支持心绞痛诊断。

3. 心电图负荷试验

未捕捉到发作时心电图者，可行运动负荷试验，增加心脏负担以激发心肌缺血。运动方式主要为分级活动平板或踏车，其运动强度可逐步升级。活动平板较为常用，让受检查者面对着转动的平板就地踏步，以达到按年龄预计的最大心率或亚极量心率（85% ~ 90% 的最大心率）为负荷目标。前者称为极量运动试验，后者称为亚极量运动试验。

运动中应持续监测心电图改变，每当运动负荷量增加 1 次，均应记录心电图，运动终止后即刻及此后每 2 分钟均应重复记录心电图，直至心率恢复至运动前水平。在进行心电图记录时应测定血压。运动中出现典型心绞痛，心电图改变主要以 ST 段水平型或下斜型压低 0.1mV（J 点后 60 ~ 80 毫秒）持续 2 分钟，为运动试验阳性。若运动中出现心绞痛、步态不稳、室性心动过速（连续 3 个以上室性期前收缩）或血压下降时，应立即停止运动。心肌梗死急性期、不稳定型心绞痛患者，以及有明显心力衰竭、严重心律失常或急性疾病者，禁做运动试验。本试验有一定比例的假阳性和假阴性，单纯运动心电图阳性或阴性结果不能作为诊断或排除冠心病的依据。

【辅助检查】

1. 心电图连续动态监测（Holter）

Holter 检查可连续记录并自动分析 24 小时（或更长时间）的心电图（双极胸导联或同步 12 导联），可发现心电图 ST 段、T 波改变（ST–T 段改变）和各种心律失常。将出现异常心电图表现的时间与患者的活动和症状相对照，胸痛发作时相应时间的缺血性 ST–T 段改变有助于心绞痛的诊断，也可检出无痛性心肌缺血。

2. 多层螺旋 CT 冠状动脉成像（CTA）

进行冠状动脉二维或三维重建，可判断冠状动脉管腔狭窄程度和管壁钙化情况，对判断管壁内斑块分布范围和性质也有一定意义。冠状动脉 CTA 有较高的阴性预测价值。若患者未见狭窄病变，一般可不进行有创检查。但 CTA 对狭窄程度的判断仍有一定限度，特别是当钙化存在时，会显著影响判断。

3. 超声心动图

多数稳定型心绞痛患者静息时超声心动图检查无异常。有陈旧性心肌梗死者或严重心肌缺血者，二维超声心动图可探测到坏死区或缺血区心室壁的运动异常。运动或药物负荷超声心动图检查可以评价负荷状态下的心肌灌注情况。超声心动图还有助于发现其他需与冠状动脉狭窄导致的心绞痛相鉴别的疾病，如梗阻性肥厚型心肌病、主动脉瓣狭窄等。

4. 放射性核素检查

（1）核素心肌显像及负荷试验：^{201}铊（TI）随冠状动脉血流很快会被正常

心肌细胞所摄取。静息时铊显像所示灌注缺损主要见于心肌梗死后瘢痕部位。运动后冠状动脉供血不足时，可见明显的灌注缺损心肌缺血区。近年来，有用锝-99m-甲氧基异丁基异腈（Tc-99m-MIBI）取代铊做心肌显像，可取得与之相似的良好效果，更便于临床推广应用。

（2）放射性核素心腔造影：应用锝（Tc）进行体内红细胞标记，可得到心腔内血池显影。通过对心动周期中不同时相的显影图像进行分析，可测定左心室射血分数及显示心肌缺血区室壁局部运动障碍。

（3）正电子发射断层成像（PET）：利用发射正电子的核素示踪剂如氟（F）、碳（C）、氮（N）等进行心肌显像。除可判断心肌的血流灌注情况外，尚可了解心肌的代谢情况。我们通过心肌血流灌注和代谢显像匹配分析，可准确评估心肌的活力。

5. 有创性检查

（1）冠状动脉造影（CAG）：为有创性检查手段，目前仍然是诊断冠心病的金标准。选择性冠状动脉造影是用特殊形状的心导管经桡动脉、股动脉或肱动脉送到主动脉根部，分别插入左、右冠状动脉口，注入少量含碘对比剂，在不同的投射方位下摄影可使左、右冠状动脉及其主要分支得到清楚的显影，可发现狭窄性病变的部位并估计其程度。一般认为，管腔直径减少 70% ~ 75% 或以上会严重影响血供。

（2）冠状动脉内超声显像、冠状动脉内光学相干断层显像、冠状动脉血流储备分数测定，以及最新的定量冠状动脉血流分数等，也可用于冠心病的诊断并有助于指导介入治疗。

【中西汇通治疗】

1. 发作时的治疗

发作时应立刻休息，一般患者在停止活动后症状即逐渐消失。较重的发作可使用作用较快的硝酸酯类药物。

硝酸酯类药物除能扩张冠状动脉，降低阻力，增加冠状动脉循环的血流量外，还通过对周围血管的扩张作用，减少静脉回流心脏的血量，降低心室容量、心腔内压、心排血量和血压，降低心脏前后负荷和心肌的需氧量，从而缓解心绞痛。

（1）硝酸甘油：片剂，可用 0.5mg，舌下含服，1 ~ 2 分钟即开始起作用，约半小时后作用消失。不良反应有头痛、面色潮红、心率反射性加快和低血压等。第 1 次含服硝酸甘油时应注意可能发生直立性低血压。

（2）硝酸异山梨酯：片剂，可用 5 ~ 10mg，舌下含化，2 ~ 5 分钟见效，作用维持 2 ~ 3 小时。本药还有供喷雾吸入用的制剂。

2. 缓解期的治疗

（1）西医学治疗

1）β 受体阻滞剂：美托洛尔，普通片，每次 25 ~ 100mg，每日 2 次，口服；缓释片，每次 47.5 ~ 190mg，每日 1 次，口服。比索洛尔片，每次 5 ~ 10mg，每日 1 次，口服。

有严重心动过缓和高度房室传导阻滞、窦房结功能紊乱、明显的支气管痉挛或支气管哮喘的患者禁用 β 受体阻滞剂。外周血管疾病及严重抑郁症是应用 β 受体阻滞剂的相对禁忌证。慢性肺源性心脏病患者可小心使用高度选择性的 β 受体阻滞剂。

2）硝酸酯类药物：二硝酸异山梨酯，普通片，每次 5 ~ 20mg，每日 3 ~ 4 次，口服；缓释片，每次 20 ~ 40mg，每日 1 ~ 2 次口服。硝酸异山梨酯，普通片，每次 20mg，每日 2 次，口服；缓释片，每次 40 ~ 60mg，每日 1 次，口服。

若每天用药，应注意给予足够的无药间期，以减少耐药性的发生。硝酸酯类药物的不良反应包括头痛、面色潮红、心率反射性加快和低血压等。

3）钙离子通道阻滞剂

①非二氢吡啶类：维拉帕米，普通片，每次 40 ~ 80mg，每日 3 次；缓释片，每次 240mg，每日 1 次。地尔硫䓬，普通片，每次 30 ~ 60mg，每日 3 次；缓释片，90m，每日 1 次。

地尔硫䓬和维拉帕米能减慢窦房结心率和房室传导，不能应用于已有严重心动过缓、高度房室传导阻滞和病态窦房结综合征的患者。这些药物不建议应用于左心室功能不全的患者，与 β 受体阻滞剂联合使用也需要谨慎。

②二氢吡啶类（同时有高血压的患者更适合使用）：硝苯地平，控释片，每次 30mg，每日 1 次。氨氯地平，每次 5 ~ 10mg，每日 1 次。

外周水肿、便秘、心悸、面部潮红是所有钙离子通道阻滞剂常见的不良反应。其他不良反应包括头痛、头晕、虚弱无力等。

4）其他药物：主要用于对 β 受体阻滞剂或者钙离子通道阻滞剂有禁忌或者不耐受，或者不能控制症状的情况。

曲美他嗪：通过抑制脂肪酸氧化和增加葡萄糖代谢，提高氧利用率而治疗心肌缺血。常用剂量：每次 20 ~ 60mg，每日 3 次。

尼可地尔：是一种钾通道开放剂，具有与硝酸酯类药物相似的药理特性，对稳定型心绞痛治疗有效。常用剂量：每次 2mg，每日 3 次。

盐酸伊伐布雷定：是第 1 个窦房结 If 电流选择特异性抑制剂，其单纯减慢心率的作用可用于治疗稳定型心绞痛。

雷诺嗪：抑制心肌细胞晚期钠电流，从而防止钙超载负荷和改善心肌代谢活性；也可用于改善心绞痛症状。

（2）中医学治疗：心绞痛发作的主要原因是冠状动脉狭窄或部分闭塞，造成心肌供血不足；情绪激动可以引起冠状动脉痉挛，进而加重本病；受寒可以引起冠状动脉收缩，也可以加重本病。劳力、过饱可以诱发本病，故生活中应尽量避免。

综上，心绞痛的主要治疗目标是用化痰、活血化瘀、软坚散结的方法来消除冠状动脉狭窄；以疏肝理气为辅助治疗手段。如有兼证，如气阴两虚或胸阳不振（或阳气衰微）等，可以增加对兼证的治疗。故治疗心绞痛的处方配伍原则如下。

1）以消融冠状动脉粥样硬化斑块为主要治疗目标。

①用化痰药以消融冠状动脉粥样硬化斑块中的血脂浸润：常用的化痰药有瓜蒌、半夏、胆南星等。以上三药可以消融血管内的血脂浸润，溶解血管壁上的血脂，缩小纤维斑块。其他化痰药如白附子、白芥子、丝瓜络、海藻、昆布等也可于临床中应用。

②用活血化瘀药来扩张冠状动脉，改善心肌供血，抗血小板凝聚和降纤，以缩小冠状动脉硬化斑块：桃仁、红花、川芎、丹参、郁金、益母草等药都归心经或心包经，故在治疗冠状动脉狭窄时，可以选择上述诸药。此外，还可加虫类药如水蛭、地龙、全蝎、蜈蚣等，以增强溶栓、降纤的治疗效果。

③以软坚散结药来消除冠状动脉硬化斑块中增生的平滑肌：常用的软坚散结药物有夏枯草、生牡蛎、海蛤壳、瓦楞子等。在临床上，我常用皂角刺、夏枯草、生牡蛎相配伍。夏枯草、生牡蛎软坚散结；皂角刺通行经络，并有解毒的作用，疗效明显。

综上，消融动脉粥样硬化斑块是治疗冠心病的关键。故化痰药如瓜蒌、半夏、胆南星、白芥子、丝瓜络，扩张冠状动脉药如桃仁、红花、川芎、丹参，以及软坚散结药如皂角刺、夏枯草、生牡蛎是必需的配伍用药。如心绞痛严重者，可加延胡索、郁金、水蛭、地龙（或全蝎、蜈蚣）等增加疗效。

④以疏肝理气药疏通经络，缓解冠状动脉痉挛：疏肝理气药能缓解迷走神

经和交感神经的张力，从而缓解冠状动脉的痉挛，有利于改善心肌供血。常用的疏肝理气药有柴胡、香附、郁金、香橼、佛手、川楝子等。因此，在治疗冠心病的处方配伍中，加疏肝理气药可以起到增加疗效的作用。

2）稳定型心绞痛的体质治疗：稳定型心绞痛的患者常兼有不同的体质，如气阴两虚（气血不足）体质、阳虚体质等，临床上我们可以加上体质治疗，针对患者的兼证进行治疗。这是中医辨证施治的特色。

①气阴两虚：冠心病患者兼有气阴两虚体质时，我们应在消融冠状动脉粥样硬化斑块的基础上加益气、滋阴、养血的药物进行针对性体质治疗。

常用的益气药有人参、黄芪、党参等；常用的滋阴养血药有五味子、麦冬、生地黄、当归、白芍、阿胶、龙眼肉等。

②胸阳不振（或阳气衰微）：当冠状动脉狭窄兼有心阳虚证候时，心肌动力不足，不仅心肌缺血加重，还会影响全身血液的流量，各器官、组织因血流量不足而热量不足，出现畏寒、四肢厥冷，脉沉紧；严重者出现胸痛彻背、背痛彻心的临床症状。中医学称之为胸阳不振或阳气衰微。这时，可以利用辛热温阳的药物来扩张冠状动脉，改善心肌供血，中医学称为温心阳法。

因此，冠心病兼有胸阳不振或阳气衰微时，其正确治疗方法是在消融冠状动脉硬化斑块的基础上加温心阳的药物。根据患者心阳不足的程度，可选用干姜、肉桂，桂枝、蜀椒、细辛等药物进行体质治疗。温心阳的代表方剂有桂枝甘草汤、薏苡附子散和乌头赤石脂丸。

（三）急性冠状动脉综合征

急性冠状动脉综合征（ACS）指冠心病中急性发病的临床类型，包括ST段抬高型心肌梗死、不稳定型心绞痛（UA）和非ST段抬高型心肌梗死（NSTEMI）。近年来，又有研究者将前者称为ST段抬高型ACS，约占1/4（包括小部分变异型心绞痛），后两者合称为非ST段抬高型ACS，约占3/4。它们主要涵盖了以往分类中的Q波型急性心肌梗死（AMI）、非Q波型AMI和不稳定型心绞痛。

1. 不稳定型心绞痛和非ST段抬高型心肌梗死

【概念】

不稳定型心绞痛指介于稳定型心绞痛和急性心肌梗死之间的临床状态，包括了除稳定型劳力性心绞痛以外的初发型、恶化型劳力性心绞痛和各型自发性心绞痛。

不稳定型心绞痛是在冠状动脉粥样硬化病变的基础上，发生冠状动脉内膜下出血、斑块破裂、破损处血小板与纤维蛋白凝集，形成血栓、冠状动脉痉挛，以及远端小血管栓塞，引起急性或亚急性心肌供氧减少。它是 ACS 中的常见类型。若 UA 伴有血清心肌坏死标志物明显升高，此时可确立非 ST 段抬高型心肌梗死的诊断。

【发病机制】

UA、NSTEMI 有着共同的病理生理学基础，即在冠状动脉粥样硬化的基础上，粥样硬化斑块破裂或糜烂、溃疡，并发血栓形成，导致病变血管完全性或非完全性闭塞。

（1）导致 UA、NSTEMI 的主要原因是粥样斑块破裂。近年来的研究发现，粥样斑块破裂的机制如下。

斑块内 T 淋巴细胞通过合成细胞因子 γ 干扰素，抑制平滑肌细胞分泌间质胶原，使斑块纤维帽结构变薄弱。

斑块内巨噬细胞、肥大细胞可分泌基质金属蛋白酶，加速纤维帽胶原的降解，使纤维帽变得更易受损。

当冠状动脉管腔内压力升高、冠状动脉张力增加或痉挛、心动过速时，心室过度收缩和扩张所产生的剪切力，以及斑块滋养血管破裂，均可诱发斑块与正常血管管壁交界处破裂。

粥样斑块破裂后，脂核溢出，基质暴露，血小板和内皮下的黏附因子发生黏附和聚集，形成富含血小板的白血栓，使管腔不完全闭塞，血流突然减少或间断性中断，血小板激活并释放活性物质，使血管收缩加剧，造成不同的心肌缺血事件，临床表现为 UA 或 NSTEMI。

（2）导致粥样斑块破裂的因素，具体如下。

①内因：不稳定斑块的脂质核较大，纤维帽较薄。酯化和游离胆固醇平衡的局部变化可能促进斑块破裂。脂质核中胆固醇结晶形成可以增加斑块破裂和血栓形成的风险，并能激活炎症细胞。这是一种产生活性 IL-1β 和 IL-18 的细胞内多聚物复合物。

②外因：如情绪激动、剧烈运动、寒冷刺激等因素，使血流动力学改变，造成纤维帽破裂。

情绪激动导致斑块破裂可能与交感神经系统激活和儿茶酚胺释放有关，引起心率加快、血压升高和冠状动脉收缩增加，促进斑块破裂、血小板活化、高凝状态和冠状动脉微血管强烈收缩。

剧烈运动和局部动脉壁上的局部机械应力，即增加周向应力或减少剪应力，也可能导致斑块破裂。

寒冷刺激导致血管强烈收缩，使血流动力学改变，也可能导致斑块破裂。

③其他原因：动力性阻塞（冠状动脉痉挛或收缩）、进行性机械性阻塞、炎症和（或）感染、继发性 UA，以及心肌氧耗增加或氧输送障碍如贫血、感染、甲状腺功能亢进、心律失常、血液高黏稠状态或低血压等。

④粥样斑块破裂是否发生，主要取决于斑块的稳定性，与斑块的大小无直接关系。

（3）粥样斑块破裂易发生在每天上午。收缩压、心率、血液黏稠度、内源性组织纤溶酶原激活剂（t-PA）活性、血浆肾上腺素、皮质激素水平和昼夜节律性变化有关，每天晨起后 6 ~ 11 时最易诱发冠状动脉斑块破裂和血栓形成。

【病理】

病变血管供血的心肌是否坏死，取决于冠状动脉的病变严重程度、持续时间和侧支循环的开放程度。

（1）如果冠状动脉闭塞时间短，累计心肌缺血时间少于 20 分钟，组织学上无心肌坏死，也无心肌酶或其他标志物的释出，心电图呈一过性心肌缺血改变，临床上就表现为不稳定型心绞痛。

（2）如果冠状动脉阻塞时间较长，累计心肌缺血时间多于 20 分钟，组织学上有心肌坏死，血清心肌坏死标志物也会异常升高，心电图上呈持续性心肌缺血改变而无 ST 段抬高和病理性 Q 波出现，临床上即可诊断为非 ST 段抬高型心肌梗死。

（3）虽然非 ST 段抬高型心肌梗死心肌坏死面积不大，但心肌缺血范围往往不小，临床上依然高危。这可能是冠状动脉血栓性闭塞已有早期再通，或痉挛性闭塞反复发作，或在严重狭窄的基础上急性闭塞后已有充分的侧支循环建立的结果。

（4）非 ST 段抬高型心肌梗死时的冠状动脉内附壁血栓多为白血栓，有可能是斑块成分或血小板血栓向远端栓塞所致。偶有由破裂斑块疝出而堵塞冠状动脉管腔者，被称为斑块灾难。

【临床表现】

不稳定型心绞痛的临床表现一般具有以下 3 个特征之一。

①静息时或夜间发生心绞痛常持续 20 分钟以上；②新近发生的心绞痛

（病程在 2 个月内）且程度严重；③近期心绞痛逐渐加重（包括发作的频率、持续时间、严重程度和疼痛放射到新的部位）。

发作时可有出汗、皮肤苍白湿冷、恶心、呕吐、心动过速、呼吸困难、出现第三或第四心音等表现，而原来可以缓解心绞痛的措施在此时变得无效或不完全有效。

不稳定型心绞痛和非 ST 段抬高型心肌梗死患者较少有严重的左心室功能不全所致的低血压（心源性休克）。

【临床分级】

不稳定型心绞痛的布朗沃尔德（Braunwald）分级是根据疾病发生的严重程度，将其分为Ⅰ、Ⅱ、Ⅲ级，而根据疾病发生的临床环境，将其分为 A、B、C 级。

（1）根据疾病发生的严重程度分级，具体如下。

Ⅰ级：初发的、严重的或加剧性心绞痛。心绞痛发生在就诊前 2 个月内，无静息时疼痛，每日发作 3 次或 3 次以上，稳定型心绞痛患者心绞痛发作更频繁或更严重，持续时间更长，诱发疼痛的体力活动阈值降低。

Ⅱ级：静息型亚急性心绞痛。在就诊前 1 个月内发生过 1 次或多次静息型心绞痛，但近 48 小时内无发作。

Ⅲ级：静息型急性心绞痛。在 48 小时内有 1 次或多次静息型心绞痛发作。

（2）根据疾病发生的临床环境分级，具体如下。

A 级：继发性不稳定型心绞痛。在冠状动脉狭窄的基础上，同时伴有冠状动脉血管床以外的疾病，引起心肌氧供和氧需之间平衡的不稳定，加剧心肌缺血。这些因素包括贫血、感染、发热、低血压、快速型心律失常、甲状腺功能亢进、继发于呼吸衰竭的低氧血症。

B 级：原发性不稳定型心绞痛。无可引起或加重心绞痛发作的心脏以外的因素，且患者 2 周内未发生过心肌梗死。这是不稳定型心绞痛的常见类型。

C 级：心肌梗死后不稳定型心绞痛。在确诊心肌梗死后 2 周内发生的不稳定型心绞痛。

【诊断】

（1）心电图检查

①不稳定型心绞痛发作时，心电图可出现 2 个或更多的相邻导联 ST 段下移≥ 0.1mV 和（或）对称性 T 波倒置。

②如心电图变化持续 12 小时以上，则提示可能发生非 ST 段抬高型心肌梗

死（图 1）。ST-T 段动态变化是 UA 或 NSTEMI 最可靠的心电图表现。

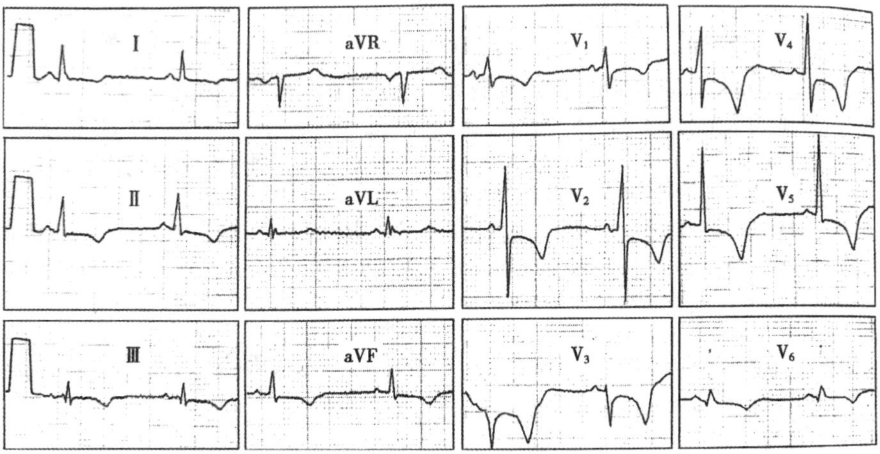

图 1 非 ST 段抬高型心肌梗死的心电图

（2）实验室检查

①不稳定型心绞痛时，心肌标志物一般无异常增高。

②非 ST 段抬高型心肌梗死时，血肌钙蛋白或肌酸激酶同工酶（CK-MB）常明显升高，C 反应蛋白也升高。

非 ST 段抬高型心肌梗死患者可在胸痛发作后 3 小时内检测到高敏肌钙蛋白 T 或 I，从而达到早期诊断、早期治疗的目的，如无肌钙蛋白测定条件也可采用 CK-MB。

C 反应蛋白是炎症反应的指标，对诊断非 ST 段抬高型心肌梗死也很重要。

因血清肌钙蛋白增高是诊断非 ST 段抬高型心肌梗死的金标准，所以对疑诊 ACS 的患者，总肌酸激酶、天冬氨酸转氨酶（AST）和乳酸脱氢酶（LDH）不再作为心肌损伤检测的初始指标。

③需施行各种介入性治疗时，可先行选择冠状动脉造影，必要时行血管内超声（IVUS）、光学相干断层扫描（OCT）或血管镜检查，明确病变情况。

【鉴别诊断】

（1）急性心包炎：尤其是急性非特异性心包炎，表现为胸膜刺激性疼痛，向肩部放射，前倾坐位时减轻，可闻及心包摩擦音，心电图表现除 aVR 导联外的其余导联 T 段呈弓背向下型抬高，无面向和背向导联的镜像改变。

（2）急性肺动脉栓塞：肺动脉大块栓塞常可引起胸痛、咯血、气急和休克，但有右心负荷急剧增加的表现。相应病史、心电图、D- 二聚体检测及肺动脉螺旋 CT 造影有助于鉴别。

（3）急腹症：急性胰腺炎、消化性溃疡穿孔、急性胆囊炎、胆石症等，患者可有上腹部疼痛及休克，可能与 UA 或 NSTEMI 患者疼痛波及上腹部者混淆。但仔细询问病史和体格检查，进行针对性的特殊检查和实验室检查，有助于鉴别，心电图检查和血清肌钙蛋白、心肌酶等测定有助于UA或NSTEMI明确诊断。

（4）主动脉夹层：向背部放射的严重撕裂样疼痛伴有呼吸困难或晕厥，但无 AMI 心电图变化者，应警惕主动脉夹层。后者也可延伸至心包，导致心脏压塞或冠状动脉开口撕裂。主动脉 CT 造影或磁共振主动脉断层显像及超声心动图有助于明确诊断。

（5）其他疾病：急性胸膜炎、自发性气胸、带状疱疹等心脏以外疾病引起的胸痛，依据特异性体征、X 线胸片和心电图特征不难鉴别。

【预后】

约 30% 的不稳定型心绞痛患者在发病 3 个月内会发生心肌梗死（MI），猝死较少见，其近期病死率低于 NSTEMI 或 STEMI。但 UA 或 NSTEMI 的远期病死率和非致死性事件的发生率高于 STEMI，这可能与其冠状动脉病变更严重有关。

【中西汇通治疗】

（1）西医学治疗

1）一般治疗

①患者应入住冠心病监护病房，卧床休息至少 12 ~ 24 小时，给予持续心电监护。

②病情稳定或血运重建，症状得到控制后，应鼓励患者早期活动。下肢做被动运动可防止静脉血栓形成。活动量的增加应循序渐进。医生应尽量对患者进行必要的解释和鼓励，使其能积极配合治疗，并消除焦虑和紧张情绪，可以应用小剂量的镇静剂和抗焦虑药物，使患者得到充分休息，减轻心脏负担。

③保持大便通畅，便时避免用力，如便秘可给予缓泻剂。

④有明确低氧血症（动脉血氧饱和度低于 90%）或存在左心室功能衰竭时，才需补充氧气。

⑤最初饮食应以容易消化的流质、半流质为主，宜少量多餐，钠盐和液体的摄入量应根据汗量、尿量、呕吐量及有无心力衰竭而做适当调节。

2）镇痛剂：主要作用于中枢或外周神经系统，选择性抑制或缓解各种疼痛，减轻疼痛导致的恐惧、紧张等不安情绪。临床上主要应用吗啡，但该药如反复使用，易成瘾。

3）抗心肌缺血治疗

①硝酸酯类：硝酸酯类药物为非内皮依赖性血管扩张剂，能减少心肌需氧和改善心肌灌注，从而降低心绞痛发作的频率和程度。

二硝酸异山梨酯：普通片，5 ~ 20mg，每日 3 ~ 4 次，口服；缓释片，20 ~ 40mg，每日 1 ~ 2 次，口服。

硝酸异山梨酯：普通片，20mg，每日 2 次，口服；缓释片，40 ~ 60mg，每日 1 次，口服。

每天用药时应注意给予足够的无药间期，以减少耐药性的发生。硝酸酯类药物的不良反应有头痛、面色潮红、心率反射性加快和低血压等。

②钙离子通道阻滞剂：本类药物抑制钙离子进入细胞内，也抑制心肌细胞兴奋－收缩耦联中钙离子的作用，从而抑制心肌收缩，减少心肌氧耗；扩张冠状动脉，解除冠状动脉痉挛，改善心内膜下心肌的供血；扩张周围血管，降低动脉压，减轻心脏负荷；改善心肌微循环。

维拉帕米：普通片，每次 40 ~ 80mg，每日 3 次；缓释片，每次 240mg，每日 1 次。

地尔硫䓬：普通片，每次 30 ~ 60mg，每日 3 次；缓释片，每次 90m，每日 1 次。

硝苯地平：控释片，每次 30mg，每日 1 次。

氨氯地平：每次 5 ~ 10mg，每日 1 次，同时有高血压的患者更适合使用。

钙离子通道阻滞剂的不良反应：外周水肿、便秘、心悸、面部潮红、头痛、头晕、虚弱无力等。地尔硫䓬和维拉帕米能减慢窦房结心率和房室传导，不能应用于已有严重心动过缓、高度房室传导阻滞和病态窦房结综合征的患者，与 β 受体阻滞剂联合使用也需要谨慎。

③ β 受体阻滞剂：对于心肌梗死后的稳定型心绞痛患者，β 受体阻滞剂可以减少心血管事件的发生。

美托洛尔：普通片，每次 25 ~ 100mg，每日 2 次。

美托洛尔：缓释片，每次 47.5 ~ 190mg，每日 1 次。

比索洛尔：普通片，每次 5 ~ 10mg，每日 1 次。

有严重心动过缓和高度房室传导阻滞、窦房结功能紊乱、明显的支气管痉挛或支气管哮喘的患者禁用 β 受体阻滞剂。外周血管疾病及严重抑郁症是应用 β 受体阻滞剂的相对禁忌证。慢性肺心病患者可小心使用高度选择性的 β 受体阻滞剂。

④血管紧张素转换酶抑制剂（ACEI）：可以使冠心病患者的心血管死亡、非致死性心肌梗死等主要终点事件的相对危险性显著降低。稳定型心绞痛患者合并高血压、糖尿病心力衰竭或左心室收缩功能不全的高危患者建议使用ACEI。不能耐受ACEL类药物者可使用血管紧张素Ⅱ受体阻滞剂（ARB）。

卡托普利：普通片，每次12.5 ~ 50mg，每日3次。

依那普利：普通片，每次5 ~ 10mg，每日2次。

培哚普利：普通片，每次4 ~ 8mg，每日1次。

雷米普利：普通片，每次5 ~ 10mg，每日1次。

贝那普利：普通片，每次10 ~ 20mg，每日1次。

赖诺普利：普通片，每次10 ~ 20mg，每日1次。

4）抗栓治疗：应给予患者积极的抗栓治疗而非溶栓治疗。抗栓治疗包括抗血小板和抗凝两部分，可预防冠状动脉内进一步血栓形成，促进内源性纤溶活性溶解血栓和减少冠状动脉狭窄程度，从而预防冠状动脉完全阻塞的进程和减少事件进展的风险。

①抗血小板治疗：药物有阿司匹林、吲哚布芬等。

阿司匹林：是抗血小板治疗的基石，所有患者只要无禁忌都应该使用，最佳剂量范围为每日75 ~ 150mg，其主要不良反应为胃肠道出血或对阿司匹林过敏。

吲哚布芬：同时减少血小板因子Ⅲ和血小板因子Ⅳ，减少血小板的聚集，且对前列腺素抑制率低，胃肠反应小，出血风险少，可考虑用于有胃肠道出血或消化道溃疡病史等阿司匹林不耐受患者的替代治疗，维持剂量为每次100mg，每日2次。

②抗凝治疗：常规应用于中危和高危的UA或NSTEMI患者中，常用的抗凝药包括普通肝素、低分子肝素、磺达肝癸钠和比伐卢定、华法林。

普通肝素：是通过抗凝血酶Ⅲ来实现抗凝的。肝素的推荐用量是静脉注射80IU/kg后，以每小时15 ~ 18IU/kg的速率静脉滴注维持。治疗过程中，在开始用药或调整剂量后6小时需监测激活部分凝血酶时间（APTT），以便调整肝素用量，一般使APTT控制在45 ~ 70秒。静脉应用肝素以2 ~ 5天为宜，后可改为皮下注射肝素5000 ~ 7500IU，每日2次，再治疗1 ~ 2天。

肝素对富含血小板的白色血栓作用较小，并且作用可因肝素与血浆蛋白高结合率而受影响。未口服阿司匹林的患者停用肝素后可能发生缺血症状的反跳。这是因为停用肝素后引发继发性凝血酶活性的增高，逐渐停用肝素可能会减少上述现象。由于存在发生肝素诱导的血小板减少症的可能，故在肝素使用过程中需监测血小板。

低分子肝素：与普通肝素相比，低分子肝素在降低心脏事件发生方面有更优或相等的疗效。低分子肝素具有强烈的抗 Xa 因子及Ⅱa 因子活性的作用，并且可以根据体重和肾功能调节剂量，皮下应用，不需要实验室监测，故具有疗效更肯定、使用更方便的优点。常用药物包括依诺肝素、达肝素和那曲肝素等。

磺达肝癸钠：是选择性 Xa 因子间接抑制剂。用于 UA 或 NSTEMI 的抗凝治疗，不仅能有效减少心血管事件，还能大大降低出血风险。用法：皮下注射，每次 2.5mg，每日 1 次。对于采用保守策略的患者，尤其在出血风险增加时，本药可作为抗凝药物的首选。对需行经皮冠状动脉介入治疗（PCI）的患者，术中需要追加普通肝素抗凝。

比伐卢定：是直接抗凝血酶制剂，其有效成分为水蛭素衍生物片段，通过直接并特异性抑制Ⅱa 因子活性，使活化凝血时间明显延长而发挥抗凝作用，可预防接触性血栓形成，作用可逆而短暂，降低出血事件的发生率。该药主要用于 UA 或 NSTEMI 患者 PCI 术中的抗凝，与普通肝素加血小板 GPⅡb/Ⅲa 受体拮抗剂相比，出血发生率明显降低。用法：先静脉推注 0.75mg/kg，再以每小时 1.75mg/kg 的速率静脉滴注，一般不超过 4 小时。

华法林：通过拮抗维生素 K，使肝脏合成凝血酶原及因子Ⅶ、Ⅸ和Ⅹ减少而抗凝。因为用药开始时，体内仍有足量的凝血因子，故只有当这些因子耗尽后才能发挥凝血作用，所以其作用开始较慢，但作用持续时间较长，可在本品发挥作用后再停用肝素。华法林通常为口服制剂。用法：第 1 ~ 3 天，每天 3 ~ 4mg（年老体弱及糖尿病患者半量即可），3 天后可以给予维持量，每日 2.5 ~ 5mg。

5）调脂治疗：他汀类药物为首选降脂药物。因为他汀类药物主要通过降低低密度脂蛋白而不是甘油三酯来改变血脂。因此，对于治疗富含甘油三酯的脂蛋白，他汀类降低心血管事件的残余风险，比强化降低低密度脂蛋白治疗更有效。他汀类药物能有效降低 TC 和 LDL–C，延缓斑块进展和稳定斑块。所有明确诊断冠心病的患者，无论其血脂水平如何，均应给予他汀类药物，并将 LDL–C 降至 1.8mol/L（70mg/dL）以下水平。临床常用的他汀类药物如下。

辛伐他汀：每次 20 ~ 40mg，每晚 1 次。

阿托伐他汀：每次 10 ~ 80mg，每日 1 次。

普伐他汀：每次 20 ~ 40mg，每晚 1 次。

氟伐他汀：每次 40 ~ 80mg，每晚 1 次。

瑞舒伐他汀：每次 5 ~ 20mg，每晚 1 次。

他汀类药物的总体安全性很高，但在应用时仍应注意监测转氨酶及肌酸激酶等生化指标，及时发现药物可能引起的肝脏损害和肌病，尤其是在采用大剂量他汀类药物进行强化调脂治疗时，更应注意监测药物的安全性。

6）血运重建治疗：采用药物保守治疗还是血运重建治疗（包括经皮冠状动脉介入治疗或者冠状动脉旁路移植术），需根据冠状动脉的病变解剖特征、患者临床特征及当地医疗机构的手术经验等进行综合判断决定。

①经皮冠状动脉介入治疗（PCI）：是一组经皮介入技术，包括经皮球囊冠状动脉成形术、冠状动脉支架植入术和斑块旋磨术等。

PIC 术后防止支架内再狭窄和支架内血栓是治疗冠状动脉再狭窄的关键。西医的降脂、抗凝治疗虽然有一定的临床效果，但如果配合中医学治疗，临床治疗效果会更加明显。

②冠状动脉旁路移植术（CABG）：通过取患者自身的大隐静脉作为旁路移植材料，一端吻合在主动脉，另一端吻合在病变冠状动脉段的远端；或游离胸廓内动脉与病变冠状动脉远端吻合，改善病变冠状动脉分布心肌的血流供应。

术后心绞痛症状改善者可达 80% ~ 90%，且 65% ~ 85% 的患者生活质量有所提高。这种手术创伤较大，有一定的风险，但随手术技能及器械等方面的改进，手术成功率已大大提高，围术期死亡率为 1% ~ 4%。死亡率与患者术前冠状动脉病变、心功能状态及有无其他并发症有关。此外，术后移植的血管还可能闭塞。因此，应个体化权衡利弊，慎重选择手术适应证。

PCI 或 CABG 的选择需要根据冠状动脉病变的情况、患者对开胸手术的耐受程度，以及患者的意愿等综合考虑。对全身情况能耐受开胸手术者，左主干合并 2 支以上冠状动脉病变（尤其是病变复杂程度评分，如 SYNTAX 评分较高者），或多支血管病变合并糖尿病者，CABG 应为首选。

（2）中医学治疗：因为很难限制环境、物理或情感触发等因素，我们可以通过抑制斑块的炎症反应，强化降脂治疗，减少斑块的脂质池的含量，以减轻斑块的张力等治疗防止斑块失稳。

1）用清热解毒的方法抑制炎症反应。斑块纤维帽变薄或受损由炎症细胞所致。T 淋巴细胞合成的细胞因子 γ 干扰素，能抑制平滑肌细胞分泌间质胶原，使斑块纤维帽结构变薄弱；巨噬细胞、肥大细胞可分泌基质金属蛋白酶，加速纤维帽胶原的降解，使纤维帽变得更易受损。因此，抗炎治疗是一个重要方法，中医学针对炎症的用药思路是清热解毒。

前面我们已经讲述过常用的归心经的清热解毒中药有金银花、连翘、紫花地丁、大青叶、板蓝根、半边莲、白蔹、四季青等。临床上，我们可以根据自己的用药习惯酌情选用以上药物。

2）运用化痰和破血逐瘀两种方法来降脂、抗凝。

①化痰法降脂。酯化和游离胆固醇平衡的局部变化可能促进斑块破裂；脂质核中胆固醇结晶形成可以增加斑块破裂和血栓形成的风险，并激活炎症细胞。中医学针对上述病变，以化痰药来促进对上述物质的吸收。

前面我们已经论述过临床上常用的化痰药有瓜蒌、半夏、胆南星、白附子、白芥子、海藻、昆布等。这些天然的植物类化痰药的降血脂作用相当于西医学的他汀类药物。因此，在临床上，我们可以酌情选用上述药物。

②活血化瘀法抗凝、降脂。粥样硬化斑块破裂后，脂核溢出，基质暴露，血小板和内皮下的黏附因子发生黏附和聚集，形成富含血小板的白血栓，使冠状动脉管腔不完全闭塞，血流突然减少或间断性中断，血小板激活并释放活性物质，使血管收缩加剧。

因破血逐瘀类中药主要的药理作用是抑制血小板凝聚，促进纤维蛋白的溶解和降血脂，能改善血液的浓、黏、凝、聚的状态，故中医学针对这一情况的用药思路是应用破血逐瘀类中药进行治疗。破血逐瘀类药物抗血小板凝聚的疗效相当于西医学的抗血小板凝聚药，如阿司匹林和吲哚布芬等。

破血类药物有虫类破血药和植物类破血药两类。虫类破血药大多含有生物活性成分，其降纤、抗凝、溶栓的效果明显。常用的虫类破血类药物有水蛭、地龙、全蝎、蜈蚣、虻虫、土鳖虫等。虽然植物类破血药的降纤、抗凝、溶栓作用不如动物类破血药强烈，但在临床使用上，其不良反应比动物类破血药要小，临床安全性比动物类破血药大。常用的植物类破血药有三棱、桃仁、姜黄、莪术等。

3）用健脾、渗湿、利湿法促进不稳定斑块中的脂质的吸收，缓解纤维帽的张力，稳定纤维帽。因不稳定斑块中的脂质过多，加上纤维帽较薄，易破裂，故减少斑块中的脂质是稳定斑块的一个重要因素。不稳定斑块中呈液体状态的脂质属于中医学“痰湿”的范畴。中医学治疗不稳定斑块中的脂质过多的用药思路是健脾、渗湿、利湿。

①健脾即利用脾的运化作用促进对水湿的吸收与排泄。

②渗湿是指利用药物的渗湿作用，把斑块中的水湿渗入血液中，以减少纤维帽的张力。

③利湿即通过利尿药，把渗入血液中的水湿排出体外，以增加疗效。

通过上述药物的协同作用，可以减少斑块中脂质池的容量，减轻纤维帽的张力，以起到稳定斑块和缩小斑块的治疗效果。

综上，治疗不稳定斑块中的脂质池过大，纤维帽较薄易破裂的用药思路，是采用药性温和的渗湿药、利湿药和健脾药，通过促进斑块中水湿的吸收与排出，来减小斑块的张力，以达稳定纤维斑块和缩小斑块的目的。

在临床上，笔者常用萆薢来渗湿，猪苓来利湿，茯苓、白术、薏苡仁、苍术来健脾祛湿。

萆薢苦、平，能利湿而分清祛浊，渗湿效果好；猪苓甘、淡，渗泄利水作用较强；茯苓甘、淡、平，既有健脾作用，又有渗湿作用；白术苦、甘、温，既能健脾，又能燥湿：薏苡仁甘、淡、微寒，既有利水渗湿作用，又能健脾除痹；苍术辛、苦、温，芳香燥烈，有较强的燥湿健脾作用。诸药相伍，则健脾、渗湿、利湿的效果会更好。

下面是笔者在临床中常用的治疗 UA 或 NSTEMI 的中医处方，供大家参考。

组成：茯苓 20g，白术 15g，薏苡仁 20g，萆薢 15g，猪苓 15g，半夏 10g，瓜蒌 15g，胆南星 5g，姜黄 10g，三棱 10g，莪术 10g，桃仁 10g，金银花 15g，蒲公英 15g，板蓝根 15g。

方义：方以萆薢、猪苓、茯苓、白术、薏苡仁为君。本方通过茯苓、白术、薏苡仁的健脾运湿和萆薢、猪苓的渗湿利水作用，使斑块脂质池中的水分减少。这样冠状动脉粥样斑块就会缩小，间接扩大了梗死的冠状动脉直径，改善心肌供血。同时，因斑块脂质池缩小，上述药物可以缓解纤维帽张力，稳定粥样斑块，防止斑块破裂，共为君药。

方以半夏、瓜蒌、胆南星为臣。半夏、瓜蒌、胆南星都是化痰药，燥湿化痰的作用可以促进脂质的吸收，消除斑块中的脂质，助君药减少斑块脂质池的容量，缓解纤维帽张力，以稳定粥样斑块，防止破裂，共为臣药。

方以姜黄、三棱、莪术、桃仁、金银花、蒲公英、板蓝根为佐。姜黄、三棱、莪术、桃仁都是活血破血类药物，可以抗血小板凝聚，溶解血栓，以消除冠状动脉梗死。因炎症细胞的浸润在冠状动脉粥样硬化斑块的形成和发展中有重要作用，故本方以金银花、蒲公英、板蓝根来清热解毒，抑制炎症细胞浸润，消除斑块形成的原因，防止斑块的发展及破裂。

2. ST 段抬高型心肌梗死

【概念】

若冠状动脉管腔急性完全闭塞，血供完全停止，导致所供区域心室壁心肌透壁性坏死，则表现为 ST 段抬高型心肌梗死（STEMI），即传统的 Q 波型透壁性心肌梗死。

【病理生理】

STEMI 的病理生理特征是相关心肌丧失收缩功能所产生的左心室收缩功能降低和左心室重构。

（1）左心室收缩功能降低：冠状动脉急性闭塞时相关心肌依次发生 4 种异常收缩形式：①运动同步失调，即相邻心肌节段收缩时相不一致；②收缩减弱，即心肌缩短幅度减小；③无收缩；④反常收缩，即矛盾运动，心肌在收缩期膨出。

由于非梗死节段发生收缩加强，梗死区产生了矛盾运动。然而，非梗死节段出现代偿性收缩运动增强，对维持左心室整体收缩功能的稳定有重要意义。

（2）左心室重构：心肌梗死致左心室节段和整体收缩、舒张功能降低的同时，机体启动了交感神经系统兴奋、肾素－血管紧张素－醛固酮系统激活和弗兰克－斯塔林（Frank-Starling）机制等，一方面通过增强非梗死节段的收缩功能、加快心率，代偿性增加已降低的心搏出量（SV）和心排血量（CO），并通过左心室壁伸展和肥厚增加左心室舒张末容积（LVEDV），进一步恢复 SV 和 CO，降低升高的左心室舒张末期压（LVEDP）；另一方面，这些机制也启动了左心室重构的过程。

心肌梗死发生后，左心室腔大小、形态和厚度发生变化，称为心室重构。重构过程反过来影响左心室功能和患者的预后。重构是左心室扩张和非梗死心肌肥厚等综合因素导致的结果，使心室变形（球形变）。除梗死范围以外，另外影响左心室扩张的重要因素是左心室负荷状态和梗死相关动脉的通畅程度。左心室压力升高有导致室壁张力增加和梗死扩张的危险，而通畅的梗死区相关动脉可加快瘢痕形成，增加梗死区组织的修复，减少梗死的扩展和心室扩张的危险。

【临床表现】

半数以上患者在发病前数日有乏力、胸部不适，活动时有心悸、气急、烦躁、心绞痛等前驱症状，其中以新发生心绞痛（初发型心绞痛）或原有心绞痛加重（恶化型心绞痛）最为突出。

同时，若心电图示 ST 段有一过性明显抬高（变异型心绞痛）或压低，

T 波倒置或增高（假性正常化），应警惕近期内发生 MI 的可能。如果发现先兆，应及时积极治疗，有可能使部分患者避免发生 MI。

按临床过程和心电图的表现，本病可分为急性、演变期和慢性 3 期，但临床症状主要出现在急性期中，部分患者还有一些先兆表现。症状根据梗死的大小、部位、发展速度和原来心脏的功能情况等而轻重不同。

（1）疼痛：冠状动脉闭塞后20 ~ 30分钟，受其供血的心肌即有少数坏死，开始了 AMI 的病理过程；1 ~ 2 小时后，绝大部分心肌呈凝固性坏死，这时坏死的心肌细胞因细胞膜的破裂，细胞内能产生疼痛的物质被释放出来，刺激心脏内自主神经的传入纤维末梢，经胸 1 ~ 5 交感神经节和相应的脊髓段，传至大脑产生疼痛感觉。这种痛觉反映在与自主神经进入水平相同脊髓段的脊神经所分布的区域，即胸骨后及两臂的前内侧与小指，尤其在左侧，疼痛程度较重，范围较广，持续时间可长达数小时或数天，临床上出现心痛彻背、背痛彻心。休息或含用硝酸甘油片多不能缓解，患者常烦躁不安、出汗、恐惧，有濒死之感，中医学辨证为阳气衰微。

（2）发热：疼痛发生后 24 ~ 48 小时，心肌细胞坏死物质被吸收，引起体温升高，体温一般在 38℃左右，很少超过 39℃，持续 1 周左右。患者通常伴有心动过速、白细胞增高和红细胞沉降率增快等。体温升高的程度与梗死范围常呈正相关。

（3）胃肠道症状：约 1/3 的患者有胃肠道症状，在发病早期伴有恶心、呕吐和上腹胀痛，与迷走神经受坏死心肌刺激，心排血量降低，组织灌注不足等有关；肠胀气也不少见；重症者可发生呃逆（以下壁心肌梗死者多见）。

（4）心律失常：见于 75% ~ 95% 的患者，多发生于起病后 1 ~ 2 周内，尤以 24 小时内最多见。

（5）低血压和休克：疼痛期血压下降常见，血压下降可持续数周后再上升，但此时未必是休克。如疼痛缓解而收缩压低于 80mmHg，患者烦躁不安，面色苍白，皮肤湿冷，脉细而快，大汗淋漓，尿量减少（＜20mL/h），神志迟钝，甚至晕厥，则为休克的表现。休克多在起病后数小时至 1 周内发生，见于 20% 的患者，主要是心源性，为心肌广泛（40% 以上）坏死、心排血量急剧下降所致。神经反射引起的周围血管扩张为次要的因素，血容量不足也可导致患者休克。

（6）心力衰竭：主要是急性左心衰竭，可在起病最初数日内发生或在疼痛、休克好转阶段出现，为梗死后心脏舒缩力显著减弱或不协调所致，发生率为 20%~48%。患者出现呼吸困难、咳嗽、发绀、烦躁等，严重者可发生肺水肿或进而发生右心衰竭的表现，出现颈静脉怒张、肝肿痛和水肿等。右心室心肌梗死者，一开始即可出现右心衰竭的表现。

【高危患者】

STEMI 的患者具有以下任何一项者可被确定为高危患者。

①年龄＞ 70 岁；②前壁 MI；③多部位 MI（2 个部位以上）；④伴有血流动力学不稳定，如低血压、窦性心动过速、严重室性心律失常、快速心房颤动、肺水肿或心源性休克等；⑤左、右束支传导阻滞源于 AMI；⑥既往有 MI 病史；⑦合并糖尿病和未控制的高血压；⑧伴有右心室梗死和血流动力学异常的下壁 MI。

【辅助检查】

（1）心电图检查：虽然一些因素限制了心电图对 MI 的诊断和定位的能力，如心肌损伤的范围、梗死的时间及其位置、传导阻滞的存在、陈旧性 MI 的存在、急性心包炎、电解质浓度的变化及服用对心电有影响的药物等。然而，标准 12 导联心电图的系列观察（必要时用 18 导联），仍然是临床上对 STEMI 检出和定位的有用方法。

1）特征性改变：在面向透壁心肌坏死区的导联上会出现以下特征性改变。

①宽而深的 Q 波（病理性 Q 波）；② ST 段抬高呈弓背向上型［指相邻 2 个导联新发生的 ST 段抬高，点抬高的界限值：在 V ≈ V 导联≥ 0.2mV（男性），≥ 0.15mV（女性），和（或）其他导联≥ 0.1mV］；③ T 波倒置，往往宽而深，两支对称，在背向梗死区的导联上则出现相反镜像的改变，即 R 波增高、ST 段压低和 T 波直立并增高（图 2、图 3）。

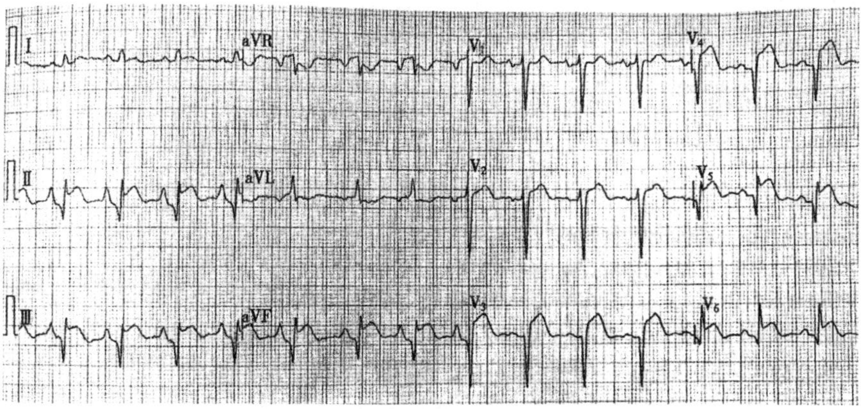

图 2　急性前侧壁和下壁心肌梗死的心电图

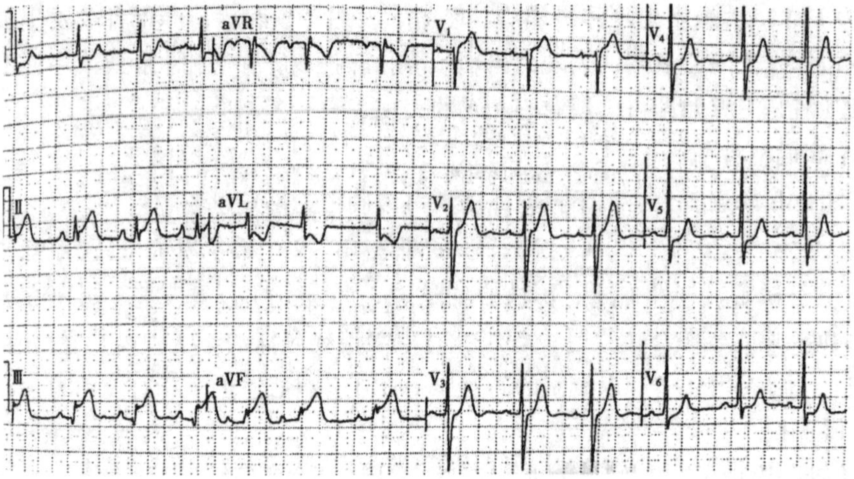

图3　急性下壁心肌梗死的心电图

2）动态性改变

①起病数小时内，可无异常，或出现异常高大、两肢不对称的T波。

②数小时后，ST段明显抬高，弓背向上，与直立的T波连接，形成单向曲线。数小时到2天内出现病理性Q波，同时R波减低，为急性期改变；Q波在3 ~ 4天内稳定不变，以后70% ~ 80%永久存在。

③如不进行治疗干预，ST段抬高持续数日至2周左右，逐渐回到基线水平，T波则变为平坦或倒置，是亚急性期改变。

④数周至数月以后，T波呈V形倒置，两肢对称，波谷尖锐，为慢性期改变。T波倒置可永久存在，也可在数月到数年内逐渐恢复。合并束支阻滞尤其左束支阻滞，在原来部位再次发生AMI时，心电图表现多不典型，不一定能反映AMI表现。

（2）心肌标志物测定

1）心肌损伤标志物测定：心肌坏死时，心肌内含有的一些蛋白质类物质会从心肌组织内释放出来，并出现在外周循环血液中。因此，这些物质可作为心肌损伤的判定指标。这些物质主要包括肌钙蛋白和肌红蛋白。肌钙蛋白（troponin，Tn）是肌肉组织收缩的调节蛋白，心肌肌钙蛋白（cTn）与骨骼肌中的Tn在分子结构和免疫学上是不同的。因此，cTn是心肌所独有，是诊断心肌坏死最特异和最敏感的标志物。cTn共有cTnT、cTnI、cTnC 3个亚单位。

cTnT在健康人血清中的浓度一般小于0.03ng/mL，通常在AMI发生后3 ~ 4小时开始升高，2 ~ 5天达到峰值，持续10 ~ 14天；肌钙蛋白超过正常上限结合心肌缺血证据即可诊断 AMI。因此，cTnT 对早期和晚期 AMI 及 UA 患者的灶性心肌坏死均具有很高的诊断价值。

cTnI 也是一种对心肌损伤和坏死具有高度特异性的血清学指标，在 AMI 发生后 4 ~ 6 小时或更早即可升高，24 小时后达到峰值，约 1 周后降至正常。

cTnC 由两个基因编码组成，其中一个特异性的基因负责编码快缩骨骼肌，另一个则在慢缩骨骼肌和心肌上表达。cTnT、cTnI 由唯一的基因编码，因此，cTnT、cTnI 具有更良好的心脏特异性。

肌红蛋白在 AMI 发生后 2 ~ 3 小时内即已升高，12 小时内多达峰值，24 ~ 48 小时内恢复正常，由于其出现时间均较 cTn 和肌酸激酶同工酶（CK-MB）早，故有助于早期诊断，但特异性较差，如慢性肾功能不全、骨骼肌损伤时，肌红蛋白水平均会增高，此时应予以仔细鉴别。

2）血清酶学检查：CK-MB 判断心肌坏死的临床特异性和敏感性较高，在起病后 4 小时内增高，16 ~ 24 小时达高峰，3 ~ 4 日恢复正常。AMI 发生时，其数值超过正常上限并有动态变化。由于首次 STEMI 发生后，肌钙蛋白将持续升高一段时间（7 ~ 14 天），CK-MB 适于诊断再发心肌梗死。连续测定 CK-MB 还可判定溶栓治疗后梗死相关动脉开通，此时 CK-MB 峰值前移（14 小时以内）。由于肌酸激酶（CK）广泛分布于骨骼肌，缺乏特异性，因此，不再推荐用于诊断 AMI。天冬氨酸转氨酶、乳酸脱氢酶和乳酸脱氨酶同工酶对诊断 AMI 特异性差，也不再推荐用于诊断 AMI。

3）其他检查：为组织坏死和炎症反应的非特异性指标。急性心肌梗死（AMI）发生 1 周内白细胞计数可增至（10 ~ 20）$\times 10^9$/L，中性粒细胞百分比多在 75% ~ 90%，嗜酸性粒细胞计数减少或消失。红细胞沉降率增快，可持续 1 ~ 3 周。血清游离脂肪酸、C 反应蛋白在 AMI 发生后均增高。血清游离脂肪酸显著增高者易发生严重室性心律失常。此外，AMI 发生时，由于应激反应，血糖可升高，糖耐量可暂时降低，2 ~ 3 周后恢复正常。STEMI 患者在发病 24 ~ 48 小时内血清胆固醇保持或接近基线水平，但以后会急剧下降。因此，所有 STEMI 患者应在发病 24 ~ 48 小时测定血脂谱，超过 24 ~ 48 小时者，要在 AMI 发病 8 周后才能获得更准确的血脂结果。AMI 早期测定脑利尿钠肽（BNP）对评价左心室重构、心功能状态和预后具有一定临床价值。

（3）放射性核素心肌显影：心肌正电子发射断层成像可观察心肌的代谢变化，判断心肌是否存活，是目前唯一能直接评价心肌存活性的影像技术。

（4）超声心动图：根据超声心动图上所见的室壁运动异常，可对心肌缺血区域做出判断。在评价有胸痛而无特征性心电图变化时，超声心动图有助于排除主动脉夹层。对心肌梗死患者，床旁超声心动图对发现机械性并发症很有价值，如评估心脏整体和局部功能、乳头肌功能不全、室壁瘤和室间隔穿孔等。多巴酚丁胺负荷超声心动图检查还可用于评价心肌存活性。

（5）选择性冠状动脉造影：需施行各种介入性治疗时，可先行选择性冠状动脉造影，明确病变情况，以便制订治疗方案。

【诊断】

依据典型的临床表现、特征性的心电图改变、血清心肌坏死标志物水平动态改变，STEMI 的确诊一般并不困难。

有较重而持续较久的胸闷或胸痛者，即使心电图无特征性改变，也应考虑本病的可能，都宜先按 AMI 处理，并在短期内反复进行心电图观察和血清肌钙蛋白或 CK-MB 等测定，以确定诊断。

2012 年欧洲心脏病学会（ESC）发布了由 ESC、美国心脏病学会（ACC）、美国心脏协会（AHA）和世界心脏病联盟（WHF）共同制订的第 3 版《心肌梗死通用定义》。将 AMI 解释为由于心肌缺血导致心肌细胞死亡。

心肌梗死的标准：血清心肌标志物（主要是肌钙蛋白）升高（至少超过参考值上限的 99%），并至少伴有以下一项临床指标。

①缺血症状；②新发生的缺血性心电图改变［新的 ST-T 段改变或左束支传导阻滞（LBBB）］；③心电图示病理性 Q 波形成；④影像学证据显示有新的心肌活性丧失或新发的局部室壁运动异常；⑤冠状动脉造影或尸检证实冠状动脉内有血栓。

AMI 可分为 5 种临床类型，具体如下。

1 型：由冠状动脉斑块破裂、裂隙或夹层引起冠状动脉内血栓形成，从而导致自发性心肌梗死。

2 型：继发于心肌氧供需失衡（如冠状动脉痉挛、心律失常、贫血、呼吸衰竭、高血压或低血压），导致心肌缺血，引发心肌梗死。

3 型：疑似为心肌缺血的突发心源性死亡，或怀疑为新发生的心电图缺血性改变或新的 LBBB 的心源性死亡。

4 型：与 PCI 相关的心肌梗死。其中，将 4 型心肌梗死分为 4a 型和 4b 型。

4a 型：为 PCI 过程所致的心肌梗死，包括球囊扩张和支架植入过程。诊断标准是术后患者血清肌钙蛋白水平升高超过参考值上限 99% 的 5 倍，并伴有以下表现之一：心肌缺血症状、新的心电图缺血性改变、造影所见血管缺失、有新的心肌活力丧失或新的室壁运动异常的影像学证据。

4b 型：为支架血栓形成的心肌梗死。诊断标准是冠状动脉造影或尸检见缺血相关血管有血栓形成，血清心肌标志物升高至少超过参考值上限的 99%。

5 型：与 CABG 相关的心肌梗死。患者的肌钙蛋白要超过参考值上限 99% 的 10 倍，并伴有以下表现之一：心电图示新出现的病理性 Q 波或 LBBB、造影证实新的桥（静脉桥或动脉桥）内堵塞、心肌活性丧失或新发的局部室壁运动异常。

【中西汇通治疗】

（1）西医学治疗：治疗原则是保护和维持心脏功能，挽救濒死的心肌，防止梗死面积扩大，缩小心肌缺血范围，及时处理各种并发症，防止猝死，使患者不但能度过急性期，而且康复后还能保持尽可能多的有功能的心肌。

1）一般治疗：参见“不稳定型心绞痛和非 ST 段抬高型心肌梗死”相关内容。

2）再灌注治疗：①溶栓治疗；②介入治疗；③冠状动脉旁路移植术（CABG）。

3）其他药物治疗：镇痛剂、抗血小板药、抗凝药、硝酸酯类药物、β 受体阻滞剂、ACEI 和 ARB、调脂药、钙离子通道阻滞剂等。具体见前文相关内容。

4）抗心律失常治疗、心力衰竭治疗见相关章节。

（2）中医学治疗：ST 段抬高型心肌梗死属于急症，中医学无特殊有效的治疗方法，临床上应积极运用西医学的治疗方法进行急救。

（四）缺血性心肌病

【概念】

缺血性心肌病属于冠心病的一种特殊类型或晚期阶段，是指由冠状动脉粥样硬化引起长期心肌缺血，导致心肌弥漫性纤维化，有与原发性扩张型心肌病类似的临床表现。

【临床表现】

冠状动脉粥样硬化病变会使心肌缺血、缺氧，导致心肌细胞减少、坏死，心肌纤维化，心肌瘢痕，形成缺血性心肌病。其在临床可分为充血型缺血性心肌病和限制型缺血性心肌病。

1. 充血型缺血性心肌病

（1）心绞痛：心肌长期缺血，心肌内积聚过多的代谢产物，如乳酸、丙酮酸、磷酸等酸性物质或类似激肽的多肽类物质，刺激心脏内自主神经的传入纤维末梢，经胸1～5交感神经节和相应的脊髓段，传至大脑，便产生了心绞痛。出现心绞痛的患者可能随着病情的进展，充血性心力衰竭逐渐恶化，心绞痛发作逐渐减轻甚至消失，仅表现为胸闷、乏力、眩晕或呼吸困难等症状。

（2）心律失常：长期慢性的心肌缺血会导致心肌坏死、心肌顿抑、心肌冬眠，以及局灶性或弥漫性纤维化，直至瘢痕形成，引起心肌电活动障碍，包括冲动的形成、发放及传导均可产生异常，出现各种类型的心律失常，尤以室性期前收缩、心房颤动和束支传导阻滞多见。

（3）心力衰竭：冠状动脉狭窄，其所供养区的心肌细胞因急性或慢性心肌缺血、坏死，引起心肌舒张和收缩功能障碍，心脏的排血功能下降，出现循环系统淤血的症状。

①左心衰：出现肺淤血，影响肺的换气功能，轻者表现为劳力性呼吸困难；进一步加重时可发展为端坐呼吸和夜间阵发性呼吸困难；严重者发生急性肺水肿。

②右心衰：出现体循环淤血。胃肠淤血，则出现食欲缺乏、右上腹闷胀感等症状；体静脉压力升高，则软组织出现水肿，表现为身体低垂部位的对称性水肿。

心脏听诊：第一心音减弱，可闻及舒张中晚期奔马律，两肺底可闻及散在湿啰音。

身体检查：颈静脉充盈或怒张，心界扩大，肝大、压痛，肝颈静脉回流征阳性。

（4）血栓和栓塞：心脏腔室内形成血栓和栓塞多见于心脏腔室明显扩大者、心房颤动而未积极进行抗凝治疗者、心输出量明显降低者。

2. 限制型缺血性心肌病

尽管绝大多数缺血性心肌病的患者表现类似扩张型心肌病，但有少数患者的临床表现主要以左心室舒张功能异常为主，心肌收缩功能正常或仅轻度异常，类似限制型心肌病的症状和体征，故被称为限制型缺血性心肌病或者硬心综合征。患者常有劳力性呼吸困难和（或）心绞痛，活动受限，也可反复发生肺水肿。

【诊断】

需满足以下几点才能确诊缺血性心肌病。

（1）有明确的心肌坏死或心肌缺血证据。

①有心肌梗死或急性冠状动脉综合征的病史。

②既往有血管重建病史，包括 PCI 或 CABG。

③存在心肌缺血的客观证据，如心电图显示心肌坏死（如 Q 波形成）或心脏超声显示室壁运动减弱或消失征象；冠状动脉 CTA 或冠状动脉造影证实存在冠状动脉显著狭窄。

（2）心脏明显扩大。

（3）心功能不全临床表现和（或）实验室依据。

同时需排除冠心病的某些并发症，如室间隔穿孔、心室壁瘤和乳头肌功能不全所致二尖瓣关闭不全等。排除其他心脏病或其他原因引起的心脏扩大和心力衰竭。

【治疗】

1. 西医学治疗

早期预防尤为重要，积极控制冠心病危险因素（如高血压、高脂血症和糖尿病等）；改善心肌缺血；预防再次心肌梗死和死亡发生；纠正心律失常，积极治疗心功能不全。

（1）针对心肌缺血症状的相应治疗：如心绞痛时，应用硝酸酯类及 β 受体阻滞剂等。

（2）调整血脂药物：血脂异常的患者，应首选以降低 TC 和 LDL-C 为主的他汀类调脂药，其他还包括苯氧酸类、依折麦布和 PCSK9 抑制剂等。

（3）抗血小板药物：即抗血小板黏附和聚集的药物，可防止血栓形成，有助于防止血管阻塞性病变发展，用于预防动脉血栓形成和栓塞。最常用的口服药物为阿司匹林、氯吡格雷、普拉格雷、替格瑞洛、吲哚布芬和西洛他唑；静脉药物包括阿昔单抗、替罗非班、埃替非巴肽等药物。

（4）溶栓药物和抗凝药物：对动脉内形成血栓导致管腔狭窄或阻塞者，可用溶栓药物，如链激酶、阿替普酶等。抗凝药物包括普通肝素、低分子量肝素、华法林及新型口服抗凝药。

（5）改善心脏重构和预后的药物：如 ACEI，包括卡托普利、依那普利等，或 ARB 等。

（6）对缺血区域有存活心肌者：血运重建术 PCI 或 CABG，可显著改善心肌功能。

2. 中医学治疗

（1）针对心绞痛的治疗：缺血性心肌病产生的主要原因是冠状动脉狭窄造成心肌缺血，临床表现是心绞痛，中医学辨证为心血瘀阻；心肌严重缺血，则表现为心痛彻背、背痛彻心、四肢厥冷，中医学辨证为阴寒凝聚。这时宜以活血化瘀和温阳散寒的方法来扩张冠状动脉，改善心肌供血；以化痰、破血、软坚散结等方法来消除冠状动脉粥样硬化斑块。

1）止痛：可以选择延胡索、乌药、鸡矢藤、徐长卿等。

延胡索辛散温通，能行血中气滞、气中血瘀，止痛作用优良，无论何种疼痛均可运用；乌药辛散温通，散寒行气止痛；鸡矢藤可以治疗各种疼痛；徐长卿辛温，祛风止痛。上述药物合用，止痛效果良好。

2）改善心肌供血：用活血化瘀和温阳的办法来扩张冠状动脉；用化痰法、破血法、软坚散结法消除冠状动脉硬化斑块。

活血化瘀可用川芎、桃仁、红花、丹参等；温阳可用桂枝、肉桂、干姜、蜀椒等；化痰可用半夏、瓜蒌、胆南星、白芥子、丝瓜络等；破血可用水蛭、地龙、三棱、莪术等；软坚散结可用皂角刺、夏枯草、生牡蛎等。

（2）针对心律失常和心力衰竭的治疗，具体如下。

1）心律失常：长期的心肌缺血会导致心肌细胞的内、外液减少，出现心肌顿抑、心肌冬眠的现象，中医学辨证为心阴不足。这时如果心肌缺血不能得到及时的改善，就会出现心肌局灶性坏死，继而坏死的心肌细胞出现弥漫性纤维化，直至瘢痕形成，心电冲动的形成、发放及传导均可产生异常，出现各种类型的心律失常，中医学将其归属于“心悸”范畴。这时的治疗方法是在上述治疗的基础上加滋养阴血的药物，如当归、麦冬、五味子、白芍、鸡血藤等，以增加心肌细胞内、外液，营养心肌细胞，消除心律失常。

2）心力衰竭：当心肌收缩和舒张功能下降，影响心脏的泵血功能时，便会出现心力衰竭的临床症状。其表现为动则喘息，不能平卧，畏寒，肢冷，脉微欲绝；严重者则会出现猝死。中医学将其辨证为阳气虚衰。心力衰竭的治疗用药如下。

以活血化瘀和温阳的方法来扩张冠状动脉，以改善心肌供血。活血化瘀药可以选择丹参、桃仁、红花、川芎等；温阳药可以选择附子、干姜、肉桂、桂枝、蜀椒等回阳救逆。益气药可以提供心肌需要的能量，以增加心肌的收缩力，恢复心脏的泵血功能，可以选用人参、黄芪、党参等。利尿药可以减少外周血容量，减轻心脏负荷，改善肺淤血，可选用猪苓、泽泻、车前子、川木通、茯苓等。健脾药可修补受损的心肌及运化水湿，减少外周血容量，缓解肺淤血，可以选择茯苓、白术、薏苡仁等。

健脾药治疗心力衰竭的功效体现在以下3个方面：①脾胃是气血生化之源，健脾药有益气药的功效，可增强心肌收缩力，恢复心脏的排血功能；②《黄帝内经》中有“治痿者独取阳明”的论述，说明健脾药可以修补受损的肌肉包括心肌，以恢复心脏的泵血功能；③健脾药可以运化水湿，有助于水湿的排泄，以减少外周血容量，缓解因肺淤血而出现的喘息、不能平卧的临床症状。

（五）猝死

医院外发生的心源性猝死抢救成功率很低。及时有效的心肺复苏及电除颤可能能够挽救患者的生命。

第二章

心律失常

心肌按其组织结构和功能特点可分为两大类型：一类是普通的心肌细胞，占心肌组织的大部分，具有兴奋性、传导性和收缩性，称为工作细胞；另一类是特殊分化的心肌细胞，组成心脏的特殊传导系统，主要包括窦房结、结间束、房室交界（又称房室结区）、房室束（又称希氏束）、左右束支及其分支，以及浦肯野纤维，它们除具有兴奋性和传导性之外，还具有自动产生节律性兴奋的能力，故又称为自律细胞。

心脏的电活动起源于窦房结，其冲动先扩布到右、左心房，然后到达房室结，沿房室束及左右束支、浦肯野纤维，激动心室肌，使得心房和心室按顺序收缩和舒张。这称为窦性心律。心脏的电活动起源于窦房结以外部分的称为异位心律。凡由于心脏内冲动发生异常或冲动传播异常而使整个心脏或其一部分的活动变得过快、过慢或不规则，或者各部分活动的顺序发生紊乱，即形成心律失常。心律失常的发生机制包括冲动起源异常和冲动传导异常或两者兼而有之。中医学将心律失常归属于“心悸”范畴。

中医学认为，心悸是指因气血阴阳亏虚，或痰饮瘀血阻滞，致心失所养，或心脉不畅，导致以患者自觉心中悸动，惊惕不安，不能自主为主要表现的一种病证。心悸发作时，患者常有气短、胸闷，甚至眩晕、喘促、晕厥；脉象或数，或迟，或节律不齐。心悸包括惊悸和怔忡。《黄帝内经》中虽无心悸或惊悸、怔忡之病名，但已有类似记载，如“心澹澹大动”“心下鼓”及“心怵惕”等，皆为对心悸类似症状的描述。《黄帝内经》已认识到心悸的病因有宗气外泄、心脉不通、受惊恐、复感外邪等。同时，该书对心悸脉象的变化也有深刻认识。《素问·三部九候论》曰：“参伍不调者病。”这是现存最早关于脉律不齐表现的记载。《素问·平人气象论》说：“脉绝不至曰死，乍疏乍数曰死。”说明当时人们已经认识到心悸时，严重心律失常与疾病预后的关系。汉代张仲景在《伤寒论》及《金匮要略》中记载了惊悸、心动悸病证名，认为其主要病因有惊扰、水饮、虚损及汗后受邪等，记载了心悸时出现的结、代、促脉及其区别，提出了该病的基本治则及炙甘草汤等治疗心悸的常用方剂。隋代巢元方《诸病源候论》提出“风邪搏于心”可致惊悸。金元时期刘河间提出水衰火旺可以引起心悸。宋代《济生方·惊悸怔忡健忘门》认为，惊悸乃“心虚胆怯之所致”，治宜“宁其心以壮其胆气”，选用温胆汤、远志丸作为治疗方剂。该书提出，怔忡因心血不足所致，亦有因感受外邪及饮邪停聚而致者，治疗“当随其证，施以治法”。元代《丹溪心法·惊悸怔忡》进一步将其病机责之虚与痰。明代《医学正传·惊悸怔忡健忘证》认为，惊悸、怔忡尚与肝胆有关，并对惊悸与怔忡加以鉴别。《景岳全书·怔忡惊恐》认为，怔忡由阴虚劳损所致，在治疗与护理上主张“养气养精，滋培根本”“节欲节劳，切戒酒色……若或误认为痰火而妄施清利，则速其危矣”。叶天士对惊悸的认识更臻完善，认为该病的病因病机主要有内伤七情，操持劳损，痰饮或水湿上阻，清阳失旷，以及暑热时邪，内传心神。清代王清任《医林改错》则补充了瘀血亦可导致心悸的病因病机，并用血府逐瘀汤治疗，每多获效。西医学中由各种原因引起的心律失常，如心动过速、心动过缓、期前收缩、心房颤动或扑动，以及心功能不全、神经官能症等，凡具有心悸临床表现的，均可参考本章论治。

第一节　心电产生的机制及中医学调整心率的用药思路

心律失常与心肌自律性细胞电生理功能的关系异常密切。具有自律性的心肌细胞包括窦房结、房室交界、房室束和浦肯野纤维等。

心肌细胞膜内外的离子（如 K^+、Na^+、Cl^-、Ca^{2+} 等离子）浓度不同，使心肌细胞膜的内外存在一定的电位差，称为跨膜电位或膜电位。

细胞膜内电位较膜外为负的现象，称为极化。静息状态下，心肌细胞膜内外离子的电化学梯度促使一定量的离子跨膜转运（背景电流）。外向电流导致膜内电位向负电性转化，促使膜复极；内向电流导致膜内电位向正电性转化，促使膜除极。心肌细胞兴奋过程中产生除极和复极的一系列电位变化称为动作电位。

一、心肌细胞动作电位产生的机制

心肌细胞动作电位产生的主要原因是心肌细胞内离子（如 K^+、Na^+、Cl^-、Ca^{2+} 等离子）的跨膜转运。根据心肌细胞动作电位的特征，可将其分为 5 期：0 期（除极）、1 期、2 期、3 期（复极）和 4 期（静息或电舒张期）。

0 期：又称除极相。心肌细胞受阈刺激兴奋时发生除极，膜内电位由静息电位迅速上升，构成动作电位升支。其幅值为 60 ~ 120mV，其中超过零电位的部分称为超射，幅值为 6 ~ 30mV。对于心室肌细胞等快反应细胞而言，0 期去极化是由细胞膜上的快钠通道开放、Na^+ 快速内流引起的，持续时间仅 1 ~ 2 毫秒；而窦房结 P 细胞在 4 期膜电位由最大复极化电位（约 –70mV）自动去极化至 –40mV 时，膜上的钙离子通道开始开放，Ca^{2+} 的内流使膜的去极化速度加快，形成动作电位的 0 期去极化。钙离子通道的开放和关闭都比较缓慢，恢复应激状态所需时间亦长，故 P 细胞属于慢反应细胞。两者相应的离子流又分别称为快钠通道和慢钙通道。

1 期：又称快速复极初期。0 期后，由于钠通道失活，钾离子外流和氯离子内流，膜电位由 30mV 迅速下降至 0mV 左右，占时约 10 毫秒。1 期在快反应细胞中较明显。

2 期：又称平台期。此期导致复极的外向离子流主要为外向背景钾流与时间依赖钾流和 Na^+–K^+–ATP 泵产生的外向离子流。由于内向整流特性（内向离子流较外向离子流容易通过处于除极状态的细胞膜），钾离子外流受限。平台期的内向离子流为慢钙内流，与外向离子流保持平衡，维持膜电位接近 0mV。此期持续 100 ~ 150 毫秒。这也是心肌动作电位持续时间长的主要原因。窦房结 P 细胞在复极过程中没有明显的 1 期和 2 期。

3 期：又称快速复极末期。随着复极化过程的进行，外向背景钾流从内向整流现象中恢复，再生性外向钾流随时间递增，此时慢钙通道失活，内向离子流减弱至终止，膜内电位由 0mV 左右较快地下降至静息电位水平，完成复极化过程，占时 100 ~ 150 毫秒。P 细胞没有明显的 1 期和 2 期，到 0 期末外向离子流和内向离子流达到平衡，之后 Ca^{2+} 通道逐渐关闭，外向的 K^+ 电流则增强，进入 3 期复极化。

自 0 期起始至 3 期结束，所需时限称为动作电位时限。在复极化过程的大部分时间中，心肌细胞不能被新的刺激激活，因而不能发生动作电位。这也是产生不应期的原因。

4 期：在心室肌细胞或其他非自律细胞中，4 期膜电位稳定在 –90mV 左右的静息电位水平，由外向背景钾流维持。此外，由于在动作电位期间 Na^+、Ca^{2+} 内流和 K^+ 外流造成细胞膜内外离子分布的改变，4 期中 Na^+–K^+–ATP 泵和 Na^+–Ca^{2+} 交换体排出内流的 Na^+ 和 Ca^+，摄回外流的 K^+，使细胞内外离子浓度梯度得以恢复。自律细胞在 3 期复极化到最大复极化电位后即进入 4 期，并立刻开始缓慢自动除极（舒张期除极），达到阈电位水平时则诱发一个动作电位。钾外流随时间的进行性衰减是窦房结 P 细胞 4 期除极的最重要的离子基础；而内向起搏电流是浦肯野细胞 4 期自动去极化的一个重要离子流。

二、影响心肌细胞动作电位的因素及中医学调控心率的用药思路

心肌细胞离子的跨膜流动是产生心肌动作电位的主要因素。离子流的跨膜转运速度决定心肌细胞膜的除极与复极的速度，从而决定心率的快慢。

离子流的跨膜转运速度受以下因素的影响：①细胞内液和细胞外液；②细胞膜的通透性；③细胞膜上的离子泵工作状态。

下面我们着重从影响心率的 3 个因素来论述中药对心肌细胞动作电位的影响，以及利用中药来调控心率的理论基础和用药思路。

（一）心肌细胞内、外液与心率的关系及中医学用药思路

1. 心肌细胞内、外液与心率的关系

各种离子的运动载体是细胞内、外液，如水中行舟，当细胞内、外液充盈，离子跨膜运动的电阻小，离子流的跨膜转运速度快，心肌细胞的除极和复极的速度快，其心率就快；心肌细胞内、外液少，离子跨膜转运的电阻大，离子流的跨膜转运速度慢，心肌细胞除极与复极的速度慢，其心率就慢。

2. 中医学通过调整心肌细胞内、外液来调控心率的用药思路

中药具有味的功能属性，如苦味的中药具有燥湿的功能，燥湿就能减少组织细胞间的液体，味甘的药物具有补益的作用，能增加组织细胞间的液体。中药还有归经的特点，药物对其所归经的脏腑作用明显，而对不属其所归经的脏腑作用小。

因此，我们在临床中应根据中药的这些特性，选择一些具有燥心经之湿或

滋阴养血作用的中药来调节心肌细胞内、外液的多少，以此来调整离子流跨膜运动的电阻，控制心肌细胞除极与复极的速度，从而调整心率的快慢。其用药思路如下。

（1）心率快的用燥心经之湿的药物来治疗。燥心经之湿的药物可以减少心肌细胞内、外液，以此来增加离子流跨膜转运的电阻，从而减缓心电除极与复极的速度，使心率降低。常用药物有黄连、黄芩、栀子、苦参等。

黄连、栀子、苦参都归心经，黄芩归肺经。心、肺同属于上焦。上述诸药味苦性寒，都有清热燥湿的作用，可以减少心肌细胞的内、外液，从而达到降低心率目的。

（2）心率慢的用滋养心阴或养血的药物来治疗。滋阴养血的药物可以增加心肌细胞内、外液，减少离子流跨膜转运的电阻，提高离子流跨膜转运的速度，加快心电除极与复极的速度，从而加快心率。常用的滋阴养血药物有五味子、麦冬、生地黄、当归、白芍、阿胶、龙眼肉等。

五味子味酸甘，归心经，具有生津的作用；麦冬味甘、微苦，性寒，归心经，能养阴生津；生地黄味甘、苦，性寒，归心经，具有养阴生津的作用；当归味甘、辛，性温，归心经，能滋补阴血。诸药都归心经，有滋阴生津的作用，故都可以增加心肌细胞内、外液。白芍、阿胶、龙眼肉都有滋补阴血的作用，津液是血液的重要组成部分，故有津血同源之说。血足则津液充沛，心肌细胞内、外液则充足，故白芍、阿胶、龙眼肉是通过滋补阴血的作用增加心肌细胞内、外液。综上所述，滋补心阴或养血的药物可以提高心率。

（二）心肌细胞膜的通透性与心率的关系及中医学用药思路

1. 心肌细胞膜的通透性影响离子流跨膜转运的速度，进而影响心率

离子流的跨膜转运主要有单纯扩散和离子通道扩散。单纯扩散的方向与速度取决于离子在细胞膜两侧的浓度与细胞膜的通透性；离子通道扩散的速度取决于心肌细胞膜上的离子通道。离子通道是一类贯穿心肌细胞膜，带有亲水性孔道的膜蛋白，当孔道开放时，离子可以通过孔道进行跨膜流动，无须与心肌细胞膜接触，从而使电离子以极快的速度跨越心肌细胞膜。

心肌细胞膜上的离子通道有两大类：由跨膜电位决定的电压门控通道及由各种化学物质（如各种受体的配体）决定的化学门控通道，或称配体门控通道。

（1）电压门控通道：通道的开放与关闭由膜两侧电位差控制。这一类通道

是没有阀门背景的离子流通道，包括钾、钠、钙、氯等背景离子流通道，它们是由 α、β_1、β_2 3 个亚单位组成，其中 α 亚单位是形成孔道的单位。每个孔道由 6 个跨膜 α 螺旋组成，其中有 4 个相似结构域的 α 共同形成孔道。孔道的直径大小决定通道的通透性。

（2）配体门控通道：通常是被神经递质或第二信使物质激活，如由神经递质乙酰胆碱激活的 N_2 型 ACh 受体阳离子通道。孔道的口径约为 0.65nm，因而小的阳离子如 K^+（直径为 0.396nm）、Na^+（直径为 0.512nm）都可以通过。

综上，心肌细胞膜上通道的直径大小决定心肌细胞膜的通透性。通道直径大的离子跨膜运动速度快，其心肌细胞除极和复极速度快，心率就快；反之，通道直径小的离子跨膜运动速度慢，其心肌细胞除极和复极速度慢，其心率就慢。一般情况下，通道的直径大小是固定的，但在病理情况下，通道的直径会改变。因此，我们可以根据中药的四气即寒、热、温、凉，以及归经来改变心肌细胞膜上通道直径的大小，即心肌细胞膜的通透性来调整离子流的速度，从而调控心率。

2. 中医学通过调整心肌细胞膜的通透性来调控心率的用药思路

（1）心率慢的用辛热的温心阳药来治疗。心肌细胞膜在具有温热特性的中药作用下会扩张，通道的直径因细胞膜的扩张而增大，细胞膜的通透性就会提高，离子流跨膜转运的速度增快，心肌细胞除极与复极的速度就加快。因此，温心阳药可以提高心率。

中医学称心率慢为脉迟，《濒湖脉学》曰：“有力而迟为冷痛，迟而无力定虚寒。”这说明迟脉属于“寒证”的范畴，依据寒者热之的治疗原则，则运用具有辛热性质的温心阳药来治疗。常用的温心阳药有附子、桂枝、细辛、干姜等。

（2）心率快的用清心凉血药来治疗。心肌细胞膜在具有寒凉特性的清心凉血药作用下收缩，通道的直径因细胞膜的收缩而减小，细胞膜的通透性降低，离子流跨膜转运的速度减慢，心肌细胞除极与复极的速度就减慢。因此，清心凉血药可以减慢心率。

中医学称心率快为数脉，《濒湖脉学》曰：“数脉为阳热。”可知数脉属于“热证”的范畴，依据热者寒之的理论，数脉应当运用寒凉的中药来治疗。常用的降心率寒凉药物有寒水石、淡竹叶、大青叶、牡丹皮、水牛角等。

寒水石味咸，性寒，具有清热泻火的作用；淡竹叶味甘、淡，性寒，归心经，具有清心火的作用；大青叶味苦，性大寒，归心经，入血分，善清心、肺、胃经实火；牡丹皮味苦、辛，性微寒，归心经，具有清热凉血之功；水牛角味咸，性寒，归心经，入血分，清心、肝、胃三经之火。

（三）心肌细胞膜上离子泵与心率的关系及中医学用药思路

1. 能量在心肌细胞离子跨膜转运中的作用

细胞膜主要是以液态的脂质双分子层为基架，其间镶嵌着许多具有不同结构和功能的蛋白质。其中，细胞膜上的转运蛋白（离子泵和转运体）与离子主动转运进行跨膜运动有关。

离子原发性主动跨膜运转依赖心肌细胞上的离子泵（如心肌细胞上的 Na^+ 泵、Na^+-K^+-ATP 泵和 Na^+-Ca^{2+} 交换体等）。离子泵直接利用代谢产生的能量将离子逆浓度梯度或电位梯度进行跨膜转运，如心肌细胞动作电位的 2 期外向离子流主要为外向背景钾流与时间依赖钾流和 Na^+-K^+-ATP 泵产生的外向离子流；4 期中 Na^+-K^+-ATP 泵和 Na^+-Ca^{2+} 交换体排出内流的 Na^+ 和 Ca^{2+}，摄回外流的 K^+，使细胞内外离子浓度梯度得以恢复。

这些离子泵在转运离子时需要消耗大量的能量，其能量来源于三磷酸腺苷（ATP）水解为二磷酸腺苷（ADP）时利用高能磷酸键所贮存的能量。如 Na^+ 泵每分解 1 分子 ATP 可将 3 个 Na^+ 移除胞外，同时将 2 个 K^+ 移除胞内；Ca^{2+} 泵可将 1 个 Ca^{2+} 由胞内移除胞外；Na^+-Ca^{2+} 交换体以 3 个 Na^+ 进入胞内和 1 个 Ca^{2+} 排出胞外来计算。

这种离子泵主动转运离子的方式，说明能量在离子的转运方式上有重要作用。人体的能量足，则离子泵工作状态正常；能量不足则离子泵的工作状态就会降低，其心率就会减慢。

2. 中医学对能量的认识及治疗能量不足的用药思路

西医学认为，人体的能量是机体功能活动的动力。中医学认为，气是人体内活力很强、运行不息的极精微物质，是推动和调节各脏腑、组织功能活动的动力，从而起到维系生命进程的作用。因此，中医学的气与西医学所表达的维系机体生理活动的能量是同一物质。

中医应用补气药与健脾药为机体提供能量。补气药可以直接提供心肌细胞膜上离子泵所需的能量。因脾胃是气血生化之源，故健脾药可以通过健脾而益气，来提供心肌细胞膜上离子泵所需的能量。常用的补气药有人参、党参、黄芪等。常用的健脾药有茯苓、薏苡仁、白术、山药、黄精、炙甘草等。

人参味甘、微苦，性微温，归心、肺、脾经，大补元气，元气为人体根本之气；党参味甘，性平，归脾、肺经，既益气，又养血；黄芪味甘、微温，归脾、肺经，善于补气。上述3味是补气药中效果最好的药物，可以直接提供心肌细胞膜上离子泵所需的能量。

茯苓味甘、淡，性平，归心、脾、肾经，其健脾的作用一是益气，提供脏腑功能活动所需的能量，可以治疗胃肠道因缺少能量而蠕动减慢，所导致的食少纳呆、倦怠乏力，以及心气不足导致的心悸、神志不宁；二是治疗因脾虚不能运化水湿所导致的水肿、停饮等。薏苡仁味甘、淡，性微寒，归脾、胃、肺经，功似茯苓，善于治疗脾虚湿滞，并有清热排脓的作用。白术味苦、甘，性温，归脾、胃经，健脾补气的作用大于茯苓，利水的功能小于茯苓。上述三药健脾利水的作用强。山药味甘，性平，归脾、肺、肾经，补脾、肺、肾，益气养阴。炙甘草味甘，性平，归心、肺、脾、胃经，能补心脾之气。黄精味甘，性平，归脾、肺、肾经，能补脾益气，滋阴润肺。上述3味药健脾益气作用强。

第二节　心脏传导系统功能异常所致的心律失常及中医学用药思路

一、心脏传导系统的组成

心脏传导系统主要包括窦房结、结间束、房室交界（又称房室结区）、房室束（又称希氏束）及浦肯野纤维等。

1. 窦房结

窦房结位于上腔静脉和右心耳的界沟内，长1 ~ 2cm，宽约0.5cm，位于心内膜下，有的深达肌层，主要含有P细胞和过渡细胞。P细胞是自律细胞，位于窦房结中心部分；过渡细胞位于周边部分，不具有自律性。

随着年龄增长、脂肪的浸润，窦房结细胞纤维化，P细胞的数量和功能均相应降低，可以出现窦房结功能异常；或因心肌缺血，窦房结细胞失去血的滋养，窦房结细胞功能低下；或窦房结周围心肌细胞出现炎症，使窦房结传出的冲动受到阻滞；或因迷走神经张力高、高血钾等，均可使窦房结功能异常，逐渐演变成病态窦房结综合征。

2. 结间束

结间束连接窦房结和房室结，包括前结间束、中结间束和后结间束。前结间区束从窦房结头部到达房室结；中结间束从窦房结中部出发，在卵圆窝边缘到达房室结；后结间束起源于窦房结尾部，沿界嵴下端走行至冠状窦，向下进入房室结。三条传导途径不同，但共同形成窦房结到房室结的电活动传导。结间束是心房和心室之间的特殊传导组织，是心房内的优势传导途径。

3. 房室交界

房室交界位于冠状窦和三尖瓣之间，长 5 ~ 7mm，宽 2 ~ 5mm。房室交界可以分为 3 个部分或层次，即表层、中层、深层。各层在细胞排列、弹力组织和胶原组织的含量及神经纤维的分布各有不同，是房室结双径路传导和形成房室结折返性心动过速的解剖基础。

4. 房室束

房室结穿入中央纤维体后成为房室束，穿入部分最长为 1.5 ~ 2mm，通过中央纤维体后，到达室间隔顶部向下分为左右束支。左束支总干在起始处宽约 1cm，延伸 1 ~ 3cm 后，分出较大的分支和较小的前分支。前分支分布在前间壁、前侧孔乳头肌部。右束支是独立的结构，长约 50mm，宽约 1mm，沿室间隔下行到右心室前侧壁乳头肌处分为 3 段，分别支配前乳头肌、室壁、右心室下间壁表层。

5. 浦肯野纤维

浦肯野纤维在心内膜下变成过渡细胞，最后变成心肌细胞。浦肯野纤维连接束支末端，组成相互交织的网，位于两侧心室的心内膜面，将心脏冲动几乎同时传到全部左、右心室的心内膜。浦肯野纤维只深入心内膜下心肌的 1/3。

二、心脏传导的过程及异位心律产生的机制

心脏的电活动起源于窦房结，兴奋或动作电位沿细胞膜不断向远处扩布。其冲动先扩布到右、左心房，然后到达房室结，沿房室束及左右束支、浦肯野纤维，传导激动心室肌，使得心房和心室按顺序收缩和舒张。

窦房结细胞的起搏频率最高，约 100 次 / 分，房室交界细胞的起搏频率为 40 ~ 50 次 / 分，浦肯野纤维为 30 次 / 分。因此，窦房结是控制正常心脏活动的起搏点（最高起搏点），它所引起的心脏冲动节律称为窦性节律。其他部位的自律细胞，其舒张期自动除极未达到阈电位前，已被窦房结下传的冲动所激

动，故称为潜在起搏点。

当窦房结的自律性降低，冲动产生过缓或传导遇到阻滞时，房室交界区或其他部位节律点便取代窦房结的起搏功能。其发出的冲动完全或部分地控制心脏的活动，形成了被动性异位心率（逸搏）或异位心律（逸搏心律）。

窦房结出现冲动异常，称为窦性心律失常；若冲动异常发生在窦房结以外的节律点，则产生异位心律。

当异位节律点的自律性超过窦房结时，便可控制整个心脏的搏动，形成主动性异位心律。若异位节律只有 1 个或 2 个，则称为过早搏动；若连续出现一系列自发性异位搏动，则称为异位快速心律失常。

三、影响心脏传导的主要因素及中医学用药思路

（一）心电除极和复极的速度与幅度与心律的关系及中医学用药思路

1. 心电除极和复极的速度与幅度与心律的关系

心肌细胞将兴奋或动作电位沿细胞膜不断向远处扩布的特性称为传导性。衡量心肌细胞传导性的指标是动作电位沿细胞膜传播的速度。

除极和复极的速度越快或幅度越大，传导速度就越快。前面笔者已经论述过除极和复极的速度与心肌细胞内、外液，心肌细胞膜的通透性，心肌细胞膜上的离子泵所需的能量有关。心肌细胞内、外液充足，心肌细胞膜的通透性高；心肌细胞膜上的离子泵所需的能量充足，则除极与复极的速度快或幅度大，传导速度就快。当心脏出现异位心律时，恢复窦房结和心脏传导系统原有的除极和复极速度及幅度至关重要。因此，保持心肌细胞的内、外液的充足和心肌细胞膜良好的通透性，以及提供心肌细胞膜各种离子泵所需的足够能量，来提高窦房结和心脏传导系统心肌细胞除极和复极的速度，便可抑制异位心律的发生。这就是中医学治疗异位心律的思路。

2. 中医学提高心脏传导系统心肌细胞除极与复极速度的用药思路

（1）用滋阴养血药以增加心肌细胞内、外液，提高心电除极和复极速度。滋阴养血药可以增加心肌细胞内、外液，减少离子流的跨膜转运的电阻，提高离子流的跨膜转运的速度，加快心电除极和复极的速度，从而加快心脏传导速度，抑制异位心律。常用的滋阴养血药有五味子、麦冬、生地黄、当归、白芍、阿胶、龙眼肉等。

（2）用温心阳药以扩张心肌细胞膜，提高其通透性。辛热的温心阳药可

使心肌细胞膜扩张，增大各种离子通道的直径，以此来提高心肌细胞膜的通透性，加快各种离子除极或复极的速度，从而提高心肌传导系统心脏传导速度，以抑制异位心律。常用的温心阳药有附子、桂枝、细辛、生姜、干姜、肉桂等。

（3）用益心气药以提供心肌细胞膜上各种离子泵所需的能量。益气药可以提供心肌细胞膜上各种泵主动运转离子所需的能量，从而加快心电除极和复极的速度，以提高心脏传导速度，来抑制异位心律。常用的益心气药有人参、党参、黄芪等。

（二）心脏传导系统出现功能异常及中医学用药思路

1. 西医学对心脏传导阻滞的认识

（1）相对不应组织：心肌细胞如有缺血、心肌细胞纤维化、脂肪浸润等病理改变，心肌细胞虽能应急，但离子流在跨膜转运时电阻增大，膜去极化达阈电位水平所需时间延长，心肌细胞兴奋性降低，传导速度就会减慢。这种使心脏传导速度减慢的病理组织叫做相对不应组织。兴奋落在邻近部位的不应组织时，则发生传导阻滞，易产生心室脱漏现象。中医脉诊称这种现象为结脉。

（2）绝对不应组织：如果心肌细胞不能完全应急，则称为绝对不应组织。兴奋落在邻近部位绝对不应组织时，会发生传导终止，产生房室分离。中医脉诊称这种现象为代脉。

2. 中医学治疗心脏传导阻滞的用药思路

传导阻滞的治疗要点是提高不应组织邻近未兴奋细胞膜的兴奋性。影响心肌细胞膜兴奋性的主要因素有心脏传导系统缺血或心肌炎等造成的心肌细胞变性（脂肪沉积或淀粉样变）或坏死。心肌细胞变性，其功能下降，则会出现相对不应组织；若心肌细胞坏死，则会出现绝对不应组织。因此，中医学将从以下几个方面用药，来消除相对不应组织或绝对不应组织。

（1）以活血化瘀中药改善心脏传导系统的供血。窦房结、房室结和房室束主干多由右冠状动脉供血。房室束分支部分、左束支前分支和右束支的血供来自左冠状动脉前降支，而左束支后分支则由左冠状动脉回旋支和右冠状动脉供血。

如冠状动脉供血不足，则窦房结、结间束、房室结、房室束，以及房室束的左、右分支都会缺血。其后果是心肌细胞因缺少血液的滋养而功能低下，甚至变性或坏死，影响心脏传导，出现各种传导阻滞。

心肌细胞变性会产生相对不应组织，心肌细胞相对不能应急，便可产生二度传导阻滞；小面积的心肌细胞坏死，则会产生绝对不应组织，心肌细胞不能完全应急，便可产生三度传导阻滞，甚至会出现心脏停止搏动的严重后果。对于改善冠状动脉供血，中医学通常采用活血化瘀药来治疗。具有活血化瘀、改善冠状动脉供血的药物有丹参、川芎、红花、桃仁等。经典方剂可以参考血府逐瘀汤、桃红四物汤等。

丹参味苦，性微寒，归心、肝经，能活血化瘀，善治血瘀所致的心胸、脘腹疼痛及癥瘕积聚；川芎味辛，性温，归肝、胆、心包经，活血行气，善治心脉瘀阻所致的胸痹、心痛；红花味辛，性温，归心、肝经，能活血消癥，畅通血脉，善治心脉瘀阻导致的胸痹、心痛，对缓解心绞痛、改善心电图的异常有一定的疗效；桃仁味苦、甘，性平，归心、肝、大肠经，善泄血滞，祛瘀力强。这 4 味药均入心经，合用活血祛瘀力更强。

也可选用其他活血药如延胡索、姜黄、乳香、没药。延胡索活血行气止痛；姜黄辛散温通，能破血行气，通经止痛。乳香、没药均有活血止痛的作用，但临床发现有皮肤过敏等不良反应，患者会出现红斑、丘疹，使用时应当注意。如皮肤出现过敏，应及时停用，并服用抗组胺类药物，如盐酸西替利嗪片或氯雷他定片等；外用激素类药膏，如皮炎平、卤米松软膏等。特别严重的过敏应给予激素治疗。

（2）以化痰、降纤药物来消融冠状动脉上的纤维斑块，以改善心肌供血。冠状动脉狭窄的原因之一是冠状动脉内有纤维斑块或粥样斑块，导致心肌包括心脏传导系统供血不足，心脏传导系统出现变性，如脂肪或纤维组织的浸润，使心脏传导出现延迟或阻滞。因此，以化痰、降纤的药物来消除冠状动脉或心脏传导系统的脂肪或纤维组织是治本之法。

中医学认为，胶原、脂肪、弹性纤维等属于中医学“痰浊”的范畴，化痰药和溶纤药可以促进上述病理产物的溶解和吸收。常用的化痰药有半夏、天南星、瓜蒌等。上述药物具有化痰、消除纤维斑块的作用。常用的溶纤药有水蛭、地龙、全蝎、蜈蚣等。上述 4 味药的抗凝、降纤、溶栓、消除纤维斑块的作用明确，但有一定的不良反应，临床使用时一定不要超量或长期使用，以免出现出血倾向。使用时应监测患者的出血时间和凝血时间及血液流变情况。

（3）以软坚散结药消除增生的平滑肌。心肌缺血、肥胖、年老等原因而导致的心肌细胞纤维化或瘢痕，属于中医学“瘰疬”“瘿瘤”的范畴。中医学的治疗思路是软坚散结。常用的软坚散结药有夏枯草、生牡蛎、海蛤壳、瓦楞子、三棱、莪术等。

（三）心肌纤维的物理性能对心脏传导速度的影响及中医学用药思路

1. 心肌细胞直径与细胞内电阻对心脏传导的影响

（1）西医学的认识：心肌细胞直径与细胞内电阻呈反比。心肌细胞直径小，离子传导的电阻大，心脏传导速度慢；心肌细胞直径大，离子传导的电阻小，心脏传导速度快。

（2）中医学用药思路：滋阴养血的药物既可以使心肌细胞内、外液充盈，又能使心肌细胞直径相对增大，故能提高心脏传导速度；燥心经之湿的药物既可以使心肌细胞内、外液减少，又能使心肌细胞直径相对减小，故能降低心脏传导的速度。

因此，中医学常用滋阴养血的药物来增加心肌细胞的直径，以提高心脏传导速度。常用的滋阴养血药有五味子、麦冬、生地黄、当归、白芍、阿胶、龙眼肉等。

中医学常用燥心经之湿药物以减少心肌细胞的内、外液，以此减少心肌细胞的直径，增加离子传导电阻，以减慢心率。常用的燥心经之湿的药物有黄连、黄芩、栀子、苦参等。

2. 心肌纤维走向和结构对心脏传导的影响

（1）西医学的认识：心肌纤维走向和结构一致者，心脏传导速度快；反之，心脏传导速度缓慢。当心肌细胞发生病理性结构改变时，心肌纤维走向和结构破坏，则会影响心脏传导速度，出现各种传导阻滞。

（2）中医学用药思路：冲动沿心肌细胞膜传播的物质基础是细胞间隙的组织液。各种电离子沿细胞膜外间隙的组织液中传导的现象，可以用中医学的经络学说来解释。从窦房结至房室束的心肌纤维相当于中医的经脉，左右束支相当于络脉，浦肯野纤维相当于孙络。肝经布胸胁，心脏位于肝经循行之所，心电沿心肌细胞膜外间隙的组织液传导的现象，与肝经的经气传导现象在一定程度上是一致的。

当心脏传导出现阻滞时，肝经的经气循行也会出现障碍。临床观察发现，中医学肝郁的临床症状与西医学心脏传导阻滞的临床症状具有高度一致性。这一发现为中医学治疗心脏传导阻滞提供了一个新的思路。

中医学认为，肝主疏泄，具有畅通气机的功能，疏肝理气药物畅通经络，调和血脉，可以有效缓解心脏传导阻滞而导致的心悸、胸闷、胸痛等临床症状。常用的疏肝理气药物有柴胡、香附、郁金、川楝子、佛手、香橼等。

柴胡：味苦、辛，性微寒，归肝、胆经，具有和解退热、疏肝解郁、升阳举陷的作用。其疏肝解郁的作用可用于治疗肝郁气滞导致的胸闷、胸痛。

香附：味辛、微甘，性微寒，归肝、脾、三焦经，具有疏肝理气、调经止痛的作用。其疏肝理气的作用可用于治疗气滞胁痛、腹痛、痛经等。

郁金：味辛、苦，性寒，归肝、胆、心经，具有活血行气止痛、解郁清心、利胆退黄、凉血的作用。其活血行气止痛、解郁清心的作用可以用于治疗气滞血瘀导致的胸、胁、腹痛。

川楝子：味苦，性寒，归肝、胃、小肠、膀胱经，具有行气止痛、杀虫疗癣的作用。其疏肝理气的作用可用于治疗肝郁化火导致的胸闷、胁疼。

佛手：味辛、苦，性温，归肝、脾、胃、肺经，具有疏肝解郁、理气和中、燥湿化痰的作用。其疏肝解郁的作用可用于治疗胸胁胀痛、肝胃气痛。

香橼：味辛、微苦、酸，性温，归肝、脾、胃、肺经，具有疏肝解郁、理气和中、燥湿化痰的作用。本品的作用与佛手相似，常相须为用。

第三节 治疗心律失常的古方与分析运用

《伤寒论》载："脉结代，心动悸，炙甘草汤主之。"结脉是指脉来迟缓而呈不规则间歇；代脉是指脉来缓慢而有规律的歇止，即止有定数，如每跳 5 次停 1 次，或每跳 3 次停 1 次，或每跳 2 次停 1 次。心动悸即心悸，相当于西医学的心律失常。下面让我们通过对炙甘草汤处方配伍的分析，来寻求治疗心动悸、脉结代的处方配伍规律。

炙甘草汤（摘录自《伤寒论》）

组成：炙甘草四两，生姜（切）三两，桂枝三两，人参二两，生地黄一斤，阿胶二两，麦冬（去心）半升，麻仁半升，大枣十三枚。

用法：以上清酒七升，水八升，先煮八味，取三升，去滓，内胶烊消尽，温服一升，日三服。

功效：益气滋阴，补血复脉。

主治：阴血不足，阳气虚弱，心动悸，脉结代。

处方点评：本证是阴血两虚，不能充盈血脉，加之阳气亦虚，不能鼓动血脉，故脉来不能自续而为结代；气血阴阳俱不足，心失所养，故心动悸。从西医学的角度分析，炙甘草汤之所以能治疗心动悸、脉结代，主要有以下 3 个原因。

（1）以炙甘草、大枣健脾以滋气血生化之源。人体之气充足，才能为心肌细胞膜上各种离子泵提供所需的能量，加快各种离子的主动运转，加快心电除极与复极的速度，提高心脏传导速度，从而抑制异位心律的产生。因此，益气健脾法是抑制异位心律产生的方法之一。

（2）以生地黄、阿胶、麦冬、麻仁滋养心阴，增加心肌细胞内、外液，减少各种离子除极或复极等电阻，加快心电除极与复极的速度，提高心脏传导速度，从而抑制异位心律的产生。因此，滋养心阴法是抑制异位心律产生的方法之二。

（3）以桂枝、生姜温心阳，使细胞膜扩张，以增加各种离子通道的直径，增加心肌细胞膜的通透性，加快心电除极与复极的速度，提高心脏传导速度，从而抑制异位心律的产生。因此，温心阳法是抑制异位心律产生的方法之三。

综上所述，从西医学的角度来分析炙甘草汤，可以看出炙甘草汤抑制异位心律产生的 3 个机制。①益气健脾法可以提供心肌细胞膜上各种离子泵的能量，加快离子主动运转的速度。②滋养心阴法可以增加心肌细胞内、外液，减少心电除极与复极的电阻，加速离子跨膜运转的速度。③温心阳法可以增加心肌细胞膜的通透性，加速离子跨膜运转的速度。以上 3 个治疗方法能使窦房结，以及心脏传导系统保持原有的兴奋性，从而抑制异位心律产生。

第四节　缓慢型心律失常的中西汇通治疗

一、病态窦房结综合征

【概念】

病态窦房结综合征是由于窦房结或其周围组织的功能障碍，导致窦房结冲动形成障碍，或窦房结至心房冲动传导障碍，导致的多种心律失常和多种临床症状的综合征。

【病因】

病态窦房结综合征的常见病因如下。

（1）特发性的传导系统纤维化、退行性变等，使窦房结细胞内、外液减少；胶原、弹性纤维浸润等，使离子的跨膜转运的电阻增大；心肌细胞膜除极与复极的速度减慢，导致窦房结冲动形成障碍，或窦房结至心房冲动传导障碍。

（2）各种器质性心脏病，如心肌炎、风湿性心脏病、冠心病，尤其是心肌梗死后，窦房结细胞出现变性或坏死，导致窦房结冲动形成障碍；或窦房结周围组织因缺血，形成相对不应组织或绝对不应组织，导致心房冲动传导障碍。

（3）迷走神经张力增高，其末梢释放乙酰胆碱，可减慢 4 期自动除极速度，降低窦房结自律性；还能延长房室交界不应期，使房室传导速度减慢，心房不应期缩短，导致心房肌收缩能力减弱等，常为夜间发生、非持续性。

（4）药物影响，如洋地黄类和各种抗心律失常药物；或高血钾、尿毒症等疾病影响。

（5）心脏外科手术损伤、导管射频术，造成心肌组织形成瘢痕，使窦房结及其周围的心肌组织缺血，导致窦房结冲动形成障碍，或窦房结至心房冲动传导障碍。

【临床表现】

病态窦房结综合征患者的体格检查多无异常，常见的体征为心动过缓。

1. 典型症状

先兆症状是头晕、心悸，继而出现黑矇、晕厥。形成的主要原因是严重的心动过缓、心脏停搏、心动过速，引起心脏射血功能异常，导致大脑缺血。

2. 非典型症状

患者间歇出现阵发性心慌、乏力、劳累后呼吸困难、失眠、注意力不集中、记忆力下降等。此多为暂时性心律失常，导致心脏和大脑等脏器缺血。

3. 其他

如合并其他器质性心脏病，有时可以充血性心力衰竭或肺水肿为首发症状。

【窦房结功能的评价】

评价窦房结功能的方法可分为无创性和有创性。临床中通常首先应用无创性方法来评定，当无创性方法难以确定，而患者症状又不经常发作时，可考虑行有创性电生理检查。

1. 无创性窦房结功能评价方法

（1）心电图及 Holter 等心电检查：病态窦房结综合征包括一系列心律失常，其心电图可有如下表现。

①显著的窦性心动过缓，心率小于 50 次 / 分。

②窦性停搏和（或）窦房阻滞。

③慢 - 快综合征，表现为阵发性心动过缓和心动过速交替出现，心动过速为室上性心动过速，以心房颤动或扑动多见。

④慢性心房颤动在电复律后不能转为窦性心律。

⑤缓慢持久的交界区逸搏心律，部分患者可合并房室传导阻滞和束支阻滞。

因窦房结功能障碍常间歇出现，常规心电图检查易漏诊，动态心电图即 Holter 检查较常规心电图能提供更多有关窦房结功能的信息，如最慢和最快心率、窦性停搏、窦房传导阻滞，有助于疾病诊断。

（2）药物试验：主要包括阿托品试验和异丙肾上腺素试验。

①阿托品试验：静脉注射阿托品 1.5 ～ 2mg，于注射后 1 分钟、2 分钟、3 分钟、5 分钟、10 分钟、15 分钟、20 分钟分别描记心电图或示波连续观察。如窦性心率不能增快到 90 次 / 分和（或）出现窦房传导阻滞、房室交界区性心律、室上性心动过速，则为阳性；如窦性心率增快，大于 90 次 / 分，则为阴性。阳性多为迷走神经功能亢进所致。

②异丙肾上腺素试验：静脉滴注异丙肾上腺素，每分钟 1 ～ 4μg，从小剂量开始，视心律和心率变化逐步增加剂量。如发生频发或多源性室性期前收缩、室性心动过速，或异丙肾上腺素剂量已达每分钟 4μg，而窦性心率仍不能达到 100 次 / 分，或出现交界区心律，则提示窦房结功能不良。

（3）运动试验：有助于鉴别窦性心动过缓是由窦房结自身病变所致，还是受到外在因素如自主神经系统的影响所致。其评价窦房结功能的主要依据为运动后心率能否增加到预期值。若运动后心率不能明显增加，则提示窦房结病变时功能不良。如运动后心率大于 120 次 / 分，一般可排除病态窦房结综合征；如小于 90 次 / 分，则提示窦房结功能低下。

（4）经食管电生理检查：经食管插入起搏电极导管，定位于左心房后部，然后接电生理刺激仪，行不同程序的刺激，以测定窦房结恢复时间、窦房传导时间和窦房结不应期。如窦房结恢复时间＞ 1500 毫秒，窦房传导时间＞ 180 毫秒，应怀疑病态窦房结综合征的可能。

（5）固有心率测定：固有心率指应用普萘洛尔和阿托品，同时阻滞交感神经和迷走神经的作用后，窦房结自身的固有频率。测定固有心率的具体方法：先静脉注射 0.2mg/kg 的普萘洛尔，速度为每分钟 1mg，间隔 10 分钟后，静脉注射阿托品 0.04mg/kg，2 分钟推注完毕，观察 30 分钟内窦房结的固有心率。如实测值位于预期固有心率的 95% 可信区间外，则提示窦房结功能障碍。

2. 有创性窦房结功能评价方法

对于通过无创性方法难以确诊的患者，可行有创的心内电生理检查，以测定窦房结恢复时间（SNRT）、窦房传导时间（SACT）。SNRT、SACT 的测定方法与经食管电生理检查相似。

【治疗】

对病态窦房结综合征的治疗，应尽可能明确病因，针对病因进行治疗，避免使用减慢心率的药物如 β 受体阻滞剂及钙离子通道阻滞剂等。

1. 特发性传导系统纤维化、退行性变导致的病态窦房结综合征

特发性传导系统纤维化、退行性变导致的病态窦房结综合征，患者窦房结细胞内、外液减少，胶原、弹性纤维浸润，离子的跨膜运动电阻增大，心肌细胞膜除极与复极的速度减慢，导致窦房结冲动形成障碍，或窦房结至心房冲动传导障碍。

（1）西医学治疗：西医学对特发性传导系统纤维化、退行性变导致的病态窦房结综合征，无特殊治疗方法。

（2）中医学治疗

①用滋阴养血药物使心肌细胞内、外液充盈，减少离子跨膜运动的电阻，提高心电除极与复极的速度，以恢复窦房结冲动形成障碍。常用的滋阴养血中药有五味子、麦冬、生地黄、阿胶、当归、白芍等。

②运用降纤、化痰中药以消除窦房结区域的胶原、弹性纤维浸润，消除心脏传导障碍。常用的降纤、化痰中药有胆南星、半夏、瓜蒌、水蛭、地龙、全蝎、蜈蚣等。

③用活血通络药物改善窦房结区域的供血。常用的活血通络中药有丹参、桃仁、红花、川芎等。

④用疏肝理气药物畅通心脏传导通路。常用的疏肝理气中药有香附、郁金、香橼、佛手、柴胡，川楝子等。

2. 心肌炎导致的病态窦房结综合征

（1）西医学治疗：西医学大多采用能量合剂来提供心肌细胞的能量以保护和恢复受损的心肌细胞；用大剂量维生素 C 来降低心肌细胞膜的渗透性，减少心肌受损细胞活性物质如组胺、慢反应物质、缓激肽等的释放，减轻心肌细胞的炎症反应，并保护邻近的正常心肌细胞。

（2）中医学治疗：心肌炎导致的病态窦房结综合征，大多发生在心肌炎急性期后，被病毒侵犯的窦房结心肌细胞受到破坏后，发生心肌细胞变性，心脏传导出现异常。

①用清热解毒的药物针对病因治疗。清热解毒且具有良好的抗病毒功效的药物有大青叶、板蓝根、金银花、蒲公英、半枝莲、白花蛇舌草、马齿苋等。

②用活血通络的药物改善心肌供血。常用的活血通络药物有川芎、丹参、桃仁、红花等。

③用滋阴养血的药物营养和保护受损的心肌细胞。常用的滋阴养血药物有五味子、麦冬、当归、白芍、阿胶、龙眼肉等。

④用疏肝理气的药物疏通经络，促进心脏传导。常用的疏肝理气药物有柴胡、香附、郁金、川楝子、佛手、香橼等。

（3）对症治疗

①心力衰竭时，酌情使用利尿药、血管扩张剂、血管紧张素等（详见“心力衰竭”一章）。

②出现快速心律失常者，采用抗心律失常药物（详见“快速型心律失常的中西汇通治疗”一节）。

③高度传导阻滞或窦房结功能损害，出现晕厥或明显低血压时，考虑使用心脏起搏器。对于持续、非可逆的症状性心动过缓者，则需植入永久性心脏起搏器。

（4）植入永久起搏器的适应证：2008年，美国心脏病学会（ACC）、美国心脏协会（AHA）、美国心律学会（HRS）推荐的病态窦房结综合征行永久起搏器植入的适应证如下。

1）第Ⅰ类适应证

①病态窦房结综合征表现为症状性心动过缓包括频繁窦性停搏者。

②因窦房结病变功能不良而引起症状者。

③病态窦房结综合征必须使用某些药物进行治疗，而这些药物又可引起或加重心动过缓并产生症状者。

2）第Ⅱa类适应证

①心率＜40次/分，症状与心动过缓明显相关者，或虽有心动过缓的症状，但未证实与所发生的心动过缓有关。

②不明原因的晕厥，合并窦房结功能不全或经电生理检查发现有窦房结功能不全。

3）第Ⅱb类适应证：清醒状态下心率长期＜ 40 次 / 分，但症状轻微。

4）第Ⅲ类适应证

①无症状的病态窦房结综合征患者。

②有类似心动过缓的症状，已经证实该症状并不来自窦性心动过缓。

③非必须应用的药物引起的症状性心动过缓。

3. 冠心病或急性心肌梗死者形成的病态窦房结综合征

冠心病或急性心肌梗死者形成的病态窦房结综合征的治疗方法是对冠状动脉进行血运重建，改善冠状动脉供血。

（1）西医学治疗：治疗方法参考“冠状动脉粥样硬化心脏病”一章的相关内容。

（2）中医学治疗

①以活血化瘀的药物改善心肌供血。常用药物有丹参、川芎、桃仁、红花等，也可选用延胡索，姜黄、乳香、没药等。

②以化痰、降纤的药物消融冠状动脉的纤维斑块，改善心肌供血。常用的化痰药有半夏、天南星、瓜蒌等；常用的降纤药有水蛭、地龙、全蝎、蜈蚣等。

③以软坚散结的药物来消除斑块基底层增生的平滑肌，改善心肌供血。常用的软坚散结药物有夏枯草、生牡蛎、瓦楞子、三棱、莪术等。

④以疏肝理气的药物畅通心脏传导途径。疏肝理气的药对心脏传导有促进作用，还可以缓解迷走神经和交感神经的张力，从而缓解冠状动脉痉挛，有利于改善心肌供血。常用的疏肝理气药有柴胡、香附、郁金、香橼、佛手、川楝子等。在治疗冠心病的处方中，加疏肝理气药可以起到增加疗效的作用，特别是对缓解胸闷、胸痛，作用更加明显。

二、心脏传导阻滞

心脏的电活动起源于窦房结，其冲动先扩布到右、左心房，然后到达房室结，沿房室束及左右束支、浦肯野纤维，传导激动心室肌，使得心房和心室按顺序收缩和舒张。窦房结发出的电脉冲在通过窦房结与心房肌组织连接部位，或心房内、房室结，或心室内时，发生传导延缓或完全阻滞，分别称为窦房传导阻滞、房内及房间传导阻滞、房室传导阻滞、室内传导阻滞（左束支、右束支、分支阻滞）等。下面主要论述窦房传导阻滞、房室传导阻滞、室内传导阻滞的中西汇通治疗。

（一）窦房传导阻滞

【概述】

窦房传导阻滞是窦房结与心房肌组织连接部位的心脏传导阻滞，依据阻滞的程度不同可以分为一度、二度、三度传导阻滞。由于体表心电图不能直接记录到窦房结的激动电位，因此无法直接测定窦房结电位P波（S–A间期）即窦房结的传导时间，只能根据P–P间期的改变来推测窦房结的传导功能。

【病因】

（1）吞咽、咽部刺激、按摩颈动脉窦、气管插管等一过性强迷走神经刺激。

（2）临床中的多种药物，如洋地黄、β受体阻滞剂、奎尼丁等Ⅰ类抗心律失常药物等。

（3）心肌疾病如冠心病、心肌梗死、心肌炎等，以及高钾血症等。

【治疗】

1. 西医学治疗

对于暂时性、一过性原因导致的窦房传导阻滞，其治疗原则是针对病因进行治疗；对伴有头晕、胸闷、心悸者，给予阿托品、麻黄碱、异丙肾上腺素治疗，以防意外发生；如果频繁发作，出现晕厥或阿–斯综合征表现，应及时安装起搏器。

2. 中医学治疗

如果窦房结发出的冲动不能传导至心房，低位的潜在起搏点即发出冲动以代替窦房结的功能，维持心脏跳动。这些低位的起搏点包括房室交界区、心室，少数情况下可出现心房逸搏。窦房传导阻滞的中医学治疗原则主要是避免药物或咽部的刺激，然后针对心肌疾病进行治疗，如冠心病、心肌梗死、心肌炎等。其中医学治疗方法参考相关章节内容。

（二）房室传导阻滞

1. 一度房室传导阻滞

一度房室传导阻滞是指房室传导时间超过正常范围，但每个心房激动仍能传入心室，亦称房室传导延迟。一度房室传导阻滞可由心房、房室结、希氏束或希浦系统内的传导延迟引起，也可能由多于一处的传导延迟的组合引起。

【病因】

（1）迷走神经张力增高是一度房室传导阻滞发生的原因之一。

（2）某些药物如洋地黄、奎尼丁、钾盐、β受体交感神经阻滞剂、甲基多巴、可乐定等均可致 P–R 间期延长。

（3）风湿性心肌炎、急性或慢性缺血性心脏病。

（4）在老年人中，原发性传导系统纤维化是一度房室传导阻滞较常见的原因，呈长期渐进性传导阻滞。

【临床表现】

一度房室传导阻滞在临床上不引起明显的症状和体征。患者的临床表现多为原发疾病的症状和体征。在心肌炎或其他心脏病患者听诊时，可发现响亮的第一心音在发生阻滞时突然减轻。

【诊断】

一度房室传导阻滞的诊断主要依靠心电图。一度房室传导阻滞的典型心电图特点如下。

（1）每个窦性 P 波均能下传心室并产生 QRS–T 波群。

（2）P–R 间期＞0.20 秒（成人）；小儿（14 岁以下）P–R 间期≥0.18 秒。

（3）心率无显著改变时，P–R 间期较先前增加 0.04 秒以上，即使 P–R 间期在正常范围仍可诊断。

（4）P–R 间期大于正常最高值（视心率而定），一度房室传导阻滞可见 P–R 间期恒定，延长为 0.28 秒，每一个窦性 P 波均能下传心室并产生 QRS、T 波。

【治疗】

（1）西医学治疗：一度房室传导阻滞通常不产生血流动力学改变，对无症状也无低血压或窦性心动过缓者，无须特殊处理，主要针对原发病因进行治疗；对心率慢又有明显症状者，可口服阿托品或氨茶碱。当患者有晕厥史，心电图 P–R 间期正常，但希氏束心电图表现为 A–H 间期显著延长（＞60 毫秒），应考虑植入起搏器。

（2）中医学治疗：从一度房室传导阻滞的病因来看，如果是某些药物因素导致的，停用可疑药物即可。如果是以下原因造成的传导阻滞，则需药物治疗，其组方原则如下。

1）如果是迷走神经张力增高诱发的一度房室传导阻滞，中医学的治疗思路是用疏肝理气法以缓解迷走神经张力高。常用的疏肝理气中药有柴胡、香附、郁金、川楝子、香橼、佛手等。

2）如果是风湿性心肌炎、急性或慢性缺血性心脏病及老年原发性传导系统纤维化等原因引起的一度房室传导阻滞，中医的治疗思路如下。

①以活血化瘀药改善心脏传导系统的供血。心脏传导系统的供血来源于冠状动脉，活血化瘀的中药可以扩张冠状动脉，改善心肌供血，消除原发病造成的心脏传导系统的损伤，恢复心脏传导的正常功能。常用药物有丹参、川芎、桃仁、红花等。其他如延胡索、姜黄、乳香、没药等，也可以运用。

②以化痰、降纤药消融相对不应组织及心脏传导系统的纤维化，恢复心脏传导功能。对冠心病、心肌梗死及老年原发性传导系统纤维化的患者，本条组方原则是必须遵守的。只有消除传导阻滞区域内的脂肪浸润、组织纤维化或血小板凝聚等因素，才能恢复心脏传导系统的正常运行。常用的化痰药有半夏、天南星、瓜蒌等；常用的降纤药有水蛭、地龙、全蝎、蜈蚣等。

③用滋阴养血药增加心肌细胞内、外液，以减少心脏传导的电阻，提高心脏传导速度。常用的滋阴养血药物有五味子、麦冬、生地黄、当归、白芍等。

④用疏肝理气药畅通心脏传导路径。疏肝理气的中药可以疏通经络，畅通心脏传导通路，有助于消除心脏传导阻滞。常用的疏肝理气药物有柴胡、香附、郁金、川楝子、佛手、香橼等。

2. 二度房室传导阻滞

二度房室传导阻滞是激动自心房传至心室过程中有部分传导中断，即有心室脱漏现象，可同时伴有房室传导延迟。在体表心电图上，表现为一部分 P 波后没有 QRS 波（心搏脱漏）。

二度Ⅰ型房室传导阻滞发生的电生理基础是房室传导组织的绝对不应期和相对不应期均延长，但绝对不应期延长较轻，而以相对不应期延长为主；二度Ⅱ型房室传导阻滞发生的电生理基础是房室传导组织的绝对不应期显著延长，而相对不应期基本正常。当绝对不应期的延长超过一个窦性周期时，引起下一个窦性或室上性激动传导受阻而产生间歇性漏搏，而下传的 P–R 间期是正常的。

【病因】

（1）二度Ⅰ型房室传导阻滞的常见病因

①二度Ⅰ型房室传导阻滞大多数见于具有正常房室传导功能的人，可以发生在健康的青年人（尤其是运动员）中，而且多发生在夜间迷走神经张力增高时。运动或使用阿托品后可明显改善房室结内传导功能，使二度Ⅰ型房室传导阻滞消失，提示该现象与迷走神经张力增高有关。

②很多药物可以延长房室结的不应期，如洋地黄类药物、β受体阻滞剂、钙离子通道阻滞剂及中枢和外周交感神经阻滞剂，均可引起二度Ⅰ型房室传导阻滞。

③在急性心肌梗死患者中，二度房室传导阻滞的发生率为2%～10%。二度Ⅰ型房室传导阻滞多见于下壁心肌梗死患者，且多数由一度房室传导阻滞发展而来，通常是房室结功能异常所致，其机制可能与迷走神经张力增高及腺苷作用有关，出现时间短暂，多于1周内消失。二度Ⅰ型房室传导阻滞不常发生于前壁心肌梗死，一旦发生，表明有广泛的希氏束、浦肯野纤维损伤，易发展为高度房室传导阻滞。

（2）二度Ⅱ型房室传导阻滞的常见病因

①药物作用，如洋地黄、奎尼丁、普鲁卡因胺、普罗帕酮、美托洛尔等均可导致二度Ⅱ型房室传导阻滞（但它们更易发生在二度Ⅰ型房室传导阻滞）。

②高血钾（血钾为10～13mmol/L）可引起房室传导阻滞。低血钾（血钾＜2.8mmol/L）也可引起各级房室传导阻滞。

③在风湿热、风湿性心肌炎患者中，约26%可伴有一度和（或）二度房室传导阻滞，以一度多见。在病毒性心肌炎患者中，二度和三度房室传导阻滞者并不少见，有时伴有束支传导阻滞，多表明病变广泛。其他感染，如柯萨奇B病毒感染、麻疹、腮腺炎、病毒性上呼吸道感染、传染性单核细胞增多症、病毒性肝炎、伤寒等可使传导系统广泛或局部受损，一度、二度、三度房室传导阻滞均可发生，受损程度可轻可重，但传导阻滞大多为暂时的、可逆的，很少发展为永久的慢性房室传导阻滞。

④在冠心病、急性心肌梗死患者中，二度房室传导阻滞的发生率为2%～10%。二度Ⅱ型房室传导阻滞多见于前壁心肌梗死，其发生率为1%～2%，多在发病后72小时内出现。阻滞部位多在希氏束以下。在扩张型心肌病患者中，二度传导阻滞者约占4%。其他如肥厚型心肌病、先天性心脏病、心脏直视手术后、甲状腺功能亢进症与黏液性水肿、钙化性主动脉瓣狭窄症等，均可见到各种程度的房室传导阻滞。

⑤近年来的研究发现，大约有半数慢性结下性房室传导阻滞并非由动脉硬化、心肌炎或药物所致，而是由两束支或三束支发生非特异性纤维性病变所致，有时病变可侵及希氏束的分叉处，而房室结和希氏束很少受到侵及，其原因不清。

【临床表现】

二度房室传导阻滞的临床症状取决于传导阻滞的程度及心室率的快慢。传导阻滞程度轻，心室漏搏很少时，对血流动力学的影响不大，可以无明显症状。当心室漏搏较多，心室率减慢至50次/分以下时，可出现头晕、乏力，甚至黑矇等心排出量降低的症状。当二度Ⅱ型房室传导阻滞导致心率极慢时，可诱发阿－斯综合征。

【诊断】

依据心电图便可做出二度房室传导阻滞的诊断。

（1）二度Ⅰ型房室传导阻滞的心电图特征：P–R间期呈进行性延长，直到QRS波脱漏；脱漏后P–R间期恢复，之后逐渐延长重复出现。这种传导延迟递增的房室传导阻滞称为二度Ⅰ型房室传导阻滞，或文氏型房室传导阻滞。房室传导比例常为3∶2或4∶3或5∶4等。

（2）二度Ⅱ型房室传导阻滞的心电图特征：QRS有规律或不定时的漏搏，但所有能下传的P–R间期恒定（多数正常，少数可延长）。阻滞程度不同，房室传导比例不同。常见的房室传导比例为2∶1和3∶1，轻者可呈3∶2、4∶3等。常将房室传导比例在3∶1以上（含3∶1）的称为高度房室传导阻滞。

中医脉诊将二度Ⅰ型房室传导阻滞、二度Ⅱ型房室传导阻滞导致的脉象称为结代脉。结脉是指脉来缓而呈不规则间歇，即《濒湖脉学》所说的"往来缓，时一止复来"；代脉是指脉有规律的歇止，即止有定数，如《濒湖脉学》所述"动而中止，不能自还，因而复动。脉至还入尺，良久方来"。

【治疗】

（1）西医学治疗

1）二度Ⅰ型房室传导阻滞

①无临床症状者：无症状的二度Ⅰ型房室传导阻滞患者的治疗方法因阻滞位置不同而不同。阻滞区位于房室结者（如绝大多数的二度Ⅰ型房室传导阻滞），通常不需治疗，但需定期随访。阻滞区位于希浦系统内的二度Ⅰ型房室传导阻滞者，尽管无症状，应密切观察，积极治疗原发病，去除诱因，对症处理，并考虑心脏起搏器治疗。因为这种心律是不稳定的，可能突然引起心脏停搏或发展为高度或三度房室传导阻滞。这多见于伴有器质性心脏病的患者。

②有临床症状者（特别是有晕厥史）：对于二度Ⅰ型房室传导阻滞，不论阻滞区位置在哪里，都应积极治疗。如系房室结内部阻滞，心率过慢，可口服阿托品片，每次0.3mg，每日2～3次；或皮下注射阿托品注射液，每次

0.3 ～ 0.5mg，每日 1 ～ 2 次；也可以用异丙肾上腺素及氨茶碱等治疗。

③急性心肌梗死时：二度Ⅰ型房室传导阻滞不常发生于前间壁心肌梗死，一旦发生，表明是广泛的希氏束、浦肯野纤维损伤，易发展为高度房室传导阻滞。下壁心肌梗死大多系迷走神经张力增高导致，多为良性，通常无须处理。如心率明显减慢或有症状，可口服阿托品或氨茶碱治疗。

④永久性起搏器治疗的适应证：二度Ⅰ型房室传导阻滞引起症状性心动过缓；无症状性二度Ⅰ型房室传导阻滞，因其他情况行电生理检查时，发现病变部位在希氏束内或希氏束以下水平（Ⅱa 类适应证）；二度Ⅰ型房室传导阻滞伴有类似起搏器综合征的临床表现（Ⅱa 类适应证）；神经源性肌肉疾病伴发的任何程度的房室传导阻滞，无论是否有症状（Ⅱa 类适应证）。

2）二度Ⅱ型房室传导阻滞：二度Ⅱ型房室传导阻滞几乎全部发生在希氏束内和双侧束支水平（希氏束下），几乎都是病理的。这种心律不稳定可突然发生心脏停搏或进展为三度房室传导阻滞。患者可出现晕厥、心绞痛，严重者可出现阿－斯综合征等并发症，预后较差，永久性起搏器治疗十分必要。

急性心肌梗死伴发的二度Ⅱ型房室传导阻滞经积极治疗原发病后，部分病例历时数小时或数天，阻滞可消失。如急性期后或经介入等积极治疗原发病后，房室传导阻滞仍不改善者，可以考虑永久性起搏器治疗。

（2）中医学治疗：二度房室传导阻滞是绝对不应期和相对不应期并存。不同的是二度Ⅰ型房室传导阻滞是房室传导组织的绝对不应期和相对不应期都延长，但绝对不应期延长较轻，而以相对不应期延长为主；二度Ⅱ型房室传导阻滞是房室传导组织的绝对不应期显著延长，而相对不应期基本正常。因此，中医学治疗二度房室传导阻滞的思路是尽量消除相对不应组织，减少绝对不应组织。

因二度房室传导阻滞的病因与一度房室传导阻滞的病因大致相同，故中医学的治疗思路及用药原则与治疗一度房室传导阻滞基本上是一致的，具体参考本节“一度房室传导阻滞”相关内容。

3. 三度房室传导阻滞

三度房室传导阻滞即完全性房室传导阻滞，是由于房室传导系统某部分传导能力异常降低，所有来自心房的冲动都不能下传到心室，引起房室分离。三度房室传导阻滞是最高度的房室传导阻滞。阻滞区可位于房室结、希氏束或双侧束支系统内。三度房室传导阻滞的典型心电图表现为完全性房室分离，心房率快于心室率，心室率缓慢而匀齐，通常为 30 ～ 50 次 / 分，先天性完全性房室传导阻滞发生时，一般心室率较快。

根据阻滞部位的不同，三度房室传导阻滞可分为以下几类。

（1）完全性房室结传导阻滞：阻滞区位于房室结内，逸搏心律通常起自房室结下部（NH区）或希氏束上段，心室率为40 ~ 55次/分，偶尔更慢或稍快，QRS 波形状正常。

（2）完全性希氏束内传导阻滞：阻滞区位于希氏束内，逸搏灶往往位于希氏束下段，心室率大多在 40 次 / 分以下（30 ~ 50 次 / 分），QRS 波群可增宽。

（3）完全性希氏束下传导阻滞：阻滞区位于双侧束支水平（希氏束下），逸搏心律起自希氏束分叉以下的束支或分支，偶尔在外周浦肯野纤维，心室率大多为 25 ~ 40 次 / 分，QRS 波宽大畸形（＞10 毫秒）。

【病因】

三度房室传导阻滞是房室传导阻滞中严重的类型，传导阻滞发生部位的概率分别为希氏束下 49% ~ 72%、希氏束内 14% ~ 18%和房室结 14% ~ 35%。

由于病变区域的细胞完全丧失了兴奋性，有效不应期占据了整个心动周期，导致所有来自心房的冲动传抵这里不能继续传布。为维持心室的收缩和能力，位于传导阻滞部位以下的自律性细胞（次级起搏点）发出冲动以保持心室搏动（逸搏心律）。导致三度房室传导阻滞的原因很多，可以分为先天性因素和后天性因素。

（1）先天性因素：先天性完全性房室传导阻滞的阻滞部位通常在房室结。其发病原因有几种理论，包括正常传导系统受损及发育异常，其病理改变具有以下特点：①心房肌与其周围的传导系统缺乏联系；②房室束中断；③传导系统结构异常。

这 3 种病理变化为心房、室内及结室传导系统缺乏连续性导致的。最常见的表现是正常的房室结被纤维、脂肪组织代替，同时远端的传导系统也有不同程度的受累。室内传导系统的连续性中断虽然罕见，但也有报道。有充分的证据显示，先天性完全性房室传导阻滞与先天性心脏病的发生相关，先天性完全性房室传导阻滞患者的心房肌与房室结缺乏连接，或房室结与束支连续性中断。除严重致死性缺损外，在先天性完全性房室传导阻滞患儿中，有 30% ~ 37%的患儿合并 L 型大动脉转位（矫正型大动脉转位）。

（2）后天性因素：常见的病因有冠心病导致的心肌缺血或梗死。下壁心肌梗死会损伤房室结，导致三度房室传导阻滞，但这种损伤通常是暂时的，在心肌梗死后 2 周内即可恢复。前壁心肌梗死则造成心脏传导系统远端损伤，这种对传导系统的破坏通常是广泛而持久的，最终需要植入永久性起搏器进行治疗。

①药源性因素：包括钙离子通道阻滞剂、β受体阻滞剂、奎尼丁、普鲁卡因、地高辛、三环类抗抑郁药等。

②退行性疾病：退行性变可累及心脏传导系统。

③感染性因素：莱姆病、风湿热、心肌炎、曲霉菌心肌病、带状疱疹病毒、瓣环脓肿。

④类风湿疾病：强直性脊柱炎、赖特综合征、复发性多软骨炎、类风湿关节炎、硬皮病。

⑤侵蚀性疾病：淀粉样病变、结节病、肿瘤、霍奇金病、多发性骨髓瘤。

⑥神经肌肉性疾病：贝克（Becker）型肌营养不良、强直性肌营养不良。

⑦代谢性因素：缺氧、低血钾、甲状腺功能减退。

⑧医源性因素：复杂的主动脉瓣手术、室间隔酒精消融、左前降支的介入治疗、房室结慢径或快径的消融治疗。

【临床表现】

症状：因为心排血量明显减少，会出现晕厥或晕厥前症状，如心悸、心绞痛。

体征：第一心音强度经常变化，第二心音可呈正常或反常分裂，间或出现心房音及响亮、清晰的第一心音（大炮音），系心房与心室收缩恰好同时发生所致，此时颈静脉可见巨大的a波（大炮波）。

三度房室传导阻滞的发病率随年龄增长而增高，在婴儿期及幼儿早期有一个小高峰，与遗传性传导阻滞相关。阻滞部位靠下的三度房室传导阻滞，激动发放不稳定，容易出现心脏停搏，甚至死亡。

【诊断】

心电图是最重要的诊断依据。三度房室传导阻滞的典型心电图具有下列特点。

（1）完全性房室分离：P–P间期和R–R间期各有自己的规律，但P波形与QRS波形之间始终没有任何固定关系，形成完全性房室分离。心室率缓慢而匀齐。

（2）阻滞部位不同的心电图特征：心室由位于阻滞区下方的次级起搏点（或逸搏节奏点）控制，即交界区或室性逸搏心率。因此，心室率和QRS波形因阻滞区位置不同而有所差别。

①阻滞区位于房室结内，逸搏心率通常起自房室结下部（NH 区）或希氏束上段，心率 40 ~ 55 次 / 分，偶尔更慢或稍快，QRS 波形正常。

②阻滞区位于希氏束内，逸搏灶往往位于希氏束下段，心室率大多在 40 次 / 分以下（30 ~ 50 次 / 分），QRS 波形正常。

③起自 NH 区和希氏束上、中、下段的逸搏心率，往往统称为交界区逸搏心率。

④阻滞区位于双侧束支水平（希氏束下），逸搏心率起自希氏束分叉以下的束支或分支，偶尔在外周浦肯野纤维，心室率大多为 25 ~ 40 次 / 分，QRS 波宽大畸形（> 110 毫秒）。

当心房率达到心房颤动水平时，根据缓慢而匀齐的心室率可做出完全性房室传导阻滞的诊断。

【预后】

完全性房室结传导阻滞通常是可逆的，一般由下壁心肌梗死、急性洋地黄类药物中毒引起；而完全性房室结以下部位传导阻滞常是永久性的，急性型常由急性前壁心肌梗死引起，慢性型常由传导系统（双侧束支）退行性变引起。

【治疗】

（1）西医学治疗

1）急症处理流程：三度房室传导阻滞应检查心电图、电解质、血气分析、心肌酶谱等，明确病因，停用可疑药物，治疗原发病。

2）静脉用药

①阿托品：0.5 ~ 1mg，隔 3 ~ 5 分钟可重复注射；累计用量一般不超出 3mg。儿童及老人酌情减量，青光眼禁用。

②异丙肾上腺素：0.5 ~ 2μg/分，静脉滴注（紧急情况下可使用 2 ~ 10μg/分）。高血压、心动过速、地高辛中毒等导致的心动过缓及传导阻滞、心绞痛、室性心律失常患者慎用。此外，山莨菪碱或氨茶碱也可作为一线用药。

3）必要时安装永久起搏器。

（2）中医学治疗：三度房室传导阻滞是由于房室传导系统某部分是绝对不应组织，导致所有来自心房的冲动都不能下传到心室，引起房室分离。因此，消除房室传导系统的绝对不应组织，畅通心脏传导通路是中医学治疗的关键。

如果由药源性因素、感染性因素引起，应停用可疑药物或针对感染进行治疗；如果传导系统因心肌缺血、心肌病、风湿性心脏病、心肌炎、心肌淀粉样变、结节病等受损，传导系统被纤维、脂肪组织代替，形成绝对不应组织，则应根据中医药的优势，给予相应的治疗，其治疗思路如下。

①以活血化瘀药改善绝对不应组织的供血，恢复心脏传导系统的功能。常用药物有丹参、川芎、桃仁、红花等。其他如延胡索，姜黄、乳香、没药等，也可以运用。

②以疏肝理气药畅通心脏传导通路。常用的疏肝理气药物有柴胡、香附、郁金、川楝子、佛手、香橼等。

③用化痰、降纤药消融脂质浸润或纤维斑块，消除绝对不应组织。常用的化痰药有半夏、天南星、瓜蒌等；常用的降纤药有水蛭、地龙、全蝎、蜈蚣等。

④以软坚散结药治疗心肌淀粉样变、结节病等。常用的软坚散结药物有夏枯草、生牡蛎、海蛤壳、瓦楞子、三棱、莪术等。

⑤以滋阴养血药增加心肌细胞内、外液，提高心脏传导速度。常用的滋阴养血药物有五味子、麦冬、生地黄、当归、白芍等。

（三）室内传导阻滞

室内传导阻滞指由于希氏束分叉以下部位的阻滞，导致室上性心电信号冲动在心室内的扩布发生延迟或者阻断，同时引起心电图 QRS 波的形态和（或）时程的改变。

室内传导系统由 3 个部分组成：右束支、左前分支和左后分支，传导阻滞可以发生在上述任何 1 支、2 支甚至 3 支传导束。其中，右束支传导阻滞最为常见。这种心室内传导异常大多是持续性的，但也可以表现为间发性；既可以在任何心率水平下出现，又可以表现出缓慢或快速心率依赖性。室内传导阻滞不仅可以由希浦系统的器质性病变引起，还可继发于各种心肌损害。室内传导阻滞可以是功能性的，即室上性心电冲动传导至心室时正处于心室的相对不应期，此时称为差异性传导。

【病因】

（1）最常见的病因是冠心病。心肌组织缺血可以直接引起心脏传导系统损伤，进而引起电信号传导功能阻断。冠心病，尤其是心肌梗死合并左束支传导阻滞，往往预示患者预后不良。

（2）其他常见器质性心脏疾病，如左心室肥厚、风湿性或慢性肺源性心脏病、心肌病、心肌炎，以及心脏淀粉样变性、结节性心肌病等，均可引起室内传导阻滞。

（3）原发性心脏传导系统疾病，如勒内格尔（Lenegre）病等，均可以直接引起希氏束和（或）束支损伤，并最终引起室内传导阻滞。

（4）右束支阻滞还多见于埃布斯坦（Ebstein）畸形、肺栓塞、三环类抗抑郁药中毒和系统性硬化症进展期患者。

（5）对于儿童人群，特定类型的室内传导阻滞往往具有遗传倾向，并与心脏的某些结构缺损（如房间隔缺损）相关。

（6）此外，在中美洲地区流行一种因感染克氏锥虫而引起的美洲锥虫病，患者往往合并右束支传导阻滞伴左前分支传导阻滞。

当前医源性室内传导阻滞的发生并不少见，各种心导管检查、射频消融治疗、永久性起搏器植入等心脏介入手术，以及心外科手术后均可发生室内传导阻滞，但通常为一过性。

【诊断】

室内传导阻滞的诊断依赖于心电图对 QRS 间期、电轴及形态特征的分析。QRS 间期与测量方法直接相关。

（1）胸前导联与肢体导联相比 QRS 间期往往更长。因此，有必要对所有导联的 QRS 间期进行测算并得到 QRS 间期的均值。

（2）QRS 间期还存在显著的年龄、性别差异，尤其在儿童和青春期人群中。4 岁以内的儿童如果 QRS 间期≥ 90 毫秒，应被视为延长；4 ～ 16 岁人群 QRS 间期延长的标准为≥ 100 毫秒，但对于成年男性，QRS 间期≥ 110 毫秒则为异常。

（3）QRS 电轴，即平均额面电轴与人群的年龄和体形密切相关。随着年龄的增长，QRS 电轴逐渐左偏。

【治疗】

1. 西医学治疗

（1）对慢性束支传导阻滞的患者，西医学无特殊疗法，如无症状，无须接受治疗。

（2）双分支传导阻滞与不完全性三分支传导阻滞有可能进展为完全性房室传导阻滞，当合并显著心动过缓及症状时应尽早植入永久性起搏器。

（3）急性前壁心肌梗死发生双分支、三分支阻滞，或慢性双分支、三分支阻滞，伴有阿 - 斯综合征发作者，在急性期可考虑放置临时起搏电极导管，当急性期过后，如传导阻滞仍然没有恢复，则应安装心脏起搏器。

2. 中医学治疗

因室内传导阻滞是指由于希氏束分叉以下部位的传导阻滞，导致室上性心电信号冲动在心室内的扩布发生延迟或者阻断，故室内传导阻滞的中医学治疗思路与一度、二度、三度房室传导阻滞的治疗思路一致，以活血化瘀药物改善阻滞部位的供血，疏肝理气药物畅通心脏传导通络，以化痰和滋阴养血药物恢复阻滞部位心肌细胞的功能。具体内容参考本节“房室传导阻滞”相关内容。

第五节 快速型心律失常的中西汇通治疗

一、窦性心动过速

窦性心动过速指成人窦性心律的频率超过 100 次 / 分。窦性心动过速时，窦房结发放的冲动频率为 100 ~ 180 次 / 分，在年轻人中有可能会更高。窦性心动过速的原因是窦房结细胞 4 期复极加速，通常是由于交感神经张力增高和（或）副交感神经张力降低所致。

【病因】

（1）生理因素：运动、体力活动、情绪激动，以及吸烟、饮酒、茶、咖啡等的刺激，会导致窦性心动过速。

（2）药物因素：β 受体激动剂（异丙肾上腺素等）和 M 胆碱受体拮抗剂（如阿托品）等，会导致窦性心动过速。

（3）某些心内、外疾病：如发热、贫血、甲状腺功能亢进症、风湿热、急性心肌炎和充血性心力衰竭等，会导致窦性心动过速。

【临床表现】

生理性窦性心动过速通常无症状，病理性窦性心动过速的主要临床症状有心悸、气短、胸痛、头晕或近乎晕厥。

【诊断】

发生窦性心动过速时，心电图显示，P 波在Ⅰ、Ⅱ、aVF 导联直立，在 aVR 导联倒置，P–R 间期 0.12 ~ 0.20 秒，频率大多为 100 ~ 150 次 / 分。

窦性心动过速的诊断标准如下。

（1）P 波形态和心内电图的激动顺序与窦性心律相同。

（2）心率在静息或轻微活动的情况下多增快，出现持续性窦性心动过速（心率＞ 100 次 / 分），心动过速（和症状）是阵发性的。

（3）心悸、近乎晕厥等症状明确与该心动过速有关。

（4）24 小时 Holter 监测显示平均心率超过 95 次 / 分，白天静息心率超过 95 次 / 分，由平卧位置变为直立位置时，心率加快，增幅超过 25 ~ 30 次 / 分。

（5）采用运动负荷试验，在最初 90 秒的低负荷下，心率超过 130 次 / 分。

（6）排除继发性原因（如甲状腺功能亢进、嗜铬细胞瘤、身体调节功能减退等）。

【治疗】

1. 西医学治疗

（1）治疗病因：如治疗心力衰竭、低血容量，纠正贫血，控制甲状腺功能亢进等。

（2）祛除诱发因素：如戒除烟、酒，避免咖啡、茶或其他刺激物质。

（3）治疗病理性窦性心动过速（IST）。

（4）药物治疗：本病的药物治疗效果往往不好，可选用 β 受体阻滞剂、钙离子通道阻滞剂（如维拉帕米和地尔硫䓬）和 Ⅰc 类抗心律失常药或它们的组合。β 受体阻滞剂对大多数交感神经兴奋引起的 IST 是有益的，是目前治疗 IST 的一线药物，但对迷走神经张力减退的 IST 疗效不佳。上述药物可以中等程度地降低窦房结的发放频率，但长期应用往往效果不佳。盐酸伊伐布雷定（If 电流阻滞剂）已在一些国家上市，用于治疗一部分 IST。

（5）经导管射频消融治疗。

（6）房室结消融加植入永久性起搏器。

（7）外科经心外膜途径消融。

2. 中医学治疗

对于窦性心动过速，中医学一般根据心脏的电生理特性来进行干预治疗，利用燥心经之湿和凉血的药物来增加心电除极和复极电阻，以减缓窦房结发出冲动的频率，机制如下。

（1）用燥心经之湿的药物：燥心经之湿的药物可以减少心肌细胞内、外液，增加离子流的跨膜转运的电阻，减慢其跨膜转运的速度，减缓心电除极和复极的速度，降低心率。常用药物有黄连、黄芩、栀子、苦参等。

（2）用清心凉血的药物：寒性收引，清心凉血的药物可以收缩心肌细胞膜，进而缩小细胞膜上离子通道的直径，降低心肌细胞膜的通透性，从而减慢离子流的转运速度，延缓心肌细胞除极和复极的速度，减慢心率。常用的清心凉血药物有寒水石、淡竹叶、大青叶、牡丹皮、水牛角等。

二、房性心动过速

房性心动过速系局限于心房的，节律规整的，包含多种起源于心房而无须房室结参与维持的心动过速，节律较心房扑动（房扑）慢。规则的房性心动过速可分为局灶性或折返性两种类型。

局灶性房性心动过速：激动起源于心房内小面积的异位灶，向整个心房呈离心性扩展，在心动周期的大部分时间，心房内膜无电活动。

折返性房性心动过速：包括典型房扑和其他位于右心房和左心房的具有明显折返环的扑动。

【病因】

（1）房性心动过速可发生于心脏结构正常者，也可见于器质性心脏病患者。老年人患器质性心脏病的概率较大。

（2）在服用洋地黄类药物的患者中，低钾血症可促发房性心动过速。

（3）基础心脏疾病及心室率常影响房性心动过速的症状、体征和预后。

（4）运动或应激可能会诱发心动过速。颈动脉窦按摩或腺苷可增加房室传导阻滞，减慢心室率。

【临床表现】

房性心动过速症状的产生主要取决于房性心动过速的频率、持续的时间和有无基础心脏病等。房性心动过速患者常有心悸、头晕、胸痛、呼吸困难、乏力晕厥等。

【诊断】

1. 听诊

发作呈短暂、间歇或持续性。当房室传导比率发生变动时，听诊心律不恒定，第一心音强度变化。颈静脉见到 α 波数目超过听诊心搏次数。

2. 心电图表现

（1）心房率通常为 150 ~ 200 次 / 分。

（2）P 波形态与窦性者不同，在Ⅱ、Ⅲ、aVF 导联通常直立。

（3）常出现二度Ⅰ型或Ⅱ型房室传导阻滞，呈现 2 ∶ 1 房室传导者亦属常见，但心动过速不受影响。

（4）P 波之间的等电位线仍存在（与心房扑动时等电位线消失不同）。

（5）刺激迷走神经不能终止心动过速，仅加重房室传导阻滞。

（6）发作开始时心率逐渐加速。

【治疗】

1. 西医学治疗

（1）药物治疗，具体如下。

①β受体阻滞剂和钙离子通道阻滞剂是治疗房性心动过速的一线药物，不良反应较少。如果房性心动过速持续，应加用Ⅰa或Ⅰc或Ⅲ类抗心律失常药物。

②如果服用洋地黄类药物的患者出现房性心动过速，首先应考虑洋地黄类药物中毒，应停用洋地黄，患者有低钾时用钾剂。如果心室率不是非常快，只需停用洋地黄类药物。

③如果有基础病，应针对基础病进行治疗。

（2）经导管射频消融：经导管射频消融能有效根治房性心动过速，成功率高，复发率较低。

2. 中医学治疗

房性心动过速的治疗思路与窦性心动过速基本相同，具体参考本节“窦性心动过速”相关内容。

三、心房颤动

心房颤动（房颤）是一种室上性心律失常，特点为心房活动不协调，继而心房功能恶化。在心电图上，心房颤动表现为正常的P波被大小、形状、时限不等的快速振荡波或纤维颤动波所取代。

【发病机制】

目前认为，房颤是多种机制共同作用的结果。房颤发病机制的经典假说有多发子波折返假说、主导折返环伴颤动样传导理论、局灶激动及肺静脉波学说等，但所有单一假说均不能解释所有类型的房颤发生和维持的机制。

1. 房颤的触发因素

房颤的触发因素是多样的，包括交感和副交感神经刺激、心动过缓、房性期前收缩或心动过速、房室旁路和急性心房牵拉等。

2. 房颤发生和维持的基质

（1）心房重构：在房颤从始发到维持的过程中，心房结构和电生理特性均发生改变，这种心房对于房颤节律的病理生理性适应称为心房重构。目前认为，房颤使心房重构，而心房重构又是房颤发生、发展的电生理解剖学基础。根据房颤的病理生理特点，心房重构分为心房解剖重构和心房电重构。

①心房解剖重构：主要表现为心房肌细胞超微结构的改变、心肌间质纤维化和胶原纤维重分布，导致局部心肌电活动传导异常，使激动传导速度减慢，路径变得曲折复杂，从而促进房颤的发生和维持。

②心房电重构：指促进房颤发生和维持的任何心房电生理特性改变，主要包括心房有效不应期及动作电位时限的缩短、动作电位传导速度减慢、不应期离散度增加，由此使冲动传导的波长缩短，有利于折返的形成，使房颤得以发生和维持。电重构的基础是心房肌细胞跨膜离子流的改变。

房颤时，L 型钙离子通道的钙离子内流增多，延长动作电位时限，并提高平台期电位水平，诱发细胞内钙超载，细胞内升高的钙可导致电重构。钙离子内流的同时可导致心房肌细胞的钠通道功能下降，从而引起心房肌细胞除极速度减慢，传导速度减慢，增加心房局部的异质性。

（2）迷走神经和房颤：迷走神经可能是房颤发生与维持的重要基质。心房电重构过程可能伴随迷走神经重构，导致迷走神经兴奋性增强，引起迷走神经性房颤易感性增加。同时，由于迷走神经重构，迷走神经末梢离散性分布，神经兴奋后释放乙酰胆碱作用于心房 M 受体，通过 G 蛋白激活 G 蛋白耦联内向整流钾通道，增加钾外流，加速细胞复极化，从而缩短动作电位时限。

行房颤射频消融术后，有迷走神经反射的患者房颤复发率低，说明射频消融能改善神经重构基质。迷走神经重构可能与碎裂电位密切相关。对迷走神经丰富区或者碎裂电位区进行射频消融可以部分去迷走神经，减少心房神经重构，降低房颤复发率。

【分类】

根据房颤的临床特点，可将其分为初发房颤、阵发性房颤、持续性房颤及持久性房颤。

1. 初发房颤

初发房颤为首次发现的房颤，不论其有无症状和能否自行复律。

2. 阵发性房颤

阵发性房颤指持续时间小于 7 日的房颤，一般小于 48 小时，多为自限性。

3. 持续性房颤

持续性房颤指持续时间大于 7 日的房颤，一般不能自行复律，药物复律的成功率较低，常需电复律。

4. 持久性房颤

持久性房颤指复律失败或复律后24小时内又复发的房颤。持续时间＞1年，不适合复律或患者不愿复律的房颤也归于此类。有些文献提及的长期持续性房颤和既往定义的永久性房颤亦归类于此。

初发房颤和阵发性房颤的发作期可称为急性房颤，指发作时间小于48小时的房颤。在持续性房颤和持久性房颤的加重期，有部分患者尚可出现血流动力学不稳定的临床表现。

此外，对于一些不能获得房颤病史的患者，尤其是无症状或症状较轻者，可采用“新近发生的房颤”来命名，其对房颤持续时间不明的患者尤为适用。

【病因】

（1）多数房颤由器质性心脏病引起，包括冠心病、心脏瓣膜病、心力衰竭、心肌病、淀粉样变、年龄性心房纤维化等。

（2）心脏电生理异常、心脏自律性增强、心房压力增高、高血压、药物等引起心脏电重构。

（3）其他系统疾病也可引起房颤，如慢性支气管炎、慢性阻塞性肺疾病、睡眠呼吸暂停综合征及甲状腺功能亢进症等。

（4）自主神经病变、副交感神经兴奋性增强、交感神经兴奋性增强、神经源性病变等，可引起神经功能异常。

（5）心脏、肺部、食管手术等损伤，以及特发性、家族性房颤。

【临床表现】

1. 症状

房颤的临床表现多种多样。轻者可完全无症状。一般而言，阵发性房颤易被患者感知，而持续性或持久性房颤，心率接近正常范围，可无明显不适。

常见症状：心慌、胸闷、气短、呼吸困难、头晕、疲乏。

当窦房结功能障碍的患者复律时，主动脉狭窄或肥厚型心肌病心率过快时，以及存在房室旁路时，易产生黑矇或晕厥。快速房颤伴显性预激可以导致心源性猝死。

若患者有基础心脏病，则合并基础心脏病表现，如胸痛或心力衰竭的症状等。阵发性房颤患者，上述症状均可表现为突发突止。房颤若发生血栓栓塞，可出现栓塞的相应症状。

2. 体征

房颤患者在听诊时可发现心律绝对不齐、心音强弱不等，并且有脉搏短绌（脉率少于心率）的情况。房颤发作时，心室率可以快至 100 ~ 200 次 / 分，也可能因房室传导阻滞或隐匿性传导而出现心率缓慢或长 R–R 间歇。有些患者可表现为慢 – 快综合征，即在阵发性房颤之间表现为窦性心动过缓、窦房传导阻滞，甚至可见窦性停搏。

【诊断】

房颤的诊断主要依靠心电图。

（1）房颤时，P 波消失，代之以快速而不规则的心房波，称为房颤波或者 f 波，频率为 350 ~ 700 次 / 分，在Ⅱ、Ⅲ、aVF 和 V_1 导联比较清楚。

房颤波的大小与房颤类型、持续时间、病因、左心房大小和纤维化程度等有关。左心房扩大不明显的阵发性房颤，房颤波较为粗大（称为粗颤）；左心房明显扩大的慢性房颤，房颤波较为细小（称为细颤）。有时心房电活动较小，细颤波几乎成水平线，此时要靠 R–R 间期来判断房颤。部分房颤可与房扑相互转换，称为不纯性房颤。

（2）房颤时，R–R 间期绝对不规则，QRS 波形态多正常，也可发生室内差异性传导，致 QRS 波宽大畸形，易出现在长 R–R 间期之后，即长短周期现象。

（3）房颤时，若 R–R 间期规则，且为窄 QRS 波，应考虑并存三度房室传导阻滞（心室率＜ 60 次 / 分），或非阵发性房室交界区心动过速，如使用了洋地黄类药物，应考虑洋地黄中毒。

（4）房颤时，若合并宽 QRS 波，且节律整齐，频率较快（＞ 100 次 / 分），应考虑合并室性心动过速。

（5）房颤时，若合并宽 QRS 波，R–R 间期仍然绝对不规则，应考虑合并左右束支阻滞或房室旁路前向传导。

如普通 12 导联心电图未能捕捉到房颤，可以通过动态心电图、电话或远程心电图监测等方式进行诊断。经胸超声心动图可以发现房颤患者的基础心脏病及心房的大小。经食管超声心动图可以评估心房，尤其是左心室附壁血栓。对于房颤患者的临床评估，应该明确房颤的发作方式、类型、频率、原发疾病、基础心脏病变、对心功能的影响、并发症等。

【治疗】

1. 西医学治疗

房颤的药物治疗目标包括针对基础心血管疾病的上游治疗，预防血栓栓塞；针对房颤基质的下游治疗，预防房颤复发；心律控制；心室率控制。针对不同类型的房颤患者，药物治疗策略应充分体现个体化，要结合以下几个方面：①房颤的类型和持续时间；②症状的有无和严重程度；③并存的心血管疾病及卒中危险因素；④年龄；⑤合并用药情况。

（1）针对基础心血管疾病的上游治疗和针对房颤基质的下游治疗。对于可能引起房颤的疾病进行干预，减少新发房颤，被称为房颤的一级预防或上游治疗。对已经发生房颤的患者，通过应用非抗心律失常药物改变房颤的发生和维持机制，减少房颤的发生或并发症，是房颤的二级预防或下游治疗。两种治疗策略扩展了房颤的传统治疗视野。已有的临床研究证实，血管紧张素转换酶抑制剂（ACEI）或血管紧张素受体阻滞剂（ARB）单用或联合抗心律失常药物有助于减少新发生房颤风险，或预防房颤复发，减少相关并发症。对于高血压患者，理想的血压控制，尤其是应用 ACEI 或 ARB 满意地控制血压，可减少新发生房颤或预防房颤复发。

（2）心律控制。房颤转复为窦性心律后，不仅能消除症状，改善血流动力学，减少血栓栓塞，还能消除或逆转心房重构。对于年轻患者，特别是阵发性孤立性房颤，最初的治疗目标应为心律控制。但多数情况下，需要心律和心室率同时控制。复律药物包括Ⅰa类、Ⅰc类和Ⅲ类抗心律失常药，但这些药物的不良反应偶可导致严重室性心律失常，复律时需要心电监护。合并心脏明显增大、心力衰竭及电解质紊乱的患者，应特别警惕这类并发症的发生。

1）复律药物：临床常用于转复房颤的药物有胺碘酮、普罗帕酮、多非利特和伊布利特等。其中，普罗帕酮及伊布利特为Ⅰ类推荐药物，胺碘酮为Ⅱa类推荐药物。

①胺碘酮：对有器质性心脏病者（包括左心室功能障碍），应首选胺碘酮。口服起始剂量为每日 0.6 ~ 0.8g，分次口服，总量至 6 ~ 10g 后，改为维持剂量，每日 200 ~ 400mg；静脉注射的常用剂量为 3 ~ 7mg/kg，缓慢注射，每日 0.6 ~ 1.2g。

注意：胺碘酮负荷量的大小与患者的体重关系密切，体重越重，所需负荷量越大。胺碘酮的可能不良反应包括心动过缓、低血压、视觉异常、甲状腺功能异常、肝功能损害、肺毒性、静脉炎等。

②普罗帕酮：口服剂量每日 450 ~ 600mg，每日 3 次；静脉注射的常用剂量为 1.5 ~ 2mg/kg，缓慢注射。

普罗帕酮的不良反应包括快速的房扑、室性心动过速、室内传导阻滞、低血压、复律后心动过缓。对于房颤合并器质性心脏病者，应当慎用或不用普罗帕酮；对于心力衰竭或严重阻塞性肺病患者，应当避免使用普罗帕酮。

③多非利特：口服用于转复房颤和心房扑动，对心房扑动的转复效果似乎优于房颤。通常在服药后数天或数周后显效，常用剂量为每次 0.125 ~ 0.5mg，每日 2 次。当肌酐清除率＜ 20mL/min 时，禁用多非利特。

④伊布利特：常用剂量为 1mg，10 分钟后可重复使用 1 次，静脉注射后 1 小时起效。伊布利特转复心房扑动的效果优于房颤，对近期发生的房颤疗效较好。4% 左右的患者服药后可发生尖端扭转型室性心动过速，易发生于女性患者。因此，该药应在院内监护条件下使用，心电监护的时间不应少于 5 小时。左心室射血分数很低的心力衰竭患者容易发生严重室性心律失常，应避免使用伊布利特。

由于不良反应较为严重，目前已很少使用奎尼丁和普鲁卡因胺转复房颤。丙吡胺和索他洛尔转复房颤的疗效尚不确定。静脉使用短效类 β 受体阻滞剂对新发房颤的转复有一定疗效，但作用较弱。

2）复律后维持窦性心律的药物：房颤恢复为窦性心律后，多数患者仍需要服用抗心律失常药物来预防房颤的复发。长期应用抗心律失常药物时，所选药物的安全性至关重要，对于合并基础心脏疾病的房颤患者，不少抗心律失常药物可导致心功能恶化或有严重的致心律失常作用，应谨慎应用。

临床常用于维持窦性心律的药物有胺碘酮、β 受体阻滞剂、多非利特、普罗帕酮、索他洛尔及决奈达隆。

①胺碘酮：胺碘酮维持窦性心律的疗效优于Ⅰ类抗心律失常药和索他洛尔。常用剂量为每次 200mg，每日 1 次，口服。长期应用时，部分患者每次口服 200mg，隔天 1 次，也能维持窦性心律。

由于胺碘酮心脏外的不良反应发生率较高，临床将其列为二线用药。对伴有器质性心脏病患者，胺碘酮仍为首选药物。

② β 受体阻滞剂：维持窦性心律的作用低于Ⅰ类或Ⅲ类抗心律失常药，但长期应用不良反应少。初次应用宜从小剂量开始，靶目标为清晨静息状态下心率不低于 55 次 / 分。

多非利特：在复律后，多非利特可减少房颤复发。用药后尖端扭转型室性心动过速的发生率约为 0.8%，大多发生在用药后的前 3 天。因此，应该院内即开始用药，并根据肾功能和 Q-T 间期延长的情况调整剂量。常用剂量为每次 0.25 ~ 0.5mg，每日 2 次，口服。

普罗帕酮：预防房颤复发的有效性不如胺碘酮。与其他Ⅰc 类药物一样，普罗帕酮存在促心律失常作用的风险，故不应用于缺血性心脏病、心功能不全和明显左心室肥厚的患者。常用剂量为每日 450 ~ 600mg，每日 3 次，口服。

索他洛尔：虽然其转复房颤的疗效差，但预防房颤复发的作用与普罗帕酮相当。合并哮喘、心力衰竭、肾功能不全或 Q–T 间期延长的患者，应避免使用索他洛尔。尖端扭转型室性心动过速的发生率为 4%，且与用药剂量相关，用药期间应监测心电图变化。常用剂量为每次 80 ~ 160mg，每日 2 次，口服。

决奈达隆：为Ⅲ类抗心律失常药，与胺碘酮作用相似，但不含碘，故心外不良反应较少。临床试验结果显示，决奈达隆能降低房颤患者的心血管疾病住院率和心律失常死亡率，但其维持窦性心律的有效性不如胺碘酮。常用剂量为每次 400mg，每日 2 次。该药禁用于严重心力衰竭和二度或以上房室传导阻滞患者。

（3）心室率控制。快而不规则的心室率是引起房颤患者心悸不适症状的主要原因，心室率控制较为安全，患者依从性较好。对症状明显的老年患者，有持续性房颤伴高血压或心脏病者，以控制心室率为最初的治疗目标较为合理。一般认为，对大多数房颤患者，静息时，心室率应控制在 60 ~ 80 次 / 分，中度活动时，心室率应控制在 90 ~ 115 次 / 分。

控制心室率的药物主要作用于房室结，延长房室结不应期。对血流动力学稳定的患者，可口服给药控制心室率。需要尽快控制心室率时，可静脉给药。一般首选 β 受体阻滞剂或非二氢吡啶类钙离子通道阻滞剂，一种药物控制效果不好时，可联合用药。当房颤合并预激综合征时，静脉应用 β 受体阻滞剂、洋地黄、钙离子通道阻滞剂，会减慢房室结的传导而加快房室旁路的前传，故应为禁忌，可应用胺碘酮。对合并心力衰竭但无房室旁路的房颤患者，紧急时可静脉应用洋地黄或胺碘酮控制心室率，平时可口服 β 受体阻滞剂和洋地黄控制心室率。近年来的研究提示，对于心力衰竭伴房颤患者，长期应用 β 受体阻滞剂控制心室率可改善患者的预后，而单纯应用洋地黄制剂，则没有改善心力衰竭伴房颤患者预后的作用。

1）β 受体阻滞剂：静脉用美托洛尔或艾司洛尔等 β 受体阻滞剂可快速控制房颤心室率，对交感神经活性高者效果更好。

①美托洛尔：口服维持剂量为每次 12.5 ~ 100mg，每日 2 次；静脉注射剂量为 2.5 ~ 5mg（5 分钟内注射完毕），可每隔 5 分钟注射 1 次，重复 3 次。

②比索洛尔：口服维持剂量为每次 1.25 ~ 10mg，每日 1 次。

③艾司洛尔：500μg/kg，静脉注射1分钟以上，5分钟起效，维持剂量为60～200μg/kg/min。

主要不良反应有血压降低、头晕、头痛、乏力等。这类药物禁用于低血压、二度或以上房室传导阻滞、病态窦房结综合征、重度或急性心力衰竭、严重的外周血管病等。

2）非二氢吡啶类钙离子通道阻滞剂：非二氢吡啶类钙离子通道阻滞剂有负性肌力作用，有收缩功能障碍的心力衰竭患者慎用，适用于有支气管痉挛或慢性阻塞性肺疾病的患者。静脉注射维拉帕米和地尔硫䓬均能有效控制心室率，药物作用时间短，需要持续静脉滴注。

①地尔硫䓬：常用口服剂量为每次30～60mg，每日3次；静脉注射剂量为10mg，缓慢推注，15分钟后可重复应用。

②维拉帕米：口服剂量为每次40～80mg，每日3～4次；静脉注射剂量为5～10mg，缓慢推注5分钟，如无效可15分钟后重复给药1～2次。

主要不良反应为血压下降和加重心力衰竭，其他还包括恶心、便秘等。这类药物禁用于低血压、二度或以上房室传导阻滞和病态窦房结综合征等。

3）地高辛：主要作用是降低交感神经兴奋性，可有效降低静息时心率。地高辛不是房颤伴快速心室率治疗的一线用药，即使对心力衰竭伴房颤患者，也应首先考虑应用β受体阻滞剂，再根据病情需要加用地高辛。

①地高辛：口服剂量为每次0.125～0.25mg，每日1次，从小剂量开始。

②毛花苷C：静脉注射剂量为0.4～0.8mg，缓慢推注。

4）胺碘酮：其他药物控制房颤患者心室率无效时，可以应用胺碘酮，根据病情需要可静脉或口服给药。因长期应用胺碘酮不良反应大，故该药只作为控制心室率的二线用药。

2. 中医学治疗

西医学认为，房颤的发生是心肌细胞发生解剖重构和电重构，以及迷走神经功能异常所致。对此，中医学的治疗思路：一是修补心房解剖重构的心肌细胞；二是抑制心房肌细胞跨膜的离子流，延长心房有效不应期和动作电位的时限，减缓心房肌细胞的除极与复极的速度，降低心率；三是疏通心房自主神经系统，降低迷走神经的兴奋性，抑制乙酰胆碱释放，减少钾外流，减慢心肌细胞复极化速度，恢复动作电位的正常时限。

（1）心房解剖重构的中医学治疗：当房颤是由器质性心脏病（如冠心病、心肌病、心脏瓣膜病、心肌细胞淀粉样变性、老年性心房细胞纤维化等）引起时，心房肌细胞超微结构的改变是心肌间质纤维化、胶原纤维重分布，导致局部心肌电活动传导异常。此时的中医学治疗思路如下。

①以活血化瘀类中药来改善发生解剖重构的心肌细胞的供血，以期恢复其正常的传导功能。如果发生解剖重构的心肌细胞供血良好，则对其恢复正常的电生理功能有极大的帮助。常用的活血化瘀药物有丹参、川芎、桃仁、红花等。

②以化痰药和养血药来抑制心肌细胞的纤维化。发生解剖重构的心肌细胞，其超微结构的改变是心肌间质纤维化、胶原纤维重分布。化痰药可以溶解胶原纤维，养血药有助于抑制心肌细胞的纤维化。化痰药常用胆南星、半夏、瓜蒌、络石藤等；养血药常用当归、白芍、鸡血藤等。

（2）心房电重构的中医学治疗：电重构的基础是心房肌细胞跨膜离子流改变，导致心房除极加速。笔者在前面论述过心电除极与复极的速度与心肌细胞内外液和心肌细胞膜的通透性有关。因此，心房电重构的中医学治疗思路如下。

①运用燥心经之湿的药物来减少心肌细胞的内、外液，以减缓心房的除极与复极的速度。常用药物有黄连、黄芩、栀子、苦参等。

②用清心凉血的中药使心房细胞膜收缩，降低其的通透性，减缓心房除极与复极的速度。常用药物有赤芍、牡丹皮、寒水石等。

（3）迷走神经功能异常导致房颤发生和维持的中医学治疗：中医学认为，疏肝理气的药物具有调畅气机、疏通经络的作用，可调节因迷走神经张力高而引起的兴奋，以减少迷走神经末梢乙酰胆碱的释放，控制钾离子外流，延缓心房细胞复极化，故疏肝理气药有助于房颤的治疗。常用的疏肝理气药物有柴胡、香附、郁金、香橼、佛手、川楝子等。

四、房室结折返性心动过速

对于正常心脏，房室结是心房和心室之间的唯一电学通路。房室结折返性心动过速是患者存在房室结双径路或多径路。一条是快径路（β 径路），一条是慢径路（α 径路）。快径路有较快的传导速度和较长的不应期，而慢径路传导速度较慢，不应期短。当一个期前刺激落在快径路的不应期内被阻断时，激动则通过慢径路传导，并从快径路的远端结合点以逆传方式返回激动起源的心腔。

【分类】

根据心动过速时旁路传导方向的不同，可将房室结折返性心动过速分为两类。

1. 顺向型房室结折返性心动过速

经房室结前向传导，经旁路逆向传导，构成心动过速，最为常见。

2. 逆向型房室结折返性心动过速

经旁路前向传导，经房室结或另一条旁路逆向传导，构成心动过速。

【临床表现及预后】

房室结折返性心动过速的主要症状是心悸或心跳加快，伴有胸闷、乏力、多尿、呼吸困难、眩晕等，偶可出现晕厥。症状轻重程度主要与发作时心室率、持续时间及基础心脏状态等有关。

典型的心悸多表现为规则的心动过速，并且呈突发突止。做刺激迷走神经的动作如屏气等，可终止发作。

除非伴有器质性心脏病，房室结折返性心动过速的预后良好。

【诊断】

房室结折返性心动过速的诊断主要依靠体表心电图。

（1）窦性心律时，心电图多为正常，很少显示房室结双径路现象（即出现 P-R 间期正常或明显延长两种情况）。

（2）房室结折返性心动过速多为节律规则的 QRS 波心动过速，频率通常在 140 ~ 240 次 / 分，但也有频率慢至 100 ~ 120 次 / 分的病例。

（3）慢快型（占所有房室结折返性心动过速病例的 90% 左右）和部分慢型房室结折返性心动过速，逆行 P 波与 QRS 波非常接近，P 波通常隐没在 QRS 波中，但也有在 QRS 波略前或略后，部分病例 V_1 导联出现假性 R' 波，或Ⅱ、Ⅲ、aVF 导联出现假性 S 波，如能与患者窦性心律心电图相对比，通常可以更明确上述特征。

（4）快慢型房室结折返性心动过速，R-P' 间期大于 P'-R 间期，P' 波在Ⅱ、Ⅲ、aVF 导联呈倒置状，V_1、V_2 和 aVL 导联直立。

（5）心动过速常由室上性期前收缩或室性期前收缩等诱发及终止；室上性期前收缩诱发时，诱发心搏的 P-R 间期突然延长。ST-T 段可有显著改变，但通常无特异性。

（6）房室结折返性心动过速时可以出现功能性束支阻滞，表现为宽 QRS 波心动过速（右束支阻滞图形或左束支阻滞图形），但由于束支和心室不是折返环的必需部分，故束支传导阻滞并不影响心动过速的频率。

【治疗】

1. 西医学治疗

（1）药物治疗

①腺苷或三磷酸腺苷（ATP）。用量：成人腺苷 6mg（或者三磷酸腺苷 10 ~ 20mg），静脉快速推注（1 ~ 2 秒）。优点：起效快，代谢快。终止心动过速的疗效为 80% ~ 90%以上。注意：支气管哮喘者禁用。

②普罗帕酮。用量：1 ~ 1.5mg/kg，静脉慢推 10 分钟，10 ~ 20 分钟后可重复给药。注意：器质性心脏病、心功能不全者慎用。

③维拉帕米。用量：5mg，稀释后 5 ~ 10 分钟缓慢注射。如无效，5 ~ 10 分钟后可再次给药。注意：器质性心脏病、心功能不全者慎用。

④地尔硫䓬。用量：10 ~ 15mg（0.25 ~ 0.35mg/kg），静脉注射。如无效，10 ~ 20 分钟后可再次给药。注意：器质性心脏病、心功能不全者慎用。

（2）直流电复律：如果患者出现心功能失代偿的症状和体征，或合并血流动力学不稳定时，应该早期考虑同步直流电复律。房室结折返性心动过速成功转复的能量多为 10 ~ 100J，少数例外。

（3）经导管射频消融治疗：长期用药会产生一系列问题，如药物不良反应、患者顺应性差及使用一段时期后疗效欠佳。经导管射频消融治疗具有成功率高、并发症发生率低、复发率低、安全性好等优点，目前已经成为房室结折返性心动过速的一线治疗方案，已在临床上广为应用。

2. 中医学治疗

因房室结折返性心动过速的病因为患者存在房室结双径路或多径路。快径路与慢径路中存在不同的不应期组织，快径路中的不应期组织多，而慢径路组织中的不应期组织少，当一个期前刺激落在快径路的不应期内被阻断时，激动就通过慢路径传导，因此发生折返传导的现象。因此，中医学治疗房室结折返性心动过速的关键是消除房室结传导路径中的不应期组织，使发生折返传导的因素消失。如果无论是快径路还是慢径路中，均不存在不应期组织，即消除了发生折返的因素，则冲动传导就不会产生折返传导现象；或消除折返传导的径路，也不会产生折返传导的现象。

房室结中的不应期组织多为纤维组织、脂质或淀粉样物质浸润所致。因此，中医学可以利用中药的优势来消除纤维组织、脂质或淀粉样物质等致病因素。

前面我们已经论述过脂质浸润属于中医学“痰浊”的范畴，故应以化痰的方法来消除脂质的浸润。纤维组织、淀粉样物质属于中医学“郁结”的范畴，滋阴养血的药物可以有效抑制纤维组织的生成；软坚散结的药物可以促进纤维组织的吸收，故应以滋阴养血或软坚散结的方法来治疗。另外，可以利用活血通络和疏肝理气方法来畅通心电冲动传导通路。综上所述，房室结折返性心动过速的中医学治疗思路如下。

（1）消除房室结传导路径中的不应期组织，具体如下。

①用化痰药物消除房室结传导路径的脂质浸润。化痰药可以选择胆南星、半夏、瓜蒌等。

②用滋阴养血和软坚散结的药物消除房室结传导路径中的纤维组织或淀粉样物质。滋阴药常用滋养心肌的药物，如五味子、麦冬、生地黄等；养血药常用当归、白芍、鸡血藤等；散结药可以选择夏枯草、生牡蛎等。

（2）畅通心脏传导通路，具体如下。

①用活血通络的药物改善房室结的供血。活血通络药可以选择皂角刺、丹参、桃仁、红花、川芎、王不留行、络石藤等。

②用疏肝理气的药物畅通心脏传导通路。疏肝理气药可以选择柴胡、香附、郁金、川楝子、香橼、佛手等。

五、房室交界区心律和房室交界区心动过速

【概念】

1. 房室交界区

房室交界区指心房和心室之间的特殊（或者称房室）传导系统，包括心房进入房室结的纤维，房室结本身及希氏束的主要部分。交界区细胞具有自律性，是窦房结以下的次级起搏点，通常其本身的节律只有 40 ~ 55 次 / 分。

2. 交界区心律与交界区心动过速

临床上将慢于 70 次 / 分的交界区自律心律称为交界区心律；而将≥ 70 次 / 分的交界区自律心律称为交界区心动过速。交界区心动过速时的心率多为 70 ~ 130 次 / 分，常见 100 次 / 分左右；部分交界区异位性心动过速或局灶性交界区心动过速的心室率可达 140 ~ 370 次 / 分，多在 200 次 / 分左右。

3. 非阵发性房室交界区心动过速

非阵发性房室交界区心动过速又称加速性交界区心动过速。其特征为心率

一般为 70 ~ 130 次 / 分，心律匀齐，往往与窦性心律交替出现。非阵发性房室交界区心动过速因上述特征而不易被临床上的听诊识别，故多依靠心电图检查或心电监测才能发现。非阵发性房室交界区心动过速多见于洋地黄制剂用量过大、风湿热、急性心肌梗死、心脏外科手术后等，偶尔也可发生于无明显器质性心脏病的患者中。

【分类】

和其他异位心律一样，交界区心律可以分为被动性及主动性两种。

1. 被动性交界区心律

被动性交界区心律又称为被动性交界区搏动，属于生理现象。它们的发生是由于窦性激动较长时间不能进入交界区，因此，房室交界区内某一个部位便“被迫”发出一个交界区搏动，或在相似情况下连续发出一系列（3 次以上）交界区搏动，称为被动性交界区心律。被动性交界区心律通常慢于 70 次 / 分。

2. 主动性交界区心律

主动性交界区心律的发生机制是由于某种原因导致房室交界区内某个节奏点的自律性增高，超过了窦房结的自律性。它下传心室引起心室搏动，也可能逆传入心房，引起逆行 P 波。若这种情况仅偶然出现，而基本上仍是窦性心律，便称为交界区期前收缩（或称为交界区过早搏动）。但是交界区的节奏点若持续地比窦房结快，便在较长时间内取代窦房结而呈主动性交界区心律。主动性交界区心律通常超过 70 次 / 分，故又称为交界区心动过速。

【病因及发病机制】

被动性交界区心律通常都是生理现象，具有保护作用。在窦性停搏、窦性心律不齐、窦房传导阻滞、不完全性房室传导阻滞及期前收缩后的补偿性间歇、快速心律失常终止等，使心室搏动发生过长的间歇时，房室交界区作为次级起搏点，使心室搏动，以保证心室不致过迟激动收缩。

主动性交界区心律在临床上并不少见，多发生于急性心肌梗死、心肌缺血后再灌注、药物影响（例如洋地黄制剂过量）、代谢性改变、电解质紊乱、心肌炎（特别是急性风湿性心肌炎）、缺氧、心脏手术等情况下。有限的研究结果表明，交界区心动过速时，冲动的形成部位在希氏束部位以上，其机制可能为自律性增加，但并不能排除晚期后除极引起的触发活动作为其机制。

交界区异位性心动过速或局灶性交界区心动过速可见于婴儿、儿童和老年正常人，但发生率极低；在复杂先天性心脏病外科矫正术后较为常见。其机制可能为局部异常自律性或触发活动

【临床表现】

1. 被动性交界区心律

被动性交界区心律可以无症状，主要症状包括心悸、乏力、头晕、呼吸困难、黑朦、晕厥等。症状的轻重程度主要与交界区逸搏频率、持续时间及基础心脏状态等有关。

2. 主动性交界区心律

（1）交界区心动过速：房室交界区有短暂的、反复发生的、自主性增强的快速心率。心电图特点：①频率多为 70 ~ 130 次 / 分。②心房和心室可以均有交界区节奏点控制，也可以和窦性心律交替出现。③可有“逆行”P 波，多在 QRS 波前，P–R 间期≤ 0.12 秒；心室和心房也可以分别由交界区节奏点和窦房结控制。如果交界区激动控制心室，而心房多数仍由窦房结控制，二者频率相近似，通常称为非阵发性交界区心动过速。

（2）交界区异位性心动过速或局灶性交界性心动过速：①窄 QRS 波心动过速伴房室分离；②心室率为 140 ~ 370 次 / 分，多数为 200 次 / 分左右，少数患者心室率为 110 ~ 140 次 / 分。③房室分离几乎见于所有患者，但在 80% 的患者中，可见短暂性房室传导。

主动性交界区心律的临床表现和预后主要与心动过速时的心室率、是否存在房室传导阻滞、心动过速持续时间、是否存在基础心脏病及病情轻重程度等相关，心动过速无休止发作可以导致心动过速性心肌病和心力衰竭。

【诊断】

临床诊断主要依靠心电图。

1. 被动性交界区心律

①心率缓慢匀齐，多为 40 ~ 55 次 / 分，不超过 70 次 / 分。

② QRS 波群前后无 P 波，或有逆行 P 波。

③即使有窦性 P 波，P–R 间期＜ 0.10 秒，或等于零，或为负数。

2. 主动性交界区心律

（1）交界区心动过速

①频率多为 70 ~ 130 次 / 分。

②心房和心室均由交界区节奏点控制，也可以和窦性心律交替出现。

③可有“逆行”P 波，多在 QRS 波前，P–R 间期≤ 0.12 秒；心室和心房也可以分别由交界区节奏点和窦房结控制。如果交界区激动控制心室，而心房多数仍由窦房结控制，两者频率相近似，通常称为非阵发性交界区心动过速。

（2）交界区异位性心动过速或局灶性交界区心动过速

①窄 QRS 波心动过速伴房室分离。

②心室率为 140 ～ 370 次 / 分，多为 200 次 / 分左右，少数病例心室率为 110 ～ 140 次 / 分。

③房室分离几乎可见于所有患者，但在 80% 的患者中，可见短暂性室房传导。

【治疗】

1. 西医学治疗

治疗和纠正病因和诱因，如洋地黄过量或中毒，应及时停用洋地黄制剂，并纠正低血钾等电解质紊乱，治疗心肌缺血或缺氧，植入心脏永久性起搏器治疗病态窦房结综合征、房室传导阻滞等。

（1）药物治疗：对于交界区逸搏心律或不影响血流动力学的非阵发性交界区心动过速，通常不需治疗。非阵发性交界区心动过速持续发作，可以使用 β 受体阻滞剂或钙离子通道阻滞剂。β 受体阻滞剂对局灶性交界区心动过速有一定的效果，静脉应用胺碘酮对减慢或终止部分局灶性交界区心动过速有效。

（2）经导管射频消融治疗：经导管射频消融治疗主要用于局灶性交界区心动过速反复或无休止发作导致的明显症状，或心动过速性心肌病，以及药物治疗无效的患者。多数患者可以消融成功，但消融房室结附近的局灶起源点有导致房室传导阻滞的风险，也有一定的复发率。对于药物治疗无效，伴有明显心动过速心肌病或心力衰竭，且经导管射频消融失败的患者，消融房室结，植入心脏永久性起搏器也是一个可供选择的治疗方法。

2. 中医学治疗

如果交界区心动过速是由心肌梗死、心肌缺血后再灌注、心肌炎等疾病引起的，应积极针对原发病进行治疗。因交界区心动过速发生的机制可能为交界区自律性细胞的自律性增加或晚期后除极引起的触发活动，故中医学可以通过增加心电除极与复极过程中的电阻，来治疗交界区心动过速，降低交界区自律性心肌细胞的自律性。

前面笔者已经论述过燥心经之湿的药物可以增加心电除极与复极过程中的电阻，使心率降低；清心凉血的药物可以使心肌细胞膜收缩，减小心肌细胞膜上各种离子通道的直径，增加心电除极与复极的电阻，也可以降低心率。因此，中医学治疗交界区心动过速的处方配伍原则如下。

（1）针对原发病治疗：如果是因心肌缺血或心肌炎引起的应积极针对原发

病治疗，具体治疗方法参考有关章节；如果是药物引起的，应停用有关药物；如果是代谢性改变、电解质紊乱引起的，应针对病因进行治疗。

（2）用燥心经之湿的药物降低心率：燥心经之湿的药物可以减少心肌细胞内、外液，从而增加离子流的跨膜转运的电阻，降低离子流的跨膜转运的速度，减缓房室交界区心电复极与除极的速度以降低心率。常用药物有黄连、黄芩、栀子、苦参等。

（3）用清心凉血的药物降低心率：清心凉血的药物可以使心肌细胞膜收缩，进而缩小心肌细胞膜上离子通道的直径，降低心肌细胞膜的通透性，从而减慢离子流的跨膜转运速度，延缓房室交界区心肌细胞除极和复极的速度，减慢心率。常用的清心凉血药物可以选择寒水石、淡竹叶、大青叶、牡丹皮、水牛角等。

六、预激综合征

【概念】

预激综合征是由于患者存在一条或多条房室旁路，导致心室提前激动，从而造成窦性心律下 P–R 间期缩短及出现预激图形（具有 δ 波），称为心室预激，当患者出现与此相关的心动过速时，即为预激综合征。

旁路指在正常的房室结 – 希氏束 – 浦肯野传导系统之外，连接心房或房室结与心室的异常肌束。绝大多数旁路跨越房室瓣环，因此称为房室旁路。

【分类】

1. 预激综合征的分类

根据心电图 δ 波的不同方向，可将预激综合征分为 A、B 两型。

（1）A 型：δ 波在 V_1 ～ V_6 导联均直立。A 型预激者旁路一般位于左侧。

（2）B 型：δ 波在 V_1 ～ V_3 导联为负向或正向，QRS 波群以负向为主，V_4 ～ V_6 导联直立。B 型预激者旁路一般位于右侧。

2. 房室旁路的分类

（1）根据旁路传导功能进行分类

①显性旁路：旁路具有前向传导功能，由于旁路传导速度快于房室结，故窦性冲动经房室旁路下传与经房室结下传的时间不同，旁路插入点附近的心室组织被提前激动，心电图即表现为不同程度的心室预激图形。

②隐匿性旁路：指冲动不能前传，仅具逆传功能。

（2）根据旁路所在部位进行分类

①游离壁旁路：旁路位于房室环的前壁、侧壁或者后壁时，称为游离壁旁路。

②间隔旁路：旁路位于房室环间隔侧时则称为间隔旁路。

【病因及发病机制】

人类在胚胎时期，心房与心室的肌肉是相连续的，随着心脏发育，心内膜垫和房室沟组织逐渐形成中心纤维体及房室环，仅保留房室结及希氏束，保证心房、心室间电信号的传导，当房室间的心肌未能完全退化时，构成了除房室结外异常的电学通道，即为房室旁路。

【诊断】

窦性心律心电图表现为不同程度的预激波，取决于经房室结、希氏束与经房室旁路两条途径激动心室的比例。窦性心律心电图可以正常，见于隐匿性房室旁路或当房室结传导领先于经旁路前传激动心室时。

典型的预激综合征心电图需要满足下列3个条件。

① P-R 间期＜ 120 毫秒。

② QRS 波群增宽，持续时间＞ 120 毫秒，部分导联 QRS 波起始部变形，可见δ波，而终末部分波形正常。

③继发 ST-T 段改变，通常与δ波及 QRS 波的主要向量方向相反。

【治疗】

1. 西医学治疗

（1）药物治疗：对于预激综合征患者，禁用缩短旁路不应期的药物，因其在发生房颤时可导致更为快速的心室率，从而诱发室颤。

对于预激综合征患者，Ⅰ类或Ⅲ类抗心律失常药可单独或与抑制房室结传导的药物合用。

①伊布利特：可有效阻断旁路前传，并可能终止房发作。用量为 1mg（≥ 60kg），静脉慢推 10 分钟。若给药结束 10 分钟后未转复，可再予相同剂量，仍慢推 10 分钟。心律失常转复后即停止给药，若给药期间出现明显 Q-T 间期延长或者非持续性或持续性室性心动过速也应立即停止给药。

②普罗帕酮：用量为 1 ~ 1.5mg/kg，静脉慢推 10 分钟，10 ~ 20 分钟后可重复给药。器质性心脏病、心功能不全者慎用。

此时禁用维拉帕米、地尔硫䓬、洋地黄类、β受体阻滞剂。这些药物可抑制房室结传导，从而使经旁路下传比例增加，导致血流动力学恶化。

（2）经导管射频消融治疗：目前经导管射频消融治疗的有效率＞97%，对于左侧旁路成功率，可达 99%，而且并发症发生率极低。远期随访结果表明，与药物治疗相比，射频消融治疗可提高生活质量，有更好的成本收益比。

2. 中医学治疗

预激综合征是心脏结构存在一条或多条房室旁路导致的。这属于解剖上的改变，中药无法改变其解剖，故中医学在治疗此病时无特殊治疗方法。如患者有心动过速或房颤，可参考有关章节进行治疗。

七、室性心动过速

室性心动过速起源于希氏束以下水平的左右心室或心脏的特殊传导系统，是持续 3 个或 3 个以上的快速型心律失常。如果是在心脏电生理检查中程序刺激所诱发的室性心动过速，则必须持续 6 个或 6 个以上连续的心室搏动。

室性心动过速多见于器质性心脏病患者，且常伴有血流动力学异常，并可能转变为室颤，引起心脏骤停，是临床常见的心血管急症之一。

【分类】

1. 按室性心动过速发作时的临床表现进行分类

（1）血流动力学稳定：无症状或轻微症状，如心悸、感觉到心跳过重、心率过快、漏跳或停顿等。

（2）血流动力学不稳定：出现先兆晕厥（如黑矇、头晕、无力等）、晕厥（一过性神志丧失，可自行恢复）、心脏性猝死（未预料症状出现后 1 小时内死亡）或心脏骤停（症状出现后 1 小时内出现心脏性猝死，通常为心律失常所致，经电复律等治疗终止）。

2. 根据心电图进行分类

（1）非持续性室性心动过速：起源于心室的心律失常发作≥ 3 跳，心室率＞ 100 次 / 分，持续＜ 30 秒。

非持续性室性心动过速含以下两种情况：

①非持续性单形性室性心动过速。

②非持续性多形性室性心动过速（循环周期 180 ～ 600 毫秒）。

（2）持续性室性心动过速：室性心动过速发作时间＞ 30 秒，心室率＞ 100 次 / 分；或室性心动过速发作时间＜ 30 秒，但伴明显血流动力学障碍，需要终止。

持续性室性心动过速含以下两种情况：

①持续性单形性室性心动过速。

②持续性多形性室性心动过速（循环周期 180 ~ 600 毫秒）。

（3）束支折返性室性心动过速：室性心动过速折返环涉及希浦系统，常为 LBBB 图形，通常发生在心肌病患者中。

（4）双向性室性心动过速：室性心动过速发作时相邻每 1 跳之间均伴额面电轴的改变，通常与洋地黄类药物毒性相关。

（5）尖端扭转型室性心动过速：此型为伴 Q-T 间期延长的多形性室性心动过速，QRS 波的顶峰沿等电位线翻转。

（6）室扑：室性心律失常时，心室率为 300 次 / 分左右，循环周期变化≤ 30 毫秒，形态单一，在 QRS 波之间无等电位线。

（7）室颤：通常快速心室率超过 300 次 / 分（循环周期通常≤ 180 毫秒），QRS 波周长、形态和振幅均显著变化的不规则室性心律失常。

3. 根据病因进行分类

（1）特发性室性心动过速，或心脏结构正常的室性心动过速：这种情况占所有室性心动过速的 10% ~ 20%，多发生于青少年患者，常规检查无心脏结构和功能异常证据。室性心动过速可起源于右心室和左心室任何部位，但多起源于左右心室流出道及左心室流入道间隔部。

（2）器质性室性心动过速：器质性室性心动过速为器质性或结构性心脏病患者所发生的室性心动过速，常见于心肌梗死后，其他可见于各种类型的心肌病、先天性心脏病、心力衰竭等。病理性室性心动过速占所有室性心动过速的 80% ~ 90%。

【病因】

室性心动过速多见于各种类型的器质性心脏病患者，少见于心脏结构无明显异常者。引起室性心动过速的原因有很多，可概括为以下 3 个方面。

1. 器质性心脏病

（1）冠心病：冠心病是室性心律失常的最常见病因，急性心肌缺血可诱发多形性室性心动过速或室颤，而心肌梗死后的瘢痕形成容易发生持续性单形性室性心动过速。

（2）心肌病：心肌炎、扩张型心肌病、肥厚型心肌病、致心律失常型右心室心肌病、先天性心脏病、原发性或转移性心脏肿瘤等，均可引起室性心动过速。

（3）心脏瓣膜病：心脏瓣膜病、二尖瓣脱垂综合征可引起室性心动过速。

2. 无明显器质性心脏病

原发性心电异常或离子通道病，如布鲁格达（Brugada）综合征、先天性长 Q-T 间期综合征（LQTs）、短 Q-T 间期综合征等，可引起室性心动过速。

3. 外界因素

（1）药物和毒物的作用：洋地黄类药物过量、抗心律失常药物、拟交感神经药物、抗抑郁药和锑剂中毒等，均可导致室性心动过速。

（2）电解质和酸碱平衡失调：低钾血症、高钾血症、低镁血症和酸中毒等，均可导致室性心动过速。

（3）其他：心脏外科手术、造影或心导管检查刺激等也可引起室性心动过速。

【发病机制】

1. 解剖机制

器质性心脏病患者心室肌内的病变或瘢痕组织，以及心肌重构后的心肌肥大和纤维化等，构成了室性心动过速发生的解剖基质。器质性室性心动过速多为心室肌内的瘢痕组织和（或）解剖屏障（如瓣环、外科手术切口、补片等）导致，约占 90%以上。

2. 电生理机制

心室不同部位的兴奋性、传导性与不应期的异常和各向异性、自律性增强，以及存在非兴奋组织等，构成了室性心动过速发生的电生理基质。

研究表明，特发性室性心动过速的机制多为局灶机制，即由局部自律性增高或触发活动所致，如心室流出道室性心动过速；少数为折返机制，如特发性左心室分支型室性心动过速。

【临床表现及预后】

室性心动过速的临床表现取决于基础心脏病的有无和严重程度、室性心动过速的频率和持续时间、房室收缩顺序的丧失和心室激动顺序改变对收缩功能的影响等诸多因素。例如，对于显著心力衰竭的患者，即使是频率相对较慢的室性心动过速，也可引起严重的循环衰竭。

室性心动过速可表现为短暂、无症状的非持续性发作，或血流动力学稳定的持续性发作还可表现为血流动力学不稳定的持续发作。

少数室性心动过速可无症状，尤其是无器质性心脏病的患者，可于体检或心电图检查时偶然发现。多数室性心动过速可引起心排出量减少和低血压症状，常见主诉为心悸、眩晕、视觉障和精神改变（如焦虑等）。有缺血性心脏病的患者可引起胸闷和胸痛。室性心动过速持续时间长，可能诱发或加重心力衰竭，出现相应的症状和体征。如室性心动过速发作时不能维持血压，可能导致循环衰竭和休克，严重者可引起先兆晕厥，甚至猝死。

无休止性室性心动过速长期发作，可导致原先正常的心脏出现心脏扩大、心力衰竭等，称为心动过速性心肌病。

室性心动过速合并房室传导阻滞的患者，可因房室收缩不同步，导致心尖部第一心音强弱不等。此外，可发现基础心脏病原有的体征。根据症状严重性不同，患者可能出现相应的低血压、休克或心力衰竭等体征。

特发性室性心动过速的预后多数良好，绝大多数可经导管射频消融根治。器质性室性心动过速的预后较差，发作时伴明显血流动力学障碍，有晕厥或心脏骤停病史，左心室射血分数明显降低，或有严重心力衰竭症状的患者，发生心脏性猝死的风险明显增加，应进行猝死的二级预防。

【诊断】

体表心电图和动态心电图是诊断室性心动过速的主要依据，常见的室性心动过速心电图特征如下。

1. 频率

持续性室性心动过速的频率多数为 180 次 / 分左右，小儿的室性心动过速频率较成人快。

2. 节律

持续性单形性室性心动过速的 R–R 间期一般是规则或相对规则的，R–R 间期之差一般少于 20 毫秒；但多形性室性心动过速的 R–R 间期可极不规则。

3. QRS 波群

QRSB 波群宽大畸形，时限多＞ 120 毫秒，其中一半以上的病例时限＞ 140 毫秒；而起源于高位室间隔或分支的室性心动过速，时限可＜ 120 毫秒。

4. 额面电轴

约有 2/3 的室性心动过速电轴左偏（–90° ~ –30°），其余的病例中约一半为电轴右偏（90° ~ 270°），另一半正常。

5. 心室激动（R 波）与心房激动（P 波）的关系

室性心动过速可表现为室房分离、室房 1 ∶ 1 传导或室房部分传导（文氏型或其他类型的传导阻滞）；由于室性心动过速时，QRS–T 波群显著增宽，P 波往往难以辨别，仅 1/4 的室性心动过速可找到 P 波，部分患者需要结合食管电生理检查、腔内电生理检查或对药物的反应来协助诊断。

6. 心室夺获和室性融合波

心室夺获和室性融合波指窦性或房性激动经房室结下传部分或完全激动心室，导致室性心动过速特有的心电图表现，仅见于约5%的频率较慢的室性心动过速。

【治疗】

1. 西医学治疗

（1）治疗原则

①立即终止室性心动过速的发作。多数室性心动过速伴发于器质性心脏病，室性心动过速发作后，患者出现明显的临床症状，且有可能发生心脏性猝死或诱发充血性心力衰竭。终止血流动力学稳定的室性心动过速以抗心律失常药物治疗为主，部分患者需直流电复律，少数经抗心律失常药物和电复律治疗无效的无休止性室性心动过速，需经导管射频消融治疗。

②尽力消除和治疗诱发室性心动过速的诱因和病因，如纠正低血钾，积极治疗心肌缺血（如血运重建）和心功能不全等。

③预防室性心动过速复发，可使用抗心律失常药物、经导管射频消融治疗等。

④防治心源性猝死。器质性室性心动过速患者的心源性猝死率明显增高。因此，在选择室性心动过速的治疗措施时，应尽量选择能降低心源性猝死发生率的措施，尤其在长期治疗时，更要充分考虑这些因素。

（2）急诊处理

1）无脉搏室性心动过速等同于心脏骤停，应立即启动基础心肺复苏（CPR），包括进行救生呼吸和胸外按压（按压频率为100次/分）；用自动体外除颤器对室颤和无脉搏室性心动过速者进行除颤；给氧；连接心电图、监护仪等。通过心电图、监护仪等诊断为室颤或无脉搏室性心动过速后，应给予直流电复律等。

2）对有脉搏室性心动过速，应对患者进行评估，不稳定征象包括神态改变、持续性胸痛、低血压和其他休克表现，病情欠稳定时，应做好心肺复苏准备。

3）吸氧、测心电图、量血压、测血氧饱和度，可发现诱因，应及时纠正。

4）宽QRS波心动过速诊断不清时，按室性心动过速治疗。

5）对血流动力学稳定的室性心动过速，具体处理如下。

①特发性室性心动过速

a. 特发性左心室分支型室性心动过速：又称为维拉帕米敏感性室性心动过

速，多见于年轻男性，多为阵发性，多无器质性心脏病证据，预后良好。心电图表现为右束支阻滞，多伴电轴左偏，QRS 波群较窄（10 ~ 140 毫秒）。急性发作时可静脉推注维拉帕米，部分患者静脉推注普罗帕酮亦有效，静脉推注利多卡因多无效。上述药物无效可考虑静脉应用胺碘酮。

b. 特发性心室流出道室性心动过速：又称为运动诱发的室性心动过速，或腺苷敏感性室性心动过速，临床表现为反复发作的非持续性单形性室性心动过速，或频发室性期前收缩。心电图特征为电轴右偏（Ⅱ、Ⅲ和 aVF 导联 QRS 波群直立）。本病如起源于右心室流出道，胸前导联呈左束支阻滞图形；如起源于左心室流出道或主动脉窦口，胸前导联呈正向 R 波，或胸前 V_1、V_2 导联起始 R 波增宽伴胸前导联 B/S 转换提前。症状明显的患者可考虑用药物治疗，首选 β 受体阻滞剂或钙离子通道阻滞剂，无效者可选择普罗帕酮，部分患者静脉推注利多卡因也有效，仍然无效者可选用静脉应用胺碘酮。

②器质性室性心动过速

a. 药物治疗：室性心动过速发作时，如血流动力学尚稳定，可首先给予药物治疗，通常需首选静脉推注普鲁卡因胺或胺碘酮，但国内目前无市售普鲁卡因胺。近年来，胺碘酮静注和静滴被广泛应用于器质性室性心动过速的抢救和治疗，取得了较好的效果；也可使用利多卡因，但效果属于未确定类。

胺碘酮的应用方法：治疗室性心动过速时，通常采用静脉负荷剂量 + 静脉滴注维持的方法。胺碘酮 150mg，用 5% 葡萄糖溶液稀释，10 分钟内静脉注入。若无效，间隔 10 ~ 15 分钟后可重复静注 150mg，1 ~ 2mg/min，维持 6 小时；随后以 0.5 ~ 1mg/min 维持 18 小时。第 1 个 24 小时内，一般用药剂量为 1200mg，最高一般不超过 2000mg。复发或对首剂治疗无反应，可以追加负荷量。器质性室性心动过速如无可纠正的诱因或病因，通常同时口服胺碘酮，以尽快达到胺碘酮的负荷量而更好地预防室性心动过速复发。静脉应用胺碘酮的主要不良反应为肝功损害、心动过缓、低血压、静脉炎等。

b. 观察患者的血流动力学状态：在器质性血流动力学稳定的室性心动过速的治疗过程中，应时刻观察患者的血流动力学状态，如血流动力学不稳定或抗心律失常药物不能及时终止室性心动过速，应及时用直流电复律。如电复律无效，可在静脉应用胺碘酮等抗心律失常药物后，重复电复律治疗。对于血流动力学稳定的室性心动过速，不主张在电复律之前联合用药或序贯用药。这样会使心律失常的持续时间延长，并且有可能出现药物不良反应。

③多形性室性心动过速

a. 伴血流动力学不稳定，应立即用直流电复律。

b. 急性心肌缺血或心肌梗死所致的多形性室性心动过速，静脉注射β受体阻滞剂和（或）静脉负荷量应用胺碘酮（需排除多形性室性心动过速，由先天性或获得性长 Q-T 间期综合征所致）均为一线治疗方法；同时应纠正低钾血症、心功能不全等诱因，尽早进行冠状动脉血运重建，改善缺血。这些措施对多数患者有很好的疗效。

c. 对先天性 Q-T 间期延长的尖端扭转型室性心动过速（Tdp），主要应用大剂量β受体阻滞剂预防发作。治疗 Tdp 发作，可考虑使用镁剂，用法为硫酸镁 1 ~ 2g 稀释后静脉注射，5 ~ 20 分钟注射完毕。对发作频繁、药物控制困难者，可采用左交感神经节切除、植入型心律转复除颤器等治疗措施。

d. 对获得性 Q-T 间期延长伴 Tdp，应停用有关用药，纠正低钾血症，硫酸镁静脉推注及静脉滴注。如 Tdp 发作与心率慢导致的长间歇和 Q-T 间期延长有关，如无禁忌，可试用异丙肾上腺素静滴，提高心率或进行起搏治疗。

e. 对于上述治疗无效的患者，经导管射频消融对多形性室性心动过速或室颤的室性期前收缩（主要起源于浦肯野纤维系统）可能有效。

（3）长期治疗

1）药物治疗：近年来，室性心律失常的治疗对策已发生了很大变化，循证医学的研究结果使人们对传统抗心律失常药物治疗室性心律失常的近期、远期疗效的局限性，甚至是不良反应有了充分的认识。

①特发性室性心动过速：预防心室流出道室性心动过速可口服β受体阻滞剂、普罗帕酮、美西律，但疗效均较差；胺碘酮可能更有效，但长期应用不良反应较多。预防左心室分支型室性心动过速，可口服钙离子通道阻滞剂（维拉帕米或地尔硫䓬）或普罗帕酮。

②器质性心脏病尤其伴有心力衰竭：应用β受体阻滞剂可降低总死亡率和心源性猝死率，但其有效作用可能并非由其抗心律失常作用引起，而可能与其拮抗交感神经活性、改善心室不良重塑和改善心力衰竭预后等作用相关。临床试验结果表明，胺碘酮可使器质性室性心律失常死亡率及院外心源性猝死的死亡率降低，但对降低总死亡率作用很小；多非利特不增加器质性心脏病伴心力衰竭或心肌梗死后患者的总死亡率，应谨慎使用。

③治疗器质性室性心动过速药物的适应证

a. 对于无症状的非持续性室性心动过速，不主张积极应用抗心律失常药物治疗，可加用β受体阻滞剂或α受体阻滞剂。

b. 对于器质性持续性室性心动过速，药物选择以胺碘酮为主，与β受体阻滞剂合用可能有更好的效果。

c. Ⅰ类钠通道阻滞剂和Ⅳ类钙离子通道阻滞剂可能增加器质性室性心动过速患者（尤其伴心力衰竭）猝死的风险，不宜采用。

2）植入型心律转复除颤器（ICD）治疗

①ICD在室性心动过速的治疗中具有重要的价值，不仅能在室性心动过速发作时立即有效终止发作，还是迄今为止降低心脏性猝死率最有效的手段。

②目前ICD的二级预防Ⅰ类适应证如下。

a. 室颤或血流力学不稳定导致的室性心动过速，引起心脏停搏后存活的患者，排除一切可逆性因素，需植入ICD（证据等级：A）。

b. 存在器质性心脏病和特发性持续性室性心动过速的患者，无论血流动力学是否稳定，均可植入ICD（证据等级：B）。

c. 不明原因的晕厥患者，在电生理检查时诱发出有临床意义的血流动力不稳定的持续性室性心动过速或室颤，需植入ICD（证据等级：B）。

3）经导管射频消融治疗

①特发性室性心动过速：经导管射频消融治疗目前已经成为大多数特发性室性心动过速的一线治疗方案。目前，在一些有经验的治疗中心，特发性室性心动过速经导管射频消融治疗成功率达95%，复发率＜5%～10%，而且并发症发生率极低。

②器质性室性心动过速：近年来，经导管射频消融治疗器质性室性心动过速的研究取得了很大进展，经导管射频消融的适应证也明显增加。2009年，欧洲心律协会（EHRA）、美国心律学会（HRS）共同发布的《EHRA/HRS室性心律失常导管消融专家共识》推荐的适应证如下。

a. 存在症状性持续性单形性室性心动过速，包括室性心动过速被ICD终止，抗心律失常药物治疗无效，不能耐受或不愿意长期治疗者。

b. 控制非暂时可逆性原因所致的无休止性室性心动过速或室性心动过速电风暴。

c. 频繁室性期前收缩、非持续性室性心动过速或持续性室性心动过速，推测其引起心室功能失常。

d. 存在束支折返或分支内折返室性心动过速。

e. 对抗心律失常治疗无效的、反复发作的持续性多形性室性心动过速或室颤，怀疑存在可被导管消融成功的触发灶时。

需要指出的是，尽管器质性室性心动过速的射频消融技术有了很大进展，但即使在国外，掌握成熟、全面的射频消融技术的电生理中心也只是少数，且各中心之间采用的射频消融技术也不尽相同，消融成功率也有明显差异。经心外膜标测和消融室性心动过速、严重心功能不全患者的室性心动过速，存在一定的风险。

2. 中医学治疗

（1）无明显器质性心脏病的室性心动过速：无明显器质性心脏病的室性心动过速，是原发性心电异常或离子通道异常所致。特发性室性心动过速的机制多为局灶机制，即由局部自律性增高或触发活动所致，如心室流出道室性心动过速；少数为折返机制，如特发性左心室分支型室性心动过速。药物都有趋向性，即趋向病变部位。因此，中医学的治疗思路是用燥心经之湿的药物，来减少心室电异常区域的心肌细胞内、外液，以此来增加离子流跨膜转运的电阻，降低离子流跨膜转运的速度，从而减缓该处心电除极与复极的速度，抑制心室局灶细胞的自律性或触发活动；用清心凉血的药物收缩心肌细胞膜，进而缩小胞膜上离子通道的直径，降低心肌细胞膜的通透性，增加离子流跨膜转运的电阻，从而减慢离子流跨膜转运的速度，延缓该处心肌细胞除极与复极的速度，抑制心室局灶细胞的自律性或触发活动。

①用燥心经之湿的药物进行治疗：燥心经之湿的药物有黄连、黄芩、栀子、苦参等。

②用清心凉血的药物进行治疗：清心凉血的药物有寒水石、淡竹叶、大青叶、牡丹皮、水牛角等。

（2）器质性心脏病引起的室性心动过速：器质性心脏病（如冠心病、心肌梗死、心肌病）患者心室肌内的病变或瘢痕组织，以及心肌重构后的心肌肥大和纤维化等，构成了室性心动过速发生的解剖基质。前面我们已经论述过，软坚散结的中药及滋阴养血的中物具有抗纤维化的作用；疏肝理气的中药可以疏通经络，具有促进心脏传导的作用。因此，对于器质性心脏病患者的室性心动过速，我们可以先用软坚散结法和滋阴养血法，来进行心肌细胞的纤维化治疗；然后以疏肝理气的方法来疏通经络，以促进心脏正常传导；最后再以活血化瘀和化痰的方法来针对原发病进行治疗。

综上所述，治疗器质性心脏病所导致的室性心动过速，中医处方配伍原则如下。

①用软坚散结和滋阴养血的药物来抗心肌细胞纤维化。常用的软坚散结药物有皂角刺、夏枯草、生牡蛎、海藻、昆布、瓦楞子等；常用的滋阴养血药物

有当归、白芍、生地黄、玄参等。

②以疏肝理气的药物疏通经络，促进心脏传导。疏肝理气的药物可以选择柴胡、香附、郁金、川楝子、香橼、佛手等。

③以活血通络和化痰的药物针对原发病进行治疗。活血通络的药物具有扩张冠状动脉、改善心肌供血的作用；同时活血通络的药物还具有抗血小板凝聚的作用。常用的活血通络药物有丹参、桃仁、红花、川芎、王不留行等。化痰的药物具有清除冠状动脉内的血脂浸润，以及抗纤维化的作用，常用的化痰药有半夏、胆南星、瓜蒌、白芥子等。

八、心室扑动和心室颤动

心室扑动（室扑）和心室颤动（室颤）都是严重的心律失常，会造成心室机械性收缩消失，失去搏血功能，导致心室停搏。室扑和室颤的心电图均无法辨认 QRS 波 ST 段与 T 波。

室扑：一种介于室性心动过速和室颤之间的恶性心律失常，表现为规则、较宽大畸形的向上与向下的波幅相等的正弦波，频率为 150 ~ 250 次 / 分。

室颤：表现为心室波消失，代之以频率与振幅极不规则的颤动波，频率为 150 ~ 500 次 / 分。

【病因】

室扑和（或）室颤可见于任何一种心脏病、其他疾病的严重状态或终末期。室扑和室颤的病因和发病机制可以被认为是心脏结构异常和一过性功能障碍两者之间相互作用的结果。

1. 心脏结构异常

心脏结构异常为室扑和室颤的形成奠定了基础，有以下 4 种情况。

（1）急性或陈旧性心肌梗死。

（2）原发性或继发性心室肥厚。

（3）扩张、纤维化、浸润、炎症等心室肌病理改变。

（4）房室旁路、离子通道及相关的基因变化等导致的电结构或分子结构异常。

2. 一过性功能障碍

（1）暂时性的缺血和再灌注。

（2）心力衰竭、低氧血症和（或）酸中毒、电解质紊乱等全身因素。

（3）神经生理相互作用和促心律失常药物、代谢因素等。

（4）触电、雷击、溺水等。

【发病机制】

室扑的发病机制可能为折返或触发活动，可以视为无脉搏室性心动过速的一种。室颤的发病机制非常复杂，存在不同的假说，其中以莫伊（Moe）为代表的多重子波学说和以格雷（Gray）、加里弗（Jalife）等为代表的局灶处起源学说（局部微折返或自律性增高）影响力最大。威格斯（Wiggers）、陈氏（Chen）等则提出以上述两种学说为基础的室颤分型，并在实验中证明两种类型的室颤可以共存于同一个心脏且相互转化。近年来，基础和临床研究结果表明，心室浦肯野纤维和乳头肌可能在室颤的触发和维持中发挥重要作用。

【临床特点】

1. 病史

患者多有器质性心脏病、糖尿病病史或心血管病危险因素；或处于其他疾病的严重状态或终末期。

2. 前驱症状

前驱症状包括新的心血管症状出现和（或）原有的症状加重，诸如胸痛、呼吸困难、心悸、疲乏无力。这些症状一般发生在终末事件之前数天、数周或数月。但多数患者的前驱症状不敏感，也缺乏特异性。

3. 临床表现

室扑和室颤的主要临床表现为意识丧失，呼吸快而表浅，迅即转为呼吸停止，重度低血压，大血管不能测到脉搏，心音消失。

【预后】

室颤或室扑如未能及时救治，患者多在数分钟内因组织缺氧而导致器官损害或死亡。

【诊断】

心电图或心电监测是室扑和室颤最重要的诊断依据。由于多数心室颤动发生在医院以外，患者无法及时做心电图或心电监测进行诊断。但对于发生在医院内的室扑和室颤，应在第一时间进行抢救，故不能过分依赖心电图。因室颤和室扑占心脏骤停的绝大多数，故对于心脏骤停，应优先考虑室颤或室扑。对于室扑和室颤患者，首先应识别其意识是否丧失、有无反应；触摸其大动脉搏动有助于判定循环状态；在不影响抢救的前提下要求用心电图了解心律失常的性质，以便采用有针对性的治疗方法。

室扑和室颤的心电图特征如下。

（1）均无法辨认 QRS 波、ST 段与 T 波。

（2）室扑：表现为规则、较宽大畸形的向上与向下的波幅相等的正弦波，频率为 150 ～ 250 次 / 分。室扑持续时间较短，少数转为其他室性心动过速或恢复窦性心律，绝大多数迅速转为室颤。

（3）室颤：表现为心室波消失，代之以频率与振幅极不规则的颤动波，频率为 150 ～ 500 次 / 分。颤动波较大者即为粗波型室颤，颤动的波幅≥ 0.5mV，对电复律的反应和预后相对较好；细波型室颤是室颤波的波幅＜ 0.5mV，预后较差。

【治疗】

1. 西医学治疗

（1）急诊处理：室颤、室扑发生后，即心脏骤停，应及时采取有效的措施急救，使其循环和呼吸恢复。

若考虑为无脉搏心脏骤停，应立即启动基础心肺复苏（CPR），包括进行救生呼吸和胸外按压（按压频率为 100 次 / 分）；用自动体外除颤仪对室颤、室扑和无脉搏室性心动过速者进行除颤；给氧；连接心电图监护。如在院外，及时联系急救医疗服务系统进行急救。

通过心电图监护或除颤仪诊断为室颤或无脉搏室性心动过速后，给予 1 次电复律（单相波除颤 360J；切角指数双相方波除颤 150 ～ 200J；直线双相波除颤 120J），电击后立即启动 CPR（5 个周期）。如仍为室颤或室性心动过速，继续 CPR，给予 1 次电复律，电击后立即启动 CPR。在此过程中建立静脉通道。若电复律成功，进入复苏后处理。如仍为室颤或室性心动过速，继续 CPR，经静脉通道静脉推注肾上腺素和（或）加压素，给予 1 次电复律，电击后立即启动 CPR。可应用胺碘酮、利多卡因等抗心律失常药物，尖端扭转型室性心动过速可用镁剂。如仍为室颤或室性心动过速，重复上述步骤。

抗心律失常药首选胺碘酮，首剂 300mg（或 5mg/kg），快速静脉推注 1 次，必要时重复 150mg。也可使用利多卡因，但效果属于未确定类，首剂 1 ～ 1.5mg/kg，静脉推注，以后还可以给 0.5 ～ 0.75mg/kg，总剂量为 3mg/kg。

若为 Q-T 间期延长所致的尖端扭转型室性心动过速，可以考虑使用镁剂，剂量为硫酸镁 1 ～ 2g 稀释后静脉注射，5 ～ 20 分钟注射完毕。

抗心律失常药物多在除颤不成功时使用，也可以在除颤成功后使用，以预防室颤复发。

有研究表明，对于除颤不成功的室颤或无脉搏的室性心动过速，在使用肾上腺素后，首选胺碘酮改善电除颤效果，可提高院外心脏骤停患者的入院存活率，但对出院存活率的作用不明确。另有研究随机比较了胺碘酮与利多卡因的疗效，胺碘酮具有更高的复苏成功率。

心肺复苏后仍存在许多问题，约有半数患者在24小时内因复苏综合征而死亡。患者在自主循环恢复的几小时内，存在不同程度的心血管功能异常，如心功能异常、微循环异常和脑功能异常，12 ~ 24小时趋向恢复正常。

心肺复苏后的处理原则：提供可靠的心肺支持以保证组织灌注，尤其是脑灌注。应进行重症监护，寻找心脏停搏的原因，采取预防复发的措施（如抗心律失常药物）。以下几方面为处理的重点：①维持有效循环；②维持呼吸；③防治脑水肿；④纠正水、电解质紊乱和酸碱平衡失调；⑤防治急性肾衰竭；⑥防治继发性感染等。

（2）长期治疗

①室扑或室颤的预后差，院外发生室扑或室颤的患者存活率极低。因此，长期治疗的重点是预防和治疗各种导致室扑或室颤的危险因素和临床疾病。对发生或再发室扑或室颤风险较大的患者，应进行危险分层；对风险较大的患者，应预防性植入ICD。

心脏结构异常为室扑或室颤发生的主要原因，如急性或陈旧性心肌梗死，原发性或继发性心室肥厚，扩张、纤维化、浸润、炎症等心室肌病理改变，房室旁路、离子通道及相关的基因变化等导致的电结构或分子结构异常。

一过性功能障碍，如暂时性的缺血和再灌注，心力衰竭、低氧血症和（或）酸中毒、电解质紊乱等全身因素，神经生理相互作用，促心律失常药物、代谢因素等毒性作用也是室扑或室颤的发病原因。因此，临床中主要是针对这些因素来进行室扑或室颤的预防和治疗。

②药物治疗：对于器质性心脏病，尤其是伴有心力衰竭，应用β受体阻滞剂可降低总死亡率和心源性猝死率，但其有效作用可能并非由其抗心律失常作用引起，可能与其拮抗交感神经活性、改善心室不良重塑和改善心力衰竭预后等作用有关。

Ⅲ类抗心律失常药物胺碘酮可明显降低心肌梗死后的心律失常性死亡率及院外心源性猝死的死亡率，但对降低总死亡率的作用很小。β受体阻滞剂可降低心源性猝死率，降低总死亡率。Ⅰ类钠通道阻滞剂可能增加心力衰竭猝死风险，不宜采用。

心源性猝死占心力衰竭总死亡率的30%～70%，主要与快速室性心律失常有关。

对于无症状非持续性室性心动过速，不主张积极应用抗心律失常药物治疗，可加用α受体阻滞剂、β受体阻滞剂。

③经导管射频消融治疗：近年来，经导管射频消融在治疗特发性室颤、心电异常性室颤（如长Q-T间期综合征、短Q-T间期综合征或Brugada综合征等所致的室颤）和器质性心脏病室颤等方面均取得了一定进展。

经导管射频消融治疗室颤主要针对两个方面：一个是消融室颤的触发灶；另一个是在器质性心脏病患者中，通过射频消融或改良与室颤相关的器质性心脏病瘢痕基质，从而治疗室颤或减少室颤发作。

由于室颤存在不良预后，即使能成功消融室颤的触发灶或改良导致室颤的基质，如有适应证，也应植入ICD以防止心源性猝死的发生。

（3）植入型心律转复除颤器（ICD）治疗：ICD在室颤的治疗中具有重要的价值，不但能在室颤发生时立即有效终止发作，而且是迄今为止降低心脏性猝死率的最有效手段。在心肌梗死合并左心功能不全（左心室射血分数≤0.30）的患者中，无论患者有无室性心律失常，ICD都可以降低病死率。ICD可以显著降低恶性室性心律失常者的死亡率，其效果明显优于抗心律失常药物。对于器质性心脏病合并明显心功能不全患者，ICD具有减少心源性猝死和总死亡率的作用。

2. 中医学治疗

（1）室扑或室颤的发作：从中医学角度看，室扑或室颤的发作属于急症，中医学无特殊有效的治疗方法，临床上应积极运用西医学的治疗方法进行急救。

（2）室扑或室颤的长期治疗：心脏结构异常如急性或陈旧性心肌梗死，原发性或继发性心室肥厚、扩张、纤维化、浸润、炎症等心室肌病理改变，以及房室旁路、离子通道及相关的基因变化等导致的电结构或分子结构异常，是室扑和室颤的形成病理基础。因此，预防和治疗室扑或室颤的发生的危险因素和临床疾病是中医学长期治疗的重点。具体的中医学治疗思路可以参考“不稳定型心绞痛和非ST段抬高型心肌梗死”的相关内容。

第三章
心力衰竭

【概述】

心力衰竭是各种心脏结构或功能性疾病导致心室充盈和（或）射血功能受损，心排血量不能满足机体组织代谢需要，以肺循环和（或）体循环淤血，器官、组织血液灌注不足为临床表现的一组综合征。心力衰竭主要表现为呼吸困难、体力活动受限和体液潴留。根据心力衰竭发生的时间、速度、严重程度，可将心力衰竭分为急性心力衰竭和慢性心力衰竭。根据心脏功能，可将心力衰竭分为射血分数降低性心力衰竭和射血分数保留性心力衰竭。

1. 急性心力衰竭

急性心力衰竭系因急性的严重心肌损害、心律失常或突然加重的心脏负荷，使心功能正常或处于代偿期的心脏在短时间内发生衰竭或慢性心力衰竭急剧恶化。临床上以急性左心衰竭为常见，表现为急性肺水肿或心源性休克。

2. 慢性心力衰竭

慢性心力衰竭有一个缓慢的发展过程，一般有代偿性心脏扩大或肥厚及其他代偿机制的参与。

3. 射血分数降低性心力衰竭

心脏以收缩射血为主要功能，当心脏收缩功能发生障碍时，心排血量下降并有循环淤血，临床上把射血分数< 40% 的心力衰竭称为射血分数降低性心力衰竭，即传统概念中的收缩性心力衰竭。

4. 射血分数保留性心力衰竭

心脏正常的舒张功能是为了保证收缩期的有效泵血，心脏的收缩功能不全常同时存在舒张功能障碍。射血分数≥ 50% 的心力衰竭称为射血分数保留性心力衰竭，也称为舒张性心力衰竭。舒张性心力衰竭由心室主动舒张功能障碍或心室肌顺应性减退及充盈障碍导致，单纯的舒张性心力衰竭可见于冠心病和高血压性心脏病的心功能不全早期，收缩期射血功能尚未明显降低，但因舒张功能障碍而致左心室充盈压增高，肺循环淤血。严重的舒张性心力衰竭见于限制型心肌病、肥厚型心肌病等。

【病因】

1. 常见基本病因

（1）心肌损害

①原发性心肌损害：冠状动脉疾病导致缺血性心肌损害，如心肌梗死、慢性心肌缺血是引起心力衰竭的常见原因之一。

②心肌炎和心肌病：各种类型的心肌炎及心肌病均可导致心力衰竭，以病毒性心肌炎及原发性扩张型心肌病最为常见。

③心肌代谢障碍性疾病：在心肌代谢障碍性疾病中，以糖尿病心肌病最为常见，继发于甲状腺功能亢进症或减退症的心肌病、心肌淀粉样变性等，均可引起心力衰竭。

（2）心脏负荷过重

①压力负荷（后负荷）过重：压力负荷过重见于高血压、主动脉瓣狭窄、肺动脉高压、肺动脉瓣狭窄等左、右心室收缩期射血阻力增加的疾病。此时，心肌代偿性肥厚以克服增高的阻力，保证射血量，久之终致心肌结构、功能发生改变而失代偿。

②容量负荷（前负荷）过重：容量负荷过重见于心脏瓣膜关闭不全，血液反流及左、右心或动、静脉分流性先天性心血管疾病。此外，伴有全身循环血量增多的疾病如慢性贫血、甲状腺功能亢进症、围生期心肌病等，也会导致心脏容量负荷增加。早期心室腔代偿性扩大，心肌收缩功能尚能代偿，但心脏结构和功能发生改变超过一定限度后即出现失代偿表现。

2. 诱因

有基础心脏病的患者，其心力衰竭症状往往由一些增加心脏负荷的因素诱发。

（1）感染：呼吸道感染是最常见、最重要的诱因。感染性心内膜炎也不少见，但其常因发病隐匿而易漏诊。

（2）心律失常：心房颤动是器质性心脏病最常见的心律失常之一，也是诱发心力衰竭最重要的因素。其他各种类型的快速型心律失常及严重的缓慢型心律失常均可诱发心力衰竭。

（3）血容量增加：如钠盐摄入过多，静脉液体输入过多、过快等，会诱发心力衰竭。

（4）过度体力消耗或情绪激动：妊娠后期及分娩过程、暴怒等，会诱发心力衰竭。

（5）治疗不当：如不恰当停用利尿药物或降血压药等，可诱发心力衰竭。

（6）原有心脏病变加重或并发其他疾病：若冠心病发生心肌梗死，风湿性心瓣膜病出现风湿活动，合并甲状腺功能亢进症或贫血等，会诱发心力衰竭。

第一节 慢性心力衰竭

一、慢性心力衰竭的分类

（一）左心衰竭

左心衰竭以肺循环淤血及心排血量降低为主要表现。

【临床症状】

1. 不同程度的呼吸困难

（1）劳力性呼吸困难：是左心衰竭最早出现的症状。运动使回心血量增加，左心房压力升高，加重肺淤血。引起呼吸困难的运动量随心力衰竭程度加重而减少。

（2）端坐呼吸：肺淤血达到一定程度时，患者不能平卧。平卧时，回心血量增多且横膈上抬，呼吸更为困难，高枕卧位、半卧位甚至端坐时方可好转。

（3）夜间阵发性呼吸困难：患者入睡后突然因憋气而惊醒，被迫取坐位，多于端坐休息后缓解。其发生机制除睡眠平卧血液重新分配使肺血量增加外，夜间迷走神经张力增加、小支气管收缩、横膈抬高、肺活量减少等也是促发因素。

（4）急性肺水肿：是心力衰竭的进一步发展，是左心衰竭呼吸困难最严重的情况，重者可有哮鸣音，称为心源性哮喘。

2. 咳嗽、咳痰、咯血

咳嗽、咳痰是肺泡和支气管黏膜淤血所致，开始常于夜间发生，坐位或立位时可减轻，白色浆液性泡沫状痰为其特点，偶可见痰中带血丝。急性左心衰竭发作时可出现粉红色泡沫样痰。长期慢性肺淤血，肺静脉压力升高，导致肺循环和支气管血液循环之间在支气管黏膜下形成侧支，此种血管一旦破裂可引起咯血。

3. 乏力、疲倦、运动耐量减低、头晕、心慌等

乏力、疲倦、运动耐量减低、头晕、心慌等症状是器官、组织灌注不足及代偿性心率加快所致。

4. 少尿及肾功能损害

严重的左心衰竭导致血液进行再分配时，肾血流量首先减少，可出少尿。长期慢性的肾血流量减少可出现血尿素氮、肌酐升高，并可有肾功能不全的相应症状。

【体征】

1. 肺部湿啰音

由于肺毛细血管压增高，液体渗出到肺泡而出现湿啰音。随着病情的加重，肺部湿啰音可从局限的肺底部发展至全肺。侧卧位时，下垂的一侧音较多。

2. 心脏体征

除基础心脏病的固有体征外，一般均有心脏扩大及相对性二尖瓣关闭不全的反流性杂音、肺动脉瓣区第二心音亢进及舒张期奔马律。

（二）右心衰竭

【临床症状】

右心衰竭以体循环淤血为主要表现。

1. 消化道症状

胃肠道及肝淤血引起的腹胀、食欲不振、恶心、呕吐等是右心衰最常见的症状。

2. 劳力性呼吸困难

继发于左心衰竭的右心衰竭呼吸困难已存在。单纯性右心衰为分流型先天性心病或肺部疾患所致，均有明显的呼吸困难。

【体征】

1. 水肿

体静脉压力升高使软组织出现水肿，表现为始于身体低垂部位的对称性凹陷性水肿，也可表现为胸腔积液，以双侧多见，单侧者以右侧多见，主要与体静脉和肺静脉压同时升高、胸膜毛细血管通透性增高有关。

2. 颈静脉征

颈静脉搏动增强、充盈、怒张是右心衰竭时的主要体征，肝颈静脉回流征阳性则更具特征性。

3. 肝脏肿大

肝脏肿大常伴压痛，持续的慢性右心衰竭可致心源性肝硬化。

4. 心脏体征

右心衰竭除有基础心脏病的相应体征外，可因右心室显著扩大而出现三尖瓣关闭不全的反流性杂音。

（三）全心衰竭

全心衰竭是由左心衰竭继发右心衰竭而形成的。右心衰竭时，右心排血量减少，故以往的阵发性呼吸困难等肺淤血症状反而有所减轻。扩张型心肌病等表现为左、右心室衰竭者，肺淤血症状往往不严重，主要表现为左心衰竭心排血量减少的相关症状和体征。

二、慢性心力衰竭的分期与分级

（一）心力衰竭分期

1. 前心力衰竭阶段

患者存在心力衰竭的高危因素，包括高血压、冠心病、糖尿病和肥胖症、代谢综合征等，最终可累及心脏的疾病，以及有应用心脏毒性药物史、酗酒史、风湿热史或心肌病家族史等，但目前尚无心脏结构或功能异常，也无心力衰竭的症状和（或）体征。

2. 前临床心力衰竭阶段

患者无心力衰竭的症状和（或）体征，但已发展为结构性心脏病，如左心室肥厚，无症状瓣膜性心脏病，既往有心肌梗死史等。

3. 临床心力衰竭阶段

患者已有基础结构性心脏病，既往或目前有心力衰竭的症状和（或）体征。

4. 难治性终末期心力衰竭阶段

患者虽经严格优化内科治疗，但休息时仍有症状，常伴心源性恶病质，须反复长期住院。

（二）心力衰竭分级

1. 纽约心脏病学会（NYHA）心功能分级

Ⅰ级：心脏病患者日常活动量不受限制，一般活动不引起乏力、呼吸困难等心力衰竭症状。

Ⅱ级：心脏病患者体力活动轻度受限，休息时无自觉症状，一般在活动时可出现心力衰竭症状。

Ⅲ级：心脏病患者体力活动明显受限，低于平时一般活动强度即引起心力衰竭症状。

Ⅳ级：心脏病患者不能从事任何体力活动，休息状态下也存在心力衰竭症状，活动后加重。

NYHA 心功能分级方案的优点是简便易行，但缺点是仅凭患者的主观感受和（或）医生的主观评价，短时间内变化的可能性较大，患者个体间的差异也较大。

2. 6 分钟步行试验

6 分钟步行试验通过评定慢性心力衰竭患者的运动耐力来评价心力衰竭的严重程度和疗效，简单易行，安全方便。该试验要求患者在平直走廊里尽快行走，测定 6 分钟的步行距离。6 分钟步行距离＜ 150m 为重度心力衰竭；6 分钟步行距离在 150 ～ 450m 为中度心力衰竭；6 分钟步行距离＞ 450m 为轻度心力衰竭。

三、辅助检查

（一）实验室检查

1. 利尿钠肽

利尿钠肽（NP）是心力衰竭诊断、患者管理、临床事件风险评估中的重要指标，临床上常应用脑利尿钠肽（BNP）及脑利尿钠肽前体（NT-proBNP）。若未经治疗者的利尿钠肽水平正常，则可基本排除心力衰竭诊断。若已接受治疗者的利尿钠肽水平高，则提示预后差。左心室肥厚、心动过速、心肌缺血、肺动脉栓塞、慢性阻塞性肺疾病（COPD）等导致的缺氧状态，肾功能不全，肝硬化，感染，败血症，高龄等，均可引起利尿钠肽升高，故其特异性不高。

2. 肌钙蛋白

严重心力衰竭或心力衰竭失代偿期、败血症患者的肌钙蛋白可轻微升高，但心力衰竭患者检测肌钙蛋白更重要的目的是明确是否存在急性冠状动脉综合征。肌钙蛋白升高，特别是同时伴有利尿钠肽升高，也是判断心力衰竭预后的强预测因子。

3. 常规检查

心力衰竭的常规检查包括血常规、尿常规、肝肾功能、血糖、血脂、电解质等。这些检查项目对于老年人及长期服用利尿药、肾素－血管紧张素－醛固酮系统（RAAS）抑制剂类药物的患者尤为重要，在对接受药物治疗的心力衰竭患者进行随访时，也需要适当监测。甲状腺功能检测不容忽视，因为无论甲状腺功能是亢进还是减退，均可导致心力衰竭。

（二）心电图

心力衰竭患者并无特异性心电图表现，但心电图能帮助判断心肌缺血、既往心肌梗死、传导阻滞及心律失常等情况。

（三）影像学检查

1. 超声心动图

超声心动图能更准确地评估各心腔大小变化及心瓣膜结构和功能，方便快捷地评估心功能和判断病因，是诊断心力衰竭最主要的影像学检查。

（1）收缩功能：以收缩末及舒张末的容量差计算左心室射血分数作为收缩性心力衰竭的诊断指标，虽不够精确，但方便实用。正常左心室射血分数＞50%。

（2）舒张功能：超声心动图是临床上最实用的判断心脏舒张功能的方法，可显示出导致舒张期功能不全的结构基础，如左心房肥大、左心室壁增厚等。心动周期中，舒张早期心室充盈速度最大值为 E 峰，舒张晚期（心房收缩）心室充盈最大值为 A 峰，健康人群 E/A 值不应＜ 1.2，中青年人该值更大。舒张功能不全时，E 峰下降，A 峰增高，E/A 值降低。对于难以准确评价 A 峰的心房颤动患者，可利用超声心动图评估二尖瓣环，测得 E/E' 值，若值＞ 15，则提示存在舒张功能不全。

2. X 线检查

X 线检查是确诊左心衰竭肺水肿的主要依据，并有助于心力衰竭与肺部疾病的鉴别。心影大小及形态为心脏病的病因诊断提供了重要的参考资料，心脏扩大的程度和动态改变也间接反映了心脏的功能状态，但并非所有心力衰竭患者均存在心影增大。

X线片可反映肺淤血的情况。早期肺静脉压增高时，主要表现为肺门血管影增强，上肺血管影增多与下肺纹理密度相仿，甚至多于下肺。肺动脉压力增高可见右下肺动脉增宽，进一步出现间质性肺水肿，可使肺野模糊，克利（Kerley）B线是在肺野外侧清晰可见的水平线状影，是肺小叶间隔内积液的表现，是慢性肺淤血的特征性表现。急性肺泡性肺水肿时，肺门呈蝴蝶状，肺野可见大片融合的阴影。左心衰竭还可见胸腔积液和叶间胸膜增厚。

3. 心脏磁共振

心脏磁共振（CMR）能评价左右心室容积、心功能、节段性室壁运动、心肌厚度、心脏肿瘤、先天性心脏畸形及心包疾病等。其因精确度及可重复性，成为评价心室容积、室壁运动、肿瘤的金标准。增强磁共振能为心肌梗死、心肌炎、心包炎、浸润性疾病提供诊断依据，但费用昂贵，部分心律失常或永久性起搏器植入的患者等不能接受CMR，故其具有一定的局限性。

4. 冠状动脉造影

对于拟诊冠心病或有心肌缺血症状、心电图或负荷试验有心肌缺血表现者，可行冠状动脉造影（CAG）明确病因诊断。

5. 放射性核素检查

放射性核素检查能相对准确地评价心脏大小和左心室射血分数，还可通过记录放射活性-时间曲线计算左心室最大充盈速率以反映心脏舒张功能。放射性核素检查常和心肌灌注显像同时进行，评价存活或缺血心肌，但在测量心室容积或更精细的心功能指标方面，放射性核素检查的价值有限。

（四）有创性血流动力学检查

急性重症心力衰竭患者必要时采用床边斯旺-甘兹（Swan-Ganz）导管检查，经静脉将漂浮导管插入肺小动脉，测定各部位的压力及血液含氧量，计算心脏指数（CI）及肺小动脉楔压（PCWP），直接反映左心功能，正常情况下，$CI > 2.5L/min/m^2$，$PCWP < 12mmHg$。

危重患者也可采用脉搏指示剂连续心输出量监测（PiCCO）。该检查经外周动、静脉置管，应用指示剂热稀释法估测血容量、外周血管阻力、全心排血量等指标，更好地指导容量管理，通常仅适用于具备条件的冠心病监护病房

（CCU）、重症监护病房（ICU）等。

（五）心 - 肺运动试验

心 - 肺运动试验仅适用于慢性稳定性心力衰竭患者，在评估心功能并判断心脏移植的可行性方面切实有效。运动时肌肉需氧量增高，心排血量相应增加。正常人每增加 100mL/min/m^2 的耗氧量，心排血量需增加 600mL/min/m^2。当患者的心排血量不能满足运动需求时，肌肉组织就从流经它的单位容积血中提取更多的氧，致动、静脉血氧差值增大。在氧供应绝对不足时，即出现无氧代谢乳酸增加，呼气中二氧化碳（CO_2）含量增加。

1. 最大耗氧量

最大耗氧量（VO_{2max}，mL/min/kg）即运动量虽继续增加，耗氧量不再增加时的峰值，表明心排血量已不能按需要继续增加。心功能正常时，此值应＞20mL/min/kg；心功能轻至中度受损时，最大耗氧量为 16 ～ 20mL/min/kg；心功能中至重度受损时，最大耗氧量为 10 ～ 15mL/min/kg；心功能极重度受损时，最大耗氧量＜10mL/min/kg。

2. 无氧阈值

无氧阈值即呼气中 CO_2 的增长超过了氧耗量的增长，标志着无氧代谢的出现，以开始出现两者增加不成比例时的氧耗量作为代表值。此值越低说明心功能越差。

四、慢性心力衰竭的中西汇通治疗

（一）西医学治疗

1. 利尿药

利尿药是心力衰竭治疗中改善症状的基石，是心力衰竭治疗中唯一能够控制体液潴留的药物，但不能作为单一治疗。原则上，利尿药在慢性心力衰竭急性发作和有明显体液潴留时应用。利尿药的适量应用至关重要，剂量不足则体液潴留，将减低 RASS 抑制剂的疗效并增加 β 受体阻滞剂的负性肌力作用；剂量过大则导致体液容量不足，将增加 RASS 抑制剂及血管扩张剂的低血压及肾功能不全风险。

（1）袢利尿药：以呋塞米为代表，作用于髓袢升支粗段，排钠排钾，为强效利尿药。对轻度心力衰竭患者，一般以小剂量（每次 20mg，每日 1 次，口服）起始，逐渐加量，一般控制体重下降 0.5 ～ 1.0kg/d 直至干重；对重度慢性心力衰竭者，可增至每次 100mg，每日 2 次，静脉注射效果优于口服。应用时应监测血钾，注意低血钾的不良反应。

（2）噻嗪类利尿药：以氢氯噻嗪为代表，作用于肾远曲小管近端和髓袢升支远端，抑制钠的重吸收，并因 Na^+–K^+ 交换同时降低钾的重吸收。肾小球滤过率＜ 30mL/min 时，氢氯噻嗪作用明显受限。轻度心力衰竭者可首选此药，每次 12.5 ～ 25mg，每日 1 次起始，逐渐加量，增至每日 75 ～ 100mg，分 2 ～ 3 次服用。服用时应注意电解质平衡。噻嗪类利尿药常与保钾利尿药合用。因其可抑制尿酸排泄引起高尿酸血症，长期大剂量应用可影响糖、脂代谢。

（3）保钾利尿药：作用于肾远曲小管远端，通过拮抗醛固酮或直接抑制 Na^+–K^+ 交换而具有保钾作用，利尿作用弱，多与上述两类利尿药联用以加强利尿效果并预防低血钾。常用的有螺内酯、氨苯蝶啶、阿米洛利。

注意：电解质紊乱是长期使用利尿药最常见的不良反应，特别是低血钾或高血钾均可导致严重后果，应注意监测。对于低钠血症，应谨慎区分缺钠性（容量减少性）与稀释性（难治性水肿）。前者尿少而尿比重高，应给予高渗盐水补充钠盐；后者见于心力衰竭进行性恶化患者，尿少而尿比重低，应严格限制水的摄入，并按利尿药抵抗处理。

（4）精氨酸血管升压素（AVP）受体拮抗剂：以托伐普坦为代表，通过结合 V_2 受体减少水的重吸收，不增加排钠，故可以用于治疗伴有低血钠的心力衰竭。

2. 肾素－血管紧张素－醛固酮系统（RAAS）抑制剂

（1）血管紧张素转换酶抑制剂（ACEI）：通过抑制血管紧张素转换酶（ACE），减少血管紧张素Ⅱ（ATⅡ）生成而抑制 RAAS；并通过抑制缓激肽降解而增强缓激肽活性及介导的前列腺素生成，发挥扩血管作用，改善血流动力学；通过降低心力衰竭患者神经－体液代偿机制的不利影响，改善心室重塑。临床研究证实，ACEI 早期足量应用不仅可缓解症状，还能延缓心力衰竭进展，降低不同病因、不同程度心力衰竭患者及伴或不伴冠心病患者的死亡率。

ACEI 有卡托普利、贝那普利、培哚普利、雷米普利、咪达普利、赖诺普利等，应用时以小剂量起始，如能耐受则逐渐加量，开始用药后 1 ～ 2 周内监测肾功能与血钾，后定期复查，长期维持，终生用药。

注意：① ACEI 的不良反应主要包括低血压、肾功能一过性恶化、高血钾、干咳和血管性水肿等，有威胁生命的不良反应（血管性水肿和无尿性肾衰竭）

时、妊娠期女性及对 ACEI 过敏者应禁用。②低血压、双侧肾动脉狭窄、血肌酐明显升高（> 265μmol/L）、高血钾（> 5.5mmol/L）者慎用。③非甾体抗炎药（NSAIDs）会阻断 AECI 的疗效并加重其不良反应，应避免使用。

（2）血管紧张素受体阻滞剂（ARB）：ARB 可阻断经血管紧张素转换酶和非血管紧张素转换酶途径产生的 ATⅡ 与 AT_1 受体结合，阻断肾素 - 血管紧张素系统（RAS）的效应，但无抑制缓激肽降解的作用。因此，应用该类药物，干咳和血管性水肿的不良反应较少见。心力衰竭患者治疗首选 ACEI，当 ACEI 引起干咳、血管性水肿时，不能耐受者可改用 ARB，但已使用 ARB 且症状控制良好者无须换为 ACEI。研究证实，ACEI 与 ARB 联合应用并不能使心力衰竭患者获益更多，反而会增加不良反应，特别是低血压和肾功能损害的发生。因此，目前不主张心力衰竭患者联合应用 ACEI 与 ARB。

（3）血管紧张素受体脑啡肽酶抑制剂（ARNI）：以沙库巴曲缬沙坦为代表。该药通过沙库巴曲代谢产物 LBQ657 抑制脑啡肽酶，同时通过缬沙坦阻断 AT_1 受体，抑制血管收缩，改善心肌重构，显著降低心力衰竭患者住院和心血管死亡风险，改善心力衰竭患者的症状和生活质量。该药特别推荐用于射血分数降低（HFrEF）的患者。

（4）醛固酮受体阻滞剂：螺内酯等抗醛固酮制剂能阻断醛固酮效应，抑制心血管重塑，改善心力衰竭的远期预后。如依普利酮，是一种新型选择性醛固酮受体阻滞剂，可显著降低轻度心力衰竭患者心血管事件的发生风险，减少住院率，降低心血管病死亡率，尤适用于老龄、糖尿病和肾功能不全患者。

注意：应用醛固酮受体阻滞剂时，应监测血钾，近期有肾功能不全、血肌酐升高或高钾血症者不宜使用。

（5）肾素抑制剂：血浆肾素活性是动脉粥样硬化、糖尿病和心力衰竭等患者发生心血管事件和预测死亡率的独立危险因素。阿利吉仑为直接肾素抑制剂，能阻断噻嗪类利尿药、ACEI、ARB 的功效，目前不推荐用于 ACEI 或 ARB 的替代治疗。

3. β 受体阻滞剂

β 受体阻滞剂可抑制交感神经激活对心力衰竭代偿的不利作用。心力衰竭患者长期应用 β 受体阻滞剂能减轻症状，改善预后，降低死亡率和住院率，且在已接受 ACEI 治疗的患者中仍能观察到 β 受体阻滞剂的上述益处，说明这两种神经内分泌系统阻滞剂的联合应用具有叠加效应。

目前已经临床验证的 β 受体阻滞剂包括选择性 β_1 受体阻滞剂美托洛尔、

比索洛尔与非选择性肾上腺素能 α_1、β_1 和 β_2 受体阻滞剂卡维地洛。

β受体阻滞剂的禁忌证：支气管痉挛性疾病、严重心动过缓、二度及二度以上房室传导阻滞、严重周围血管疾病（如雷诺病）和重度急性心力衰竭。

对所有病情稳定并无禁忌证的心功能不全患者，一经诊断，均应立即以小剂量起始应用β受体阻滞剂，逐渐增加达最大耐受剂量，并长期维持。其主要目的是延缓疾病进展，减少猝死。对于存在体液潴留的患者，应与利尿药同时使用。突然停用β受体阻滞剂可致临床症状恶化，应予避免。多项临床试验表明，在慢性心力衰竭急性失代偿期或急性心力衰竭时，持续服用原剂量β受体阻滞剂不但不增加风险，而且较减量或中断治疗临床转归更好。因此，对于慢性心力衰竭急性失代偿的患者，应根据患者的实际临床情况在血压允许的范围内，尽可能地继续β受体阻滞剂治疗，以获得更佳的治疗效果。

4. 正性肌力药

（1）洋地黄类药物：洋地黄类药物作为正性肌力药物的代表，用于治疗心力衰竭已有两百余年的历史。尽管如此，有研究证实，地高辛可显著减轻轻中度心力衰竭患者的临床症状，提高生活质量，提高运动耐量，降低住院率，但对生存率无明显改变。洋地黄类药物通过抑制 Na^+–K^+–ATP 酶发挥药理作用。

1）洋地黄类药物的药理作用如下。

①正性肌力作用：促进心肌细胞 Ca^{2+}–Na^+ 交换，升高细胞内 Ca^{2+} 浓度而增强心肌收缩力。细胞内 K^+ 浓度降低，成为洋地黄中毒的重要原因。

②电生理作用：一般治疗剂量下，洋地黄可抑制心脏传导系统，对房室交界区的抑制最为明显。当血钾过低时，更易发生各种快速型心律失常。

③迷走神经兴奋作用：洋地黄类药物作用于迷走神经传入纤维，增加心脏压力感受器的敏感性，反馈抑制中枢神经系统的兴奋冲动，可对抗心力衰竭时交感神经兴奋的不利影响，但尚不足以取代β受体阻滞剂的作用。

④洋地黄类药物作用于肾小管细胞，减少钠的重吸收并抑制肾素分泌。

2）洋地黄类药物制剂主要有地高辛、毛花苷 C 等。

①地高辛：是最常用且唯一经过安慰剂对照研究进行疗效评价的洋地黄制剂，常以每日 0.125 ~ 0.25mg 起始应用并维持，70 岁以上、肾功能损害或干重低的患者应以更小剂量（每日或隔日 0.125mg）起始。

②毛花苷 C、毒毛花苷 K：均为快速起效的静脉注射用制剂，适用于急性心力衰竭或慢性心力衰竭加重时。

3）洋地黄的临床应用如下。

①伴有快速心房颤动或心房扑动的收缩性心力衰竭是应用洋地黄的最佳指征，包括扩张型心肌病、二尖瓣或主动脉瓣病变、陈旧性心肌梗死及高血压心脏病所致的慢性心力衰竭。

②在利尿药、ACEI 或 ARB 和 β 受体阻滞剂治疗过程中仍持续有心力衰竭症状的患者，可考虑加用地高辛。

③对代谢异常引起的高排血量心力衰竭，如贫血性心脏病、甲状腺功能亢进症及心肌炎等所致的心力衰竭，洋地黄治疗效果欠佳。

4）禁用或慎用洋地黄的情况如下。

①肺源性心脏病常伴低氧血症，心肌梗死、缺血性心肌病均易发生洋地黄类药物中毒，应慎用。

②应用其他可能抑制窦房结或房室结功能或可能影响地高辛血药浓度的药物（如胺碘酮或 β 受体阻滞剂）时，须慎用或减量。

③肥厚型心肌病患者心收缩力增加，可能使原有的血流动力学更为加重，禁用洋地黄类药物。

④风湿性心脏病单纯二尖瓣狭窄伴窦性心律的肺水肿患者，因右心室收缩功能增加，可能加重肺水肿程度而禁用洋地黄类药物。

⑤严重窦性心动过缓或房室传导阻滞患者在未植入永久性起搏器前禁用洋地黄类药物。

对于液体潴留或低血压等心力衰竭症状急性加重的患者，应首选静脉制剂，待病情稳定后再应用地高辛作为长期治疗策略。

5）洋地黄中毒表现、影响洋地黄中毒的因素及其处理原则如下。

①洋地黄中毒表现：洋地黄中毒最重要的表现为各类心律失常，常见室性期前收缩，多表现为二联律、非阵发性交界区心动过速、房性期前收缩、心房颤动及房室传导阻滞等。快速房性心律失常伴传导阻滞是洋地黄中毒的特征性表现。洋地黄可引起心电图 ST–T 段改变，也称为鱼钩样改变，但不能据此诊断洋地黄中毒。洋地黄中毒的胃肠道表现如恶心、呕吐，以及神经系统症状如视力模糊、黄视、绿视、定向力障碍、意识障碍等则较少见。

②影响洋地黄中毒的因素：洋地黄中毒与地高辛血药浓度高于 2.0ng/mL 相关，在心肌缺血、缺氧及低血钾、低血镁、甲状腺功能减退的情况下，中毒剂量更小。肾功能不全、低体重及与其他药物的相互作用也是引起中毒的因素。心血管疾病常用药物如胺碘酮、维拉帕米及奎尼丁等均可降低地高辛的经

肾排泄率而增加中毒的可能性。

③洋地黄中毒的处理原则：发生洋地黄中毒后应立即停药。单发性室性期前收缩、一度房室传导阻滞等停药后常自行消失；对快速型心律失常者，如血钾浓度低，则可用静脉补钾，如血钾不低，则可用利多卡因或苯妥英钠。电复律一般禁用，因易致心室颤动。有传导阻滞及缓慢型心律失常者，可静脉注射阿托品。异丙肾上腺素易诱发室性心律失常，不宜应用。

（2）非洋地黄类正性肌力药

① β 受体激动剂：多巴胺与多巴酚丁胺是常用的静脉制剂。多巴胺是去甲肾上腺素前体，较小剂量（$<$ 2μg/kg/min）即能激动多巴胺受体，可降低外周阻力，扩张肾血管、冠状动脉和脑血管；中等剂量（2 ~ 5μg/kg/min）能激动 β_1 和 β_2 受体，表现为心肌收缩力增强，血管扩张，特别是肾小动脉扩张，心率加快不明显，能显著改善心力衰竭的血流动力学异常；大剂量（5 ~ 10mg/kg/min）可兴奋 α 受体，产生缩血管作用，增加左心室后负荷。多巴酚丁胺是多巴胺的衍生物，扩血管作用不如多巴胺明显，加快心率的效应也比多巴胺小。两者均只能短期静脉应用，在慢性心力衰竭加重时，可帮助患者渡过难关，连续用药超过 72 小时可能出现耐药，长期使用将增加死亡率。

②磷酸二酯酶抑制剂：包括米力农、氨力农等，通过抑制磷酸二酯酶活性，促进 Ca^{2+} 通道膜蛋白磷酸化，增加 Ca^{2+} 内流，从而增强心肌收缩力。磷酸二酯酶抑制剂短期应用可改善心力衰竭症状，但已有大规模前瞻性研究证明，长期应用米力农治疗重症慢性心力衰竭，会增加患者的死亡率，其他相关研究也得出了同样的结论。因此，磷酸二酯酶抑制剂仅可短期应用于心脏术后急性收缩性心力衰竭、难治性心力衰竭及心脏移植前的终末期心力衰竭的患者。心力衰竭患者的心肌处于血液或能量供应不足的状态，过度或长期应用正性肌力药物将扩大能量的供需矛盾，加重心肌损害，增加死亡率。为此，在心力衰竭治疗中不应以正性肌力药取代其他治疗用药。

5. 扩血管药物

对于慢性心力衰竭的治疗，并不推荐应用血管扩张药物，仅伴有心绞痛或高血压的患者可考虑联合治疗，对存在心脏流出道或瓣膜狭窄的患者应禁用。

（二）中医学治疗

前面已经论述过心力衰竭的产生是各种致病原因导致心肌受损，心脏射血功能减低，心排血量不能满足机体组织代谢需要，以肺循环和（或）体循环淤血，器官、组织血液灌注不足为临床表现的一组综合征。因此，中医学的治疗思路如下。

1. 针对心力衰竭的症状进行治疗

（1）利尿：可以减少血容量，既能减轻心脏的负荷过重，又能改善体循环淤血。因此，利尿药是中医学治疗心力衰竭的关键药物。常用的利尿药有猪苓、泽泻、车前子、萆薢、川木通、萹蓄、瞿麦等。

（2）活血化瘀：活血化瘀的药物可以改善肺循环和（或）体循环的淤血症状。常用的活血化瘀中药有丹参、桃仁、红花、川芎、赤芍、牡丹皮等。

（3）益气：益气药可以提供心肌收缩所需的能量，增加心肌正性肌力作用，恢复心脏的排血功能，以减轻肺淤血。常用的益气药有人参、黄芪、党参等。

（4）健脾：健脾药在治疗心力衰竭时的作用有以下三个方面。①脾胃是气血生化之源，健脾药可以促进气的生成。因此，益气时配伍健脾药可以增加益气药的疗效。②健脾药可以修补受损的心肌。《黄帝内经》中有"治痿者独取阳明"的论述，其意思是说肌肉痿废不用时，则用健脾的方法来治疗。同理，心肌受损后，我们也可以运用健脾的方法来修补受损的心肌。③健脾药能运化水湿，可以增加利尿药的临床疗效。因此，健脾药也是治疗心力衰竭的必用药物。健脾药可选用茯苓、白术、薏苡仁、山药、炙甘草等。

综上，利尿、活血化瘀、益气、健脾是治疗慢性心力衰竭的必用方法，缺一不可，应熟练掌握。

2. 针对导致心力衰竭的病因进行治疗

（1）针对冠状动脉疾病的治疗。关于治疗冠心病的处方配伍原则，笔者已经在"冠状动脉粥样硬化性心脏病"一章中详细论述。如果心力衰竭是由冠心病引起的，其治疗方法是在治疗心力衰竭的原则上，再加化痰药和溶栓药以消除冠状动脉粥样硬化斑块，改善心肌供血，同时加疏肝理气的药物以促进心脏传导。化痰药常用半夏、胆南星、瓜蒌、白芥子、丝瓜络等；溶栓药常用水蛭、地龙、土鳖虫、全蝎、蜈蚣等虫类药物；常用的疏肝理气药物有柴胡、香附、郁金、川楝子、佛手、香橼等。

（2）针对病毒性心肌炎的治疗。如果心力衰竭是由心肌炎导致的，临床上应在针对心力衰竭进行治疗的基础上加治疗心肌炎的药物。

1）用清热解毒的药物针对病因进行治疗。清热解毒并且具有良好的抗病毒作用的药物有大青叶、板蓝根、金银花、蒲公英、半枝莲、白花蛇舌草、马齿苋等。

2）滋阴养血以营养或保护受损的心肌细胞。

①滋补肾阴药可以促进糖皮质激素的分泌。糖皮质激素具有抗炎、抗过敏的作用。无论是细菌、病毒，还是非特异性炎症，糖皮质激素都有较好的治疗作用。中医学的滋补肾阴药物有促进肾上腺皮质激素分泌的作用，通过其抗炎、抗过敏的作用来达到修补受损的心肌细胞的目的。

常用的具有促进肾上腺皮质激素分泌的滋肾阴药物有生地黄、玄参、女贞子、墨旱莲、枸杞子等。

②滋阴养血以恢复心律失常。心肌细胞受损后，心肌细胞的电生理功能失常，会出现心律失常，中医学用滋阴养血的药物保持心肌细胞内、外液充足，以减少离子流跨膜转运的电阻，使心律恢复正常。常用的滋阴养血药物有五味子、麦冬、当归、白芍、阿胶、龙眼肉等。

第二节　急性心力衰竭

急性心力衰竭（AHF）指心力衰竭急性发作和（或）加重的一种临床综合征，可表现为急性新发或慢性心力衰竭急性失代偿。

一、急性心力衰竭的分类

（一）临床分类

1. 急性左心衰竭

急性左心衰竭是急性发作或加重的心肌收缩力明显降低，心脏负荷加重，造成急性心排血量骤降，肺循环压力突然升高，周围循环阻力增加，出现急性肺淤血、肺水肿，并可伴组织器官灌注不足和心源性休克的临床综合征。急性左心衰竭包括慢性心力衰竭急性失代偿、急性冠状动脉综合征、高血压急症、急性心瓣膜功能障碍、急性重症心肌炎、围生期心肌病和严重心律失常。

2. 急性右心衰竭

急性右心衰竭是右心室心肌收缩力急剧下降或右心室的前后负荷突然加重，引起右心排血量急剧减低的临床综合征，常由右心室梗死、急性大面积肺栓塞、右心瓣膜病所致。

（二）严重程度分类

基利普（Killip）分级适用于评价急性心肌梗死时心力衰竭的严重程度。

Ⅰ级：无心力衰竭的临床症状与体征。

Ⅱ级：有心力衰竭的临床症状与体征。肺部50%以下肺野湿啰音，心脏第三心音奔马律，肺静脉高压，胸片见肺淤血。

Ⅲ级：有严重的心力衰竭临床症状与体征。严重肺水肿，肺部50%以上肺野湿啰音。

Ⅳ级：心源性休克。

二、急性心力衰竭的诊断

典型症状：突发严重呼吸困难，呼吸频率常达30～50次/分，强迫坐位、面色灰白、发绀、大汗、烦躁，同时频繁咳嗽，咳粉红色泡沫样痰。极重者可因脑缺氧而致神志模糊。发病伊始，患者可有一过性血压升高，病情如未缓解，血压可持续下降，直至休克。

心源性休克的主要表现：持续性低血压，收缩压降至90mmHg以下，持续30分钟以上，肺毛细血管楔压≥8mmHg，心脏指数≤2.2L/min/m^2，伴组织低灌注状态，如皮肤湿冷、苍白和发绀，尿量显著减少，意识障碍，代谢性酸中毒。

听诊：两肺满布湿啰音和哮鸣音，心尖部第一心音减弱，率快，同时有舒张早期第三心音奔马律，肺动脉瓣第二心音亢进。

胸部X线片：早期间质水肿时，上肺静脉充盈、肺门血管影模糊，小叶间隔增厚；肺水肿时，表现为蝶形肺门；严重肺水肿时，为弥漫满肺的大片阴影。重症患者采用漂浮导管行床边血流动力学监测，肺毛细血管楔压随病情加重而增高，心脏指数则相反。

根据典型症状与体征，一般不难做出诊断。临床评估时应尽快明确容量状态、循环灌注状态、急性心力衰竭诱因及并发症情况。疑似患者可行BNP/NT-proBNP检测，阴性者几乎可排除急性心力衰竭的诊断。

三、急性心力衰竭的中西汇通治疗

急性左心衰竭时的缺氧和严重呼吸困难是致命的威胁，必须尽快缓解。急性心力衰竭的治疗目标：改善症状，稳定血流动力学状态，维护重要脏器功能，避免复发，改善预后。

（一）西医学治疗

1. 基本处理

（1）体位：半卧位或端坐位，双腿下垂，以减少静脉回流。

（2）吸氧：立即高流量鼻管给氧，严重者采用无创呼吸机持续加压（CPAP）或双水平气道正压（BiPAP）给氧，增加肺泡内压，既可加强气体交换，又可对抗组织液向肺泡内渗透。

（3）救治准备：静脉通道开放，留置导尿管，进行心电监护及经皮血氧饱和度监测。

2. 药物治疗

（1）镇静：静脉注射吗啡 3 ～ 5mg 不仅可以使患者镇静，减少躁动所带来的额外的心脏负担，还具有舒张小血管的功能而减轻心脏负荷。必要时每间隔 15 分钟重复 1 次，共 2 ～ 3 次。老年患者可减量或改为肌内注射。

（2）快速利尿：呋塞米 20 ～ 40mg 于 2 分钟内静脉推注，4 小时后可重复 1 次。除利尿作用外，呋塞米还有静脉扩张作用，有利于肺水肿缓解。

（3）氨茶碱：能解除支气管痉挛，并有一定的增强心肌收缩、扩张外周血管的作用。氨茶碱的有效浓度范围是 10 ～ 20μg/mL；超过 30μg/mL 大多会出现中毒症状；大于治疗剂量 10 ～ 15 倍，有 50% 的致死可能；大于 16 倍以上者，大部分死亡（最高治疗量：成人，每日 1g）。

（4）洋地黄类药物：毛花苷 C 静脉给药最适合用于有快速心室率的心房颤动并心室扩大伴左心室收缩功能不全者，首剂 0.4 ～ 0.8mg，2 小时后可酌情再给 0.2 ～ 0.4mg。

（5）血管活性药物

1）血管扩张剂：应用血管扩张剂时，必须密切监测血压变化，小剂量慢速给药并合用正性肌力药物。

①硝普钠：为动、静脉血管扩张剂，静脉注射后 2 ～ 5 分钟起效，起始剂量为 0.3μg/kg/min 静脉滴注，根据血压逐步增加剂量。因硝普钠含有氰化物，用药时间不宜连续超过 24 小时。

②硝酸酯类：扩张小静脉，降低回心血量，降低左心室舒张末压及肺血管压。患者对本药的耐受量个体差异很大，常用药物有硝酸甘油、二硝酸异山梨

醇酯，后者的耐药性和血压、浓度稳定性优于硝酸甘油。

2）α受体拮抗剂：选择性结合α肾上腺受体，扩张血管，降低外周阻力，减轻心脏后负荷，并降低肺毛细血管压，减轻肺水肿，有利于改善冠状动脉供血。常用药物为乌拉地尔，其扩张静脉的作用大于动脉，并能降低肾血管阻力，还可激活中枢5-羟色胺1A受体，降低延髓心血管调节中枢交感神经冲动发放，且对心率无明显影响。

3）重组人脑利尿钠肽：如奈西立肽，能扩张静脉和动脉，降低前后负荷，并有排钠利尿、抑制RSSA和交感神经系统、扩张血管等作用，适用于急性失代偿期心力衰竭。

（6）正性肌力药物

1）β受体激动剂：小到中等剂量的多巴胺可通过降低外周阻力，增加肾血流量，增加心肌收缩力和心输出量而均匀有力地改善症状。大剂量的多巴胺可增加左心室后负荷和肺动脉压而对患者有害。多巴酚丁胺的起始剂量同多巴胺，应根据尿量和血流动力学监测结果调整剂量，注意其致心律失常的不良反应。

2）磷酸二酯酶抑制剂：米力农兼有正性肌力及降低外周血管阻力的作用，在扩血管利尿的基础上，短时间应用米力农可能取得较好的疗效。

3）钙离子增敏剂：如左西孟旦，通过结合于心肌细胞上的肌钙蛋白C增强心肌收缩力，并通过介导腺苷三磷酸敏感的钾通道，扩张冠状动脉和外周血管，改善顿抑心肌的功能，减轻缺血并纠正血流动力学紊乱，适用于无显著低血压或有低血压倾向的急性左心衰竭的患者。

（7）血管收缩剂

去甲肾上腺素、肾上腺素等对外周血管有显著作用的药物，多用于正性肌力药无明显改善的心源性休克。

3. 非药物治疗

（1）机械通气：包括无创机械通气和气管插管机械通气，适用于合并严重呼吸衰竭经常规治疗不能改善者及心肺复苏患者。

（2）连续性肾脏替代治疗：在有高容量负荷且对利尿药抵抗、低钠血症且出现相应临床症状、肾功能严重受损且药物不能控制时，连续性肾脏替代治疗可用于代谢废物和液体的滤除，维持体内稳态。

（3）机械辅助循环支持装置：急性心力衰竭经常规药物治疗无明显改善时，可应用机械辅助循环支持装置。

1）主动脉内球囊反搏：可用于冠心病导致的急性左心衰竭患者，有改善心肌灌注、降低心肌耗氧量并增加心输出量的作用。

2）体外膜式氧合：在心脏不能维持全身灌注或者肺不能进行充分气体交换时，体外膜式氧合可提供体外心肺功能支持，急性心力衰竭时可替代心脏功能，使心脏有充分的时间恢复，可作为心脏移植的过渡治疗。

3）可植入式电动左心室辅助泵：在急性心力衰竭时，可植入式电动左心室辅助泵通过辅助心室泵血来维持外周灌注，并减少心肌耗氧量，从而减轻心脏损伤，可用于高危冠心病患者和急性心肌梗死患者。辅助泵常用于左心室，也有用于右心室的设备。

4. 病因治疗

应根据临床情况，适时对诱因及基本病因进行治疗。

（二）中医学治疗

从中医学角度看，急性心力衰竭属于急症，中医学无特殊有效的治疗方法，临床上应积极运用西医学的治疗方法进行急救。

第四章
心肌炎、心包疾病

第一节　心肌炎

心肌炎是心肌的炎症性疾病，其常见的致病因素有感染性因素和非感染性因素。感染性因素中最常见的是病毒感染，其他如细菌、真菌、螺旋体、原虫、蠕虫等感染也可以引起心肌炎，但相对少见；常见的非感染因素有药物、毒物、放射、结缔组织病、血管炎、巨细胞心肌炎、结节病等。本节将重点论述病毒性心肌炎。

【病因】

引发病毒性心肌炎的病毒以柯萨奇 B 组病毒（占 30% ~ 50%）、细小病毒 B-19、孤儿（Echo）病毒、脊髓灰质炎病毒为常见。此外，人类腺病毒、流感病毒、风疹病毒、单纯疱疹病毒、脑炎病毒、肝炎（A、B、C 型）病毒、EB 病毒、巨细胞病毒和人类免疫缺陷病毒（HIV）等都可引起心肌炎。

1. 病毒侵入机体的途径

一般情况下，病毒要感染宿主，首先会侵入机体与外界环境直接接触的细胞，然后再进一步向其他组织扩散。病毒侵入机体主要有以下几个途径。

（1）呼吸道途径：呼吸道直接与外界相通，尽管呼吸道具有一定的防御外界感染的机制，包括覆盖于呼吸道的绒毛柱状上皮细胞和肺泡处的大量巨噬细胞等，但在机体抵抗力下降时，或侵入机体的病毒数量多或毒力强时，感染 - 抗感染的平衡倾向于感染一方，则可能发生感染。清代温病学家叶天士曾有“温邪上受，首先犯肺，逆传心包”的论述。这表明古代的中医学家关于瘟疫从呼吸道侵入机体的观点与西医学的观点具有一致性。

（2）消化道途径：病毒可以随食物进入消化道。消化道具有较强的防御功能，如胃液为强酸性，肠道内的消化液为碱性，均不适合病毒的生存；胆汁和消化酶也对病毒具有一定的杀伤力。因此，能够经消化道传播的病毒，应具有抗酸能力，并能防止被蛋白酶消化或被胆汁破坏，一般都是无包膜的病毒。经消化道侵入人体的病毒一般先感染消化道黏膜细胞，但也有部分病毒可侵入消化道的防御细胞，如T淋巴细胞。

（3）泌尿生殖道途径：机体的泌尿生殖系统也具有一定的保护机制，包括阴道的酸性环境和泌尿道的黏膜等。在性生活中，当黏膜受到损害后，病毒可侵入人体。

（4）皮肤、角膜、结膜途径：皮肤虽然与外界直接接触，但有很强的防御功能，一般情况下不容易被病毒感染，但在皮肤局部受到损伤或连续受到破坏时可发生感染。蚊虫叮咬、动物咬伤也是病毒经皮肤感染人体的途径。角膜和结膜出现损伤后，也容易被病毒感染。

2. 病毒在体内的播散

病毒侵入机体后，可以在局部复制、增殖，也可进一步扩散而侵犯其他组织和器官，该过程称为病毒在体内的播散。若病毒播散到多个器官和组织，称为全身播散。病毒在体内的播散通常通过以下几个途径实现。

（1）局部播散：一般情况下，外界病毒侵入人体后，首先在局部进行增殖、复制，当病毒达到一定数量后，可感染邻近的细胞，病毒即开始扩散。但总体说来，其感染只局限在同一器官或组织内，因此称局部播散。

（2）血源性播散：血源性播散是病毒感染播散的常见类型。局部感染的病毒可直接通过毛细血管进入血液，或感染内皮细胞后反复向血液内释放病毒而造成血源性播散。有时，病毒也可通过污染的针头或蚊虫叮咬等方式直接将病毒带入血液内而造成血源性播散。

病毒一旦进入血液便几乎可以进入机体的各个组织器官。事实上，最早的血源性播散始于局部感染，病毒复制后的子代病毒颗粒释放到组织间液，然后进入淋巴系统，淋巴管对病毒的通透性比血管大得多，若病毒在淋巴管系统中未被清除，则可随淋巴液进入血液导致血源性播散。在机体免疫系统正常的情况下，大部分病毒在淋巴系统中被清除，尤其在淋巴结中，淋巴细胞和单核细胞可将病毒破坏或吞噬。但有部分病毒，如HIV、人类嗜T细胞病毒（HTLV）等，它们能直接感染免疫细胞。因此，当被感染的免疫细胞进入血液时，它们所携带的病毒也不断地增殖、释放，从而造成血源性播散。

当血液中出现病毒时称为病毒血症，病毒可处于游离状态，也可寄居在感染的免疫细胞内。病毒血症分为两类：一类为主动性病毒血症，即病毒在感染部位不断复制产生而进入血液；另一类为被动性病毒血症，指病毒不是由感染部位的病毒复制增殖而来，而是由外界直接进入血液中所致（如向血管内注射病毒悬液）。血液中病毒的浓度由病毒的复制和清除速度决定。病毒抗体产生后，抗体和病毒可形成复合物，有利于巨噬细胞的吞噬，病毒的浓度因而迅速减少。病毒血症一般为一过性，但有部分病毒如乙型肝炎病毒（HBV）引起的病毒血症可持续很长时间甚至终生。孕妇感染病毒并出现病毒血症后，胎儿也可能感染。其可直接感染胎盘，也可由携带病毒的免疫细胞进入胎儿血液循环而引起感染。

（3）神经播散：某些病毒在局部感染后，可通过感染部位的神经末梢侵入神经细胞进行播散，这种播散方式被称为神经播散。对某些病毒而言，其致病性必须依靠神经播散，如狂犬病病毒和疱疹病毒等。有的病毒如脊髓灰质炎病毒、呼肠孤病毒等，虽然也可侵入神经细胞并进行神经播散，但其主要播散方式是局部播散和血源性播散。其他如 HIV、风疹病毒，能在脑内复制、增殖，但其播散途径为血源性，不能经神经播散。

病毒感染神经细胞的特性被称为病毒的嗜神经组织性。能通过神经播散的病毒都是神经组织性病毒。一般说来，此类病毒能感染不止一种细胞。大多数情况下，病毒要侵入神经细胞，必须先在其他细胞内复制和增殖，复制出的病毒粒子再通过支配感染部位的神经末梢进入神经细胞，并通过突触进行神经细胞之间的播散。

（4）影响病毒播散途径的因素：病毒能侵犯何种组织并进行播散与病毒的组织亲嗜性有关。部分病毒能侵犯多种组织，也能通过多种途径进行播散。病毒的播散途径能在很大程度上影响疾病的进程。

病毒的局部感染是否扩散除与机体的防御功能有关外，还与病毒本身的特性有关，其中比较重要的是子代病毒的定向释放特征。如病毒在感染黏膜柱状上皮的过程中，有的病毒尽管在局部黏膜或组织内复制出了大量子代病毒，但其释放方式却是向黏膜外释放，结果是大量的病毒排出体外，而不在机体内播散。相反，有的病毒是向黏膜基底部释放子代病毒，病毒一旦跨过基底屏障，扩散范围将加大，从而引起其他部位的感染。

另外，有的病毒是水平释放子代病毒，因而能感染周围的同类细胞或组织而引起局部播散。大多数通过肠道黏膜侵入机体的病毒，其子代病毒为向外释放，病毒释放后与肠道内物质混合，最终随粪便一起排至体外。

3. 发病机制

病毒侵入机体后在宿主细胞中复制，会对宿主细胞造成损伤，这种损伤可能是病毒复制并破坏细胞直接导致的后果，也可能是宿主免疫系统识别感染细胞后做出的免疫应答损伤引起的，或者两者兼而有之。

临床上表现出的各种症状，如发热、组织损伤、疼痛、恶心等都是病毒感染宿主细胞后感染个体的整体反应。

因此，需要明确的是，病毒的杀细胞作用、细胞融合效应、包涵体形成及诱导宿主细胞凋亡、转化等效应都是在细胞水平上发生的事件，其结局是隐性感染还是显性感染（包括显性感染众多的表现形式），最终还将取决于感染-抗感染因素的平衡倾向于哪一方，各种不同的临床表现则属于病毒感染在机体水平上的综合损伤效应。

（1）杀细胞效应：很多病毒感染体外培养的细胞都能造成细胞变化，如细胞变圆、脱落、融合等，称为病毒的致细胞病变效应。病毒除直接抑制或诱导细胞的凋亡外，还能影响细胞的基本代谢，具体如下。

①抑制宿主细胞的大分子合成。很多杀细胞病毒编码的早期蛋白能将宿主细胞的合成机制据为己用，抑制甚至关闭宿主细胞 RNA 合成和蛋白质表达，继而影响 DNA 合成，使细胞正常代谢紊乱，最终导致细胞死亡。

②细胞膜功能障碍。某些病毒感染细胞后，可使宿主细胞膜的通透性增高，不能保持细胞内外的离子平衡，影响细胞营养物质的摄入和废物的排出。另一些病毒，如麻疹病毒和副流感病毒，还能介导感染细胞与邻近未感染细胞的融合，形成多核巨细胞，造成细胞功能的障碍。

③影响细胞溶酶体和其他细胞器的功能。细胞基本代谢的紊乱往往导致膜系统通透性增高，进而使溶酶体内的各种酶扩散到胞质中引起细胞自溶。此外，有些病毒还能影响内质网、高尔基复合体的功能，抑制细胞内各种物质的正常运转。

当病毒的杀细胞效应将宿主细胞破坏到一定程度时，机体会出现严重的病理变化，若累及重要器官，则会危及生命或留下严重的后遗症。

（2）非杀细胞效应：一些病毒感染宿主后并不引起明显的细胞病变，它们主要通过其他一些非杀伤细胞机制间接致病，包括免疫系统引起的免疫病理损伤影响细胞正常合成和分泌功能，引起宿主细胞转化等。

（3）免疫病理损伤：大部分病毒感染对宿主造成的损害并不由病毒的致细

胞病变效应直接引起，而是病毒抗原刺激宿主的免疫应答反应对机体造成间接损伤。这种损伤称为免疫病理损伤，是宿主为消除病毒而付出的代价。对于大部分非杀伤细胞的病毒来说，由它们引发的免疫病理反应是造成机体损伤的唯一原因。免疫病理损伤一般由 T 细胞介导，少部分由抗体介导。

【临床症状】

病毒性心肌炎患者的临床表现取决于病变的广泛程度与部位，轻者可完全没有症状，重者甚至出现心源性休克及死亡。

（1）前驱症状：多数患者发病前 1 ~ 3 周有发热、全身倦怠、肌肉酸痛等症状。

（2）消化道症状：病毒侵入消化系统，致消化功能异常，出现恶心、呕吐等。

（3）心脏症状：病毒损伤心肌，使心肌细胞功能异常或坏死，出现心悸、胸痛等症状；若心肌细胞进一步受损，出现心力衰竭，则临床出现呼吸困难、水肿等症状，甚至晕厥、猝死。

【体征】

（1）心律失常：以房性与室性期前收缩及房室传导阻滞为多见。

（2）心率可增快，且与体温不相称。

（3）听诊：可闻及第三、第四心音或奔马律，部分患者可于心尖部闻及收缩期吹风样杂音。

（4）心力衰竭患者有颈静脉怒张、肺部湿啰音、肝大等体征。

（5）重症患者可出现低血压、四肢湿冷等心源性休克体征。

【辅助检查】

（1）胸部 X 线检查：可见心影扩大，有心包积液时呈烧瓶样改变。

（2）心电图：常见 ST-T 段改变，包括 ST 段轻度移位和 T 波倒置。合并急性心包炎的患者可有 aVR 导联以外 ST 段广泛抬高，少数可以出现病理性 Q 波。可出现各类型心律失常，特别是室性心律失常和房室传导阻滞等。

（3）超声心动图检查：可正常，也可显示左心室增大、室壁运动减低、左心室收缩功能减低、附壁血栓等。合并心包炎者可见心包积液。

（4）血液检查：心肌肌酸激酶（CK-MB）及肌钙蛋白（T 或 I）增高；C 反应蛋白增高；红细胞沉降率加快。

（5）病毒血清学检查：心内膜、心肌或心包组织内可检出病毒、病毒抗原、病毒基因片段或病毒蛋白。

【诊断】

根据病毒性心肌炎典型的前驱感染史、相应的临床表现，以及体征、心电图、心肌酶学、超声心动图等，可以考虑此诊断。

【中西汇通治疗】

1. 西医学治疗

西医学对病毒性心肌炎无特殊的治疗方法，通常采用三磷酸腺苷二钠、辅酶A等提供心肌细胞营养来保护和恢复受损的心肌细胞；并用大剂量维生素C来降低心肌细胞膜的渗透性，减少心肌受损细胞活性物质如组胺、慢反应物质、缓激肽等的释放，以减轻心肌细胞的炎症反应，并保护临近正常的心肌细胞。治疗方案举例如下。0.9%氯化钠注射液250mL、维生素C注射液20mL、三磷酸腺苷二钠（ATP）注射液40mg、注射用辅酶A100单位。用法：静脉滴注。

2. 中医学治疗

（1）清热解毒以针对病因进行治疗。心肌炎急性期的临床表现是发热、全身倦怠、肌肉酸痛，以及心肌肌酸激酶（CK–MB）、肌钙蛋白（T或I）增高，C反应蛋白增高，红细胞沉降率加快等。上述的临床表现是病毒感染导致心肌细胞损伤的表现，故对心肌炎急性期，首先应清热解毒，以针对病因治疗。常用的清热解毒并且具有良好抗病毒作用的药物有大青叶、板蓝根、金银花、蒲公英、半枝莲、白花蛇舌草、马齿苋等。

（2）滋阴养血以营养或保护受损的心肌细胞，具体如下。

①糖皮质激素具有抗炎、抗过敏的作用。无论是对细菌、病毒，还是对非特异性炎症，糖皮质激素都有较好的治疗作用。中医学滋补肾阴的药物能促进肾上腺皮质激素的分泌，通过其抗炎、抗过敏的作用来修补受损的心肌细胞。常用的具有促进肾上腺皮质激素分泌的滋肾阴药物有生地黄、玄参、女贞子、墨旱莲、枸杞子等。

②心肌细胞受损后，心肌细胞的电生理功能异常时会出现各种心律失常，故中医学用滋阴养血的药物保持心肌细胞内、外液的充足，减少离子流跨膜转运的电阻，使心律恢复正常。常用的滋阴养血药物有五味子、麦冬、当归、白芍、阿胶、龙眼肉等。

（3）活血通络以改善心肌供血。心电图的S–T段轻度移位和T波倒置是心肌细胞缺血的表现。因此，临床上应活血通络以改善心肌细胞的供血。常用的活血通络药物有川芎、丹参、桃仁、红花等。

（4）疏肝理气以疏通经络，促进心脏传导。心电是沿心肌细胞膜间隙传导的，心肌细胞受损后，炎症反应后的病理产物常充斥于细胞膜的间隙而影响心脏传导，易出现传导阻滞，出现心悸动、脉结代的临床症状。疏肝理气的药物可以疏通经络，有助于心脏传导的恢复，常用的疏肝理气药物有柴胡、香附、郁金、川楝子、佛手、香橼等。

第二节 心包疾病

心包为双层囊袋结构。脏层心包为浆膜，与纤维壁层之间形成的心包腔内有 15 ~ 50mL 浆膜液，起润滑作用。心包对心脏起固定及屏障保护作用，能减缓心脏收缩对周围血管的冲击，防止由于运动和血容量增加而导致的心腔迅速扩张，还能阻止肺部和胸腔感染的扩散。但心包先天缺如或手术切除通常不会产生严重临床后果。

心包疾病是由感染、肿瘤、代谢性疾病、尿毒症、自身免疫病、外伤等引起的心包病理性改变。临床上可按病程分为急性、亚急性及慢性，按病因分为感染性、非感染性、过敏性或免疫性。

按病程分类，心包疾病可分为急性、亚急性、慢性。

（1）急性：病程＜ 6 周，包括：①纤维素性；②渗出性（浆液性或血性）。

（2）亚急性：6 周 ~ 6 个月，包括：①渗出性 – 缩窄性；②缩窄性。

（3）慢性：＞ 3 个月，包括：①缩窄性；②渗出性；③粘连性（非缩窄性）。

按病因分类，心包疾病可分为感染性、非感染性和过敏性或免疫性。

（1）感染性：病毒性、细菌性、结核性、真菌性、其他。

（2）非感染性：急性心肌梗死、尿毒症、肿瘤、黏液腺癌、胆固醇、乳糜性、外伤、主动脉夹层、结节病等。

（3）过敏性或免疫性：风湿性、血管炎性、药物、心肌心包损伤后（包括手术）。

一、急性心包炎

急性心包炎为心包脏层和壁层的急性炎症性疾病，既可以单独存在，又可以是某种全身疾病累及心包的表现。

【病因】

急性心包炎最常见的病因为病毒感染，其他原因包括细菌、自身免疫病、肿瘤侵犯心包、尿毒症、急性心肌梗死后、主动脉夹层、胸壁外伤及心脏手术后。有些患者经检查仍无法明确病因，称为特发性急性心包炎或急性非特异性心包炎。约 1/4 的急性心包炎患者可复发，少数甚至反复发作。

【临床表现】

病毒感染者多于感染症状出现 10 ～ 12 天后有胸痛等症状，部分患者可伴有肺炎和胸膜炎临床表现。

1. 症状

胸骨后、心前区疼痛为急性心包炎的特征，常见于炎症变化的纤维蛋白渗出期。疼痛可放射到颈部、左肩、左臂，也可达上腹部，疼痛性质尖锐，与呼吸运动相关，常因咳嗽、深呼吸、变换体位或吞咽而加重。部分患者可因心脏压塞出现呼吸困难、水肿等症状。感染性心包炎可伴发热。

2. 体征

急性心包炎最具诊断价值的体征为心包摩擦音，呈抓刮样粗糙的高频音。多位于心前区，以胸骨左缘第 3、第 4 肋间最为明显。典型的摩擦音可听到与心房收缩、心室收缩和心室舒张相一致的三个成分，称为三相摩擦音。身体前倾坐位、深吸气或将听诊器胸件加压后可能听到摩擦音增强。心包摩擦音可持续数小时、数天甚至数周。当积液增多将两层心包分开时，摩擦音即消失。

【辅助检查】

1. 血液学检查

血液检查的异常情况取决于原发病，如感染性心包炎常有白细胞计数及中性粒细胞计数增加、红细胞沉降率增快等炎症反应，自身免疫病可有免疫指标阳性，尿毒症患者可见肌酐明显升高等。

2. 胸部 X 线检查

胸部 X 线片可无异常发现，如心包积液较多，则可见心影增大，通常成人液体量少于 250mL、儿童少于 150mL 时，X 线片难以检出其积液。

3. 心电图

急性心包炎心电图的主要表现如下。①除 aVR 和 V_1 导联以外的所有常规导联可能出现 ST 段呈弓背向下型抬高，aVR 及 V_1 导联 ST 段压低，这些改变可于数小时至数日后恢复。②一日至数日后，随着 ST 段回到基线，逐渐出现

T 波低平及倒置，此改变可于数周至数月后恢复正常，也可长期存在。③常有突发性心动过速。积液量较大时可以出现 QRS 电交替。

4. 超声心动图

超声心动图可确诊有无心包积液，判断积液量，协助判断临床血流动力学改变是否由心脏压塞所致。超声引导下行心包穿刺引流可以增加操作的成功率和安全性。

5. 心脏磁共振成像（CMR）

CMR 能清晰显示心包积液的容量和分布情况，帮助分辨积液的性质，可测量心包厚度。延迟增强扫描可见心包强化，对心包炎的诊断较敏感。对于急性心肌炎、心包炎，CMR 还有助于判断心肌受累情况。

6. 心包穿刺

心包穿刺的主要指征是心脏压塞，对积液性质和病因诊断也有帮助，可以对心包积液进行常规、生化、病原学（细菌、真菌等）、细胞学相关检查。

【诊断标准与鉴别诊断】

1. 诊断标准

根据急性起病、典型胸痛、心包摩擦音等症状、体征，以及特征性的心电图表现，可以对急性心包炎进行诊断。超声心动图检查可以确诊并判断积液量。结合相关病史、全身表现及相应的辅助检查有助于对病因做出诊断。

2. 鉴别诊断

诊断急性心包炎应注意与其他可引起急性胸痛的某些疾病相鉴别。胸痛伴心电图 ST 段抬高的，需要与急性心肌梗死鉴别，后者抬高的 ST 段弓背向上，ST-T 段改变的演进在数小时内发生，改变导联与梗死血管相对应，范围通常不如心包炎广泛。有高血压病史的胸痛患者需要排除夹层动脉瘤破裂，后者疼痛为撕裂样，程度较剧烈，多位于胸骨后或背部，可向下肢放射，破口入心包腔可出现急性心包炎的心电图改变，超声心动图有助于诊断，增强 CT 有助于揭示破口所在。肺栓塞可以出现胸痛、胸闷，甚至晕厥等表现，心电图的典型表现为 $S_{I}Q_{II}T_{III}$，也可见 ST-T 段改变，D- 二聚体通常升高，确诊需行肺动脉增强 CT 或肺动脉造影。

【中西汇通治疗】

1. 西医学治疗

（1）一般处理：患者宜卧床休息，直至胸痛消失和发热消退。疼痛时给予非甾体抗炎药如阿司匹林（2 ~ 4g/d），效果不佳可给布洛芬（每次

400 ~ 600mg，1 日 3 次）或吲哚美辛（每次 25 ~ 50mg，1 日 3 次）或吲哚美辛（每次 25 ~ 50mg，1 日 3 次），或秋水仙碱（每次 0.6mg，1 日 2 次）。必要时可使用吗啡类药物。

（2）病因治疗

①感染：对于白细胞计数及中性粒细胞计数增加、红细胞沉降率增快等炎症反应，应给予相应的抗生素药物治疗；若淋巴细胞升高，则给予抗病毒药物治疗。

②自身免疫性疾病：可给予糖皮质激素治疗（泼尼松，40 ~ 80mg/d）。

③对尿毒症、急性心肌梗死后心包炎等，分别针对原发病进行治疗。

（3）其他治疗

①对经其他药物治疗积液吸收效果不佳的患者，心包渗液多引起急性心脏压塞时，需立即行心包穿刺放液。

②顽固性复发性心包炎病程超过 2 年且激素无法控制的患者，或伴严重胸痛的患者，可考虑外科心包切除术治疗。

2. 中医学治疗

（1）清热解毒：清热解毒的中药可以抑制各种炎症细胞的浸润，有效消除细胞的炎症反应。常用的清热解毒药物有金银花、蒲公英、大青叶、板蓝根、连翘、白花蛇舌草等。

（2）清热燥湿：清热燥湿药物可以有效减轻受损的心肌细胞的水肿，抑制炎症反应，常用的归心经的清热燥湿药物有黄连、黄芩、栀子、苦参等。

（3）健脾利尿：健脾不仅有助于水湿的消退，还可以促进气血的产生，修补受损的心包细胞；利尿药有助于积液的排出。健脾药可以选择茯苓、白术、薏苡仁等；利尿药可以选择泽泻、车前子、川木通等。

二、心包积液及心脏压塞

心包疾患或其他疾病累及心包可以造成心包积液，当积液量迅速增多或达到一定程度时，则造成心脏输出量和回心血量明显下降，而产生的临床症状即心脏压塞。

【病因】

各种病因导致的心包炎均可伴有心包积液。心包积液最常见的 3 个原因是肿瘤、特发性心包炎和肾衰竭。严重的体循环淤血也可产生漏出性心包积液；

穿刺伤、心室破裂等可造成血性心包积液。心包积液迅速增多或量大可引起心脏压塞。

【生理病理】

正常情况下，心包腔平均压力接近于零或低于大气压，吸气时呈轻度负压，呼气时近于正压。心包内的少量积液一般不影响血流动力学。如果液体迅速增多，即使仅达 200mL，也可因心包无法迅速伸展而使心包内压力急剧上升，即引起心脏受压，导致心室舒张期充盈受阻，周围静脉压升高，最终使心排血量显著降低，血压下降，产生急性心脏压塞的临床表现。慢性心包积液则由于心包逐渐伸展适应，积液量可达 2000mL。

【临床表现】

心脏压塞的临床特征为贝克（Beck）三联征：低血压、心音低弱、颈静脉怒张。

1. 症状

呼吸困难是心包积液时最突出的症状，可能与支气管、肺、大血管受压，引起肺淤血有关。呼吸困难严重时，患者可呈端坐呼吸，身体前倾，呼吸浅促，面色苍白，可有发绀；也可因积液压迫气管、食管而产生干咳、声音嘶哑及吞咽困难；还可出现上腹部疼痛、肝大、全身水肿、胸腔积液或腹水，重症患者可出现休克。

2. 体征

心尖搏动减弱，位于心浊音界左缘的内侧或不能扪及；心脏叩诊浊音界向两侧增大，皆为绝对浊音区；心音低而遥远。积液量大时可于左肩胛骨下出现叩浊音，听诊闻及支气管呼吸音，称心包积液征（尤尔特征），此乃肺组织受压所致。少数病例可于胸骨左缘第 3、第 4 肋间闻及心包叩击音。大量心包积液可使收缩压降低，而舒张压变化不大，故脉压变小。根据心脏压塞程度的不同，脉搏可减弱或出现奇脉。大量心包积液影响静脉回流，可出现体循环淤血表现，如静脉怒张、肝大、肝颈静脉回流征、腹水及下肢水肿等。

3. 心脏压塞

短期内出现大量心包积液可引起急性心脏压塞，表现为窦性心动过速、血压下降、脉压变小、静脉压明显升高。如果心排血量显著下降，可造成急性循环衰竭和休克。如果液体积聚较慢，则出现亚急性或慢性心脏压塞，产生体循环静脉淤血征象，表现为颈静脉怒张，库斯莫尔征，即吸气时颈静脉充盈更明显；还可出现奇脉，表现为桡动脉搏动吸气时显著减弱或消失，呼气时恢复。

奇脉也可通过血压测量来诊断，即吸气时动脉收缩压较吸气前下降 10mmHg 或更多。

【辅助检查】

1. X 线检查

X 线片可见心影向两侧增大呈烧瓶状，心脏搏动减弱或消失。特别是肺野清晰而心影显著增大常是诊断心包积液的有力证据，有助于与心力衰竭相鉴别。

2. 心电图

心包积液的心电图可见肢体导联 QRS 低电压，大量渗液时可见 P 波、ORS 波、T 波电交替，常伴窦性心动过速。

3. 超声心动图

超声心动图用于诊断心包积液简单易行，迅速可靠。

心脏压塞时，超声心动图的特征为舒张末期右心房塌陷及舒张早期右心室游离壁塌陷。此外，还可观察到吸气时右心室内径增大，左心室内径减少，室间隔左移等。超声心动图可用于引导心包穿刺引流。

4. 心包穿刺

心包穿刺的主要目的是迅速缓解心脏压塞，同时可以对心包积液进行相关检查，以明确病因。

【诊断标准与鉴别诊断】

1. 诊断标准

对于呼吸困难的患者，如查体发现颈静脉怒张、奇脉、心浊音界扩大、心音遥远等典型体征，应考虑心包积液的诊断；超声心动图见心包积液即可确诊。心包积液的病因诊断应根据临床表现、实验室检查、心包穿刺液检查及是否存在其他疾病进一步明确。

2. 鉴别诊断

心包积液主要与引起呼吸困难的其他疾病相鉴别，尤其是与心力衰竭进行鉴别。鉴别时，应根据心脏原有的基础疾病如冠心病、高血压、心脏瓣膜病、先天性心脏病或心肌病等病史，查体闻及肺部湿啰音，并根据心音、心脏杂音和有无心包摩擦音等进行判断，心脏超声有助于明确诊断。

【中西汇通治疗】

1. 西医学治疗

心包穿刺引流是解除心脏压塞最简单、有效的手段，对所有血流动力学不稳定的急性心脏压塞，均应紧急行心包穿刺或外科心包开窗引流，解除心脏压塞。对伴休克患者，需扩容治疗，可增加右心房及左心室舒张末期压力。对于血流动力学稳定的心包积液患者，应设法明确病因，针对原发病进行治疗，同时应注意血流动力学情况，必要时行心包减压并将引流液送实验室检查。

2. 中医学治疗

中医学治疗心包积液的组方配伍原则如下。

（1）以祛除心包积液的药物为君。

①用攻逐水邪的药物消除心包积液：心包积液过多会影响心脏的泵血功能，导致血液循环障碍，引起肺淤血和肺水肿，出现呼吸困难。中医学治疗心包积液需要泄上焦之水。泄上焦之水效果最好的药物是葶苈子和桑白皮。

②用辛温发汗的方法排水：心包积液位于上焦，病程进展中会导致肺淤血和肺水肿，辛温发汗法可促进水邪从汗孔排出。常用的辛温发汗药物有麻黄、桂枝、生姜、细辛等。

（2）以健脾利水药为臣：健脾可以运化水湿，加速水湿的排泄。常用的健脾药物有茯苓、白术、薏苡仁、白扁豆等。

（3）以利水渗湿药和清热解毒药为佐。

①利水渗湿的药物，可使水有去处，有利于加速水液的排泄。常用药物有猪苓、萆薢、泽泻、川木通、车前子等，也可选用茯苓皮、冬瓜皮、大腹皮等利水消肿药。

②心包积液是由心包炎症导致的，在治疗心包积液时，还应加清热解毒的药物，如金银花、连翘、蒲公英等，以抑制炎症细胞的浸润，针对病因进行治疗。

第五章
高血压

第一节　原发性高血压

原发性高血压是以体循环动脉压升高为主要临床表现的心血管综合征，我们通常所说的高血压一般为原发性高血压，是心血管疾病最重要的危险因素，可损伤重要脏器，如心、脑、肾的结构和功能，最终导致这些器官功能衰竭。

【高血压的标准及分级】

高血压的标准是根据临床及流行病学资料界定的。正常血压是收缩压＜120mmHg，舒张压＜80mmHg。收缩压在120～139mmHg，舒张压在80～89mmHg，称为正常高值血压。另外，还有一种单纯收缩期高血压，收缩压≥140mmHg，舒张压＜90mmHg。高血压为未使用降压药物的情况下心室收缩压≥140和（或）舒张压≥90mmHg。目前根据血压升高水平，可进一步将高血压分为1～3级（表1）。

表1　高血压的分级

分级	收缩压和（或）舒张压（mmHg）
1级高血压（轻度）	140～159和（或）90～99
2级高血压（中度）	160～179和（或）100～109
3级高血压（重度）	≥180和（或）≥110

【病因】

原发性高血压的病因为多因素，其中遗传和环境的交互作用是重要因素之一。但是遗传与环境因素具体通过何种途径升高血压，至今尚无完整、统一的认识，原因如下。高血压不是均匀同质性疾病，不同个体间病因和发病机制不尽相同；高血压病程较长，进展一般较慢，不同阶段的始动、维持和加速机制不同。因此，高血压是多因素、多环节、多阶段和个体差异性较大的疾病。

1. 遗传因素

高血压的遗传因素可能存在主要基因显性遗传和多基因关联遗传两种方式。在遗传表型上，不但高血压的发生率体现遗传性，而且在血压水平、并发症发生及其他有关因素如肥胖等也有遗传性。关于高血压的基因定位，在全世界进行的 20 余个高血压全基因组扫描研究中，共有 30 余个可能有关的染色体区段。

2. 环境因素

（1）饮食：不同地区人群的血压水平和高血压患病率与钠盐平均摄入量呈显著正相关，但在同地区人群中，个体的血压水平与摄钠盐量并不相关。这也说明摄钠盐过多导致血压升高主要见于对钠盐敏感的人群。钾盐摄入量与血压呈负相关。高蛋白质摄入属于升压因素。饮食中的饱和脂肪酸或饱和脂肪酸/不饱和脂肪酸值较高也属于升压因素。饮酒量与血压水平呈线性相关，尤其与收缩压相关性更强。叶酸缺乏会导致血浆同型半胱氨酸水平增高，与高血压发病呈正相关，尤其增加高血压引起脑卒中的风险。

（2）精神应激：脑力劳动者的高血压患病率超过体力劳动者，从事精神紧张度高的职业者发生高血压的可能性较大，长期生活在噪声环境中听力敏感性减退者高血压发病率也较高。此类高血压患者经休息后，症状和血压可获得一定改善。

（3）吸烟：吸烟可使交感神经末梢释放去甲肾上腺素增加而使血压增高，同时可以通过氧化应激使一氧化氮（NO）介导的血管舒张作用受到损害而引起血压增高。

3. 其他因素

（1）体重：体重增加是血压升高的重要危险因素。肥胖的类型与高血压的发生关系密切，腹型肥胖者更容易发生高血压。

（2）药物：服避孕药的女性血压升高的发生率及程度与服药时间的长短有关。口服避孕药引起的高血压一般为轻度，并且可逆转，在终止服药后 3 ～ 6 个月血压常恢复正常。其他如麻黄素、肾上腺皮质激素、非甾体抗炎药（NSAIDs）、甘草等也可使血压增高。

（3）睡眠呼吸暂停低通气综合征（SAHS）：SAHS 有中枢性和阻塞性之分。

50% SAHS 患者有高血压，血压升高程度与 SAHS 病程和严重程度有关。

【原发性高血压的发病机制】

1. 神经因素机制

各种原因导致大脑皮质下神经中枢功能发生变化，各种神经递质浓度与活性异常，包括去甲肾上腺素、肾上腺素、多巴胺、神经肽 Y、5– 羟色胺、血管升压素、脑啡肽、脑利尿钠肽和中枢肾素 – 血管紧张素系统，最终使交感神经系统活性亢进，血浆儿茶酚胺浓度升高，小动脉收缩增强而导致血压增高。

2. 激素因素机制

激素因素机制主要指肾素 – 血管紧张素 – 醛固酮系统（RAAS）的激活。肾小球入球动脉的球旁细胞分泌肾素，激活从肝脏产生的血管紧张素原（AGT），生成血管紧张素Ⅰ（ATⅠ），然后经肺循环的转换酶（ACE）生成血管紧张素Ⅱ（ATⅡ）。ATⅡ是 RAAS 的主要效应物质，作用于血管紧张素Ⅱ受体 1，使小动脉平滑肌收缩，刺激肾上腺皮质球状带分泌醛固酮，通过交感神经末梢突触前膜的正反馈使去甲肾上腺素分泌增加。这些作用均可使血压升高。

近年来的研究发现，很多组织如血管壁、心脏、中枢神经、肾脏及肾上腺，也有 RAAS 各种组成成分。组织 RAAS 对心脏、血管的功能和结构所起的作用，可能在高血压发生和维持中有更大影响。

3. 肾脏因素机制

各种原因引起肾性水、钠潴留，增加心排血量，通过全身血流自身调节，使外周血管阻力和血压升高，启动压力利尿钠机制，再将潴留的水、钠排泄出去；也可能通过排钠激素分泌增加，例如内源性类洋地黄物质，在排泄水、钠同时，使外周血管阻力增高而使血压增高。

4. 血管因素机制

大动脉和小动脉结构和功能的变化在高血压发病中发挥着重要作用。覆盖在血管壁内表面的内皮细胞能生成、激活和释放各种血管活性物质，例如一氧化氮、前列环素、内皮素、内皮依赖性血管收缩因子等，调节心血管功能。

年龄增长及各种心血管危险因素，例如血脂异常、血糖升高、吸烟、高同型半胱氨酸血症等，会导致血管内皮细胞功能异常，引起氧自由基产生增加、NO 灭活增强、血管炎症、氧化应激反应等，影响动脉弹性功能和结构。

由于大动脉弹性减退，脉搏波传导速度增快，反射波抵达中心大动脉的时相从舒张期提前到收缩期，出现收缩期延迟压力波峰，导致收缩压升高，舒张压降低，脉压增大。阻力动脉结构（血管数目稀少或壁 / 腔值增加）和功能

（弹性减退和阻力增大）改变，影响外周压力反射点的位置或反射波强度，也对脉压增大起重要作用。

5. 胰岛素抵抗机制

胰岛素抵抗（IR）指必须以高于正常的血胰岛素释放水平来维持正常的糖耐量，表示机体组织对胰岛素处理葡萄糖的能力减退。约 50% 的原发性高血压患者存在不同程度的 IR。在肥胖、血甘油三酯升高、高血压及糖耐量减退并存的四联症患者中，胰岛素抵抗最为明显。近年来认为，IR 是 2 型糖尿病和高血压发生的共同生理病理基础，但 IR 是如何导致血压升高，尚未获得肯定解释。多数研究者认为，2 型糖尿病是 IR 造成继发性高胰岛素血症引起的。继发性高胰岛素血症使肾脏水、钠重吸收增强，交感神经系统活性亢进，动脉弹性减退，从而使血压升高。在一定意义上，胰岛素抵抗导致的交感神经活性亢进使机体产热增加，是对肥胖的一种负反馈调节。这种调节以血压升高和血脂代谢障碍为代价。

【生理病理】

从血流动力学角度，血压主要取决于心输出量和体循环周围血管阻力，平均动脉血压（MBP）＝心输出量（CO）× 总外周血管阻力（PR）。随年龄增加，常可呈现出不同的血流动力学特征。

对于年轻人而言，血流动力学的主要改变为心输出量增加和主动脉硬化，体现了交感神经系统的过度激活，一般发生于男性。

对于中年人而言，高血压主要表现为舒张压增高，伴或不伴收缩压增高。单纯舒张期高血压常见于中年男性，血压随体重增加而升高。血流动力学的主要特点为周围血管阻力增加而心输出量正常。

对于老年人而言，单纯收缩期高血压是最常见的类型。流行病学显示，收缩压随年龄增长而增高，而舒张压随年龄增长至 55 岁后逐渐下降。脉压的增加提示中心动脉硬化及周围动脉回波速度的增快导致收缩压增加。单纯收缩期高血压常见于老年人和女性。

【高血压的危害】

心脏和血管是高血压损害的主要靶器官，早期可无明显的病理改变，长期高血压引起的心脏改变主要是左心室肥厚和扩大，而全身小动脉病变则主要是壁 / 腔值增加和管腔内径缩小，导致重要靶器官如心、脑、肾组织缺血。长期高血压及伴随的危险因素可促进动脉粥样硬化的形成及发展。目前的研究认为，血管内皮功能障碍是高血压最早期和最重要的血管损害。

1. 心脏

长期压力负荷增高，儿茶酚胺与 ATⅡ 等都可刺激心肌细胞肥大和间质纤维化，引起左心室肥厚和扩张，称为高血压性心脏病。左心室肥厚可以使冠状动脉血流储备下降，特别是在氧耗量增加时，导致心内膜下心肌缺血。高血压性心脏病常可合并冠状动脉粥样硬化和微血管病变。

2. 脑

长期高血压使脑血管发生缺血与变性，形成微动脉瘤，一旦破裂可发生脑出血。高血压促使脑动脉粥样硬化，粥样斑块破裂可并发脑血栓形成。脑小动脉闭塞性病变，引起的针尖样小范围梗死病灶，称为腔隙性脑梗死。高血压的脑血管病变特别容易发生在大脑中动脉的豆纹动脉、基底动脉的旁正中动脉和小脑齿状核动脉。这些血管直接来自压力较高的大动脉，血管细长而且垂直穿透，容易形成微动脉瘤或闭塞性病变。因此，脑卒中通常累及壳核、丘脑、尾状核、内囊等部位。

3. 肾脏

长期持续的高血压使肾小球内囊压力升高，肾小球纤维化、萎缩，肾动脉硬化，导致肾实质缺血和肾单位不断减少。慢性肾衰竭是长期高血压的严重后果之一，尤其在合并糖尿病时。恶性高血压时，入球小动脉及小叶间动脉发生增殖性内膜炎及纤维素样坏死，可在短期内出现肾衰竭。

4. 视网膜

视网膜小动脉在高血压早期即发生痉挛，随着病程进展出现硬化。血压急骤升高可引起视网膜渗出和出血。眼底检查有助于了解高血压的严重程度，目前采用基 - 瓦二氏眼底分级法。

Ⅰ级：视网膜动脉变细、反光增强。

Ⅱ级：视网膜动脉狭窄、动静脉交叉压迫。

Ⅲ级：在上述病变基础上有眼底出血及棉絮状渗出。

Ⅳ级：上述基础上又出现视盘水肿。

【临床表现及并发症】

1. 症状

大多数原发性高血压起病缓慢，缺乏特殊临床表现，导致诊断延迟，仅在测量血压时或发生心、脑、肾等并发症时才被发现。患者有头晕、头痛、颈项板紧、疲劳、心悸等，也可出现视力模糊、鼻出血等较重症状，典型的高血压头痛在血压下降后即消失。

高血压患者还可以出现受累器官的症状，如胸闷、气短、心绞痛、多尿等。另外，有些症状可能是降压药的不良反应。高血压患者可以同时合并其他原因的头痛，往往与血压水平无关，例如精神焦虑性头痛、偏头痛、青光眼头痛等。如果患者突然发生严重眩晕，要注意可能是脑血管病或者降压过度、直立性低血压所致。

2. 体征

高血压体征一般较少。周围血管搏动、血管杂音、心脏杂音等是重点检查的项目。颈部、背部两侧肋脊角、上腹部及脐两侧、腰部肋脊处的血管杂音较常见。心脏听诊可有主动脉瓣区第二心音亢进、收缩期杂音或收缩早期喀喇音。

有些体征常提示继发性高血压的可能，如腰部肿块提示多囊肾或嗜铬细胞瘤；股动脉搏动延迟或缺如，下肢血压明显低于上肢，提示主动脉缩窄；向心性肥胖、皮肤紫纹与多毛，提示皮质醇增多症。

【并发症】

（1）脑血管病：包括脑出血、脑血栓形成、腔隙性脑梗死、短暂性脑缺血发作。

（2）心力衰竭和冠心病。

（3）慢性肾衰竭。

（4）主动脉夹层。

【实验检查】

1. 基本项目

血液生化（钠、钾、空腹血糖、总胆固醇、甘油三酯、高密度脂蛋白胆固醇、低密度脂蛋白胆固醇、尿酸、肌酐）、全血细胞计数、血红蛋白和血细胞比容、尿液分析（尿蛋白、尿糖和尿沉渣镜检）、心电图。

2. 推荐项目

24 小时动态血压监测、超声心动图、颈动脉超声、餐后 2 小时血糖、血同型半胱氨酸、尿蛋白定量、眼底部 X 线检查、脉搏波传导速度及踝臂血压指数等。

动态血压测（ABPM）是由仪器自动定时测量血压，每 15 ~ 30 分钟自动测压，一般连续监测 24 小时或更长时间。正常人血压呈明显的昼夜节律，表现为双峰一谷，在上午 6 ~ 10 时及下午 4 ~ 8 时各有一高峰，而夜间血压降低。目前研究认为，动态血压的正常参考范围为 24 小时平均血压＜ 130/80mmHg，白天血压均值＜ 135/85mmHg，夜间血压均值＜ 120/70mmHg。动态血压监测可诊断白大衣高血压，发现隐蔽性高血压，检查是否存在顽固性高血压，评估血压升高程度、短时变异和昼夜节律及治疗效果等。

3. 选择项目

对怀疑为继发性高血压患者，根据需要可以选择以下检查项目：血浆肾素活性、血和尿醛固酮、血和尿皮质醇、血肾上腺素及去甲肾上腺素、血和尿儿茶酚胺、动脉造影、肾和肾上腺超声、CT 或 MRI。睡眠呼吸监测等有利于与原发性高血压相鉴别。对有并发症的高血压患者，可进行相应的心、脑和肾检查。

【诊断和鉴别诊断】

高血压主要根据诊室测量的血压值进行诊断。测量时，采用经核准的水银柱或电子血压计，测量安静休息坐位时上臂肱动脉部位血压，一般需非同日测量 3 次血压值，收缩压均≥ 140mmHg 和（或）舒张压均≥ 90mmHg 可诊断为高血压。患者既往有高血压史，正在使用降压药物，血压虽然正常，也诊断为高血压。高血压的诊断也可参考家庭自测血压收缩压≥ 135mmHg 和（或）舒张压≥ 85mmHg 和 24 小时动态血压收缩压平均值≥ 130mmHg 和（或）舒张压≥ 80mmHg，白天收缩压平均值≥ 135mmHg 和（或）舒张压平均值≥ 85mmHg，夜间收缩压平均值≥ 120mmHg 和（或）舒张压平均值≥ 70mmHg，进一步评估血压状态。一般来说，左、右上臂的血压相差＜（10 ～ 20）mmHg，右侧＞左侧。如果左、右上臂血压相差较大，要考虑一侧锁骨下动脉及远端有阻塞性病变。如疑似直立性低血压的患者，还应测量平卧位和站立位血压。是否有血压升高，不能仅凭 1 次或 2 次的诊室血压测量值，需要经过一段时间的随访，进一步观察血压变化和总体水平。一旦诊断为高血压，必须鉴别是原发性还是继发性。

【预后】

高血压患者的预后不仅与血压水平有关，还与是否合并其他心血管危险因素及与器官损害程度有关。因此，从指导治疗和判断预后的角度，应对高血压患者进行心血管危险分层，将高血压患者分为低危、中危、高危和很高危。具体的危险分层标准根据血压升高水平来定。

【中西汇通治疗】

1. 西医学治疗

（1）目的与原则，具体如下。

1）治疗性的生活方式干预适用于所有高血压患者。

①减轻体重：将体重指数（BMI）尽可能控制在＜ $24kg/m^2$；体重降低对改善胰岛素抵抗、糖尿病、血脂异常和左心室肥厚均有益。

②减少钠盐摄入：膳食中约 80% 的钠盐来自烹调用盐和各种腌制品，所以应减少烹调用盐，每人每日食盐量以不超过 6g 为宜。

③补充钾盐：每日吃新鲜蔬菜和水果。

④减少脂肪摄入：减少食用油摄入，少吃或不吃肥肉和动物内脏。

⑤戒烟酒。

⑥增加运动：运动有利于减轻体重和改善岛素抵抗，提高心血管调节适应能力，稳定血压水平。

⑦减轻精神压力，保持心态平衡。

⑧必要时补充叶酸制剂。

2）血压控制目标值：目前，一般主张血压控制目标值应＜ 140/90mmHg。

糖尿病、慢性肾病、心力衰竭或病情稳定的冠心病合并高血压患者，血压控制目标值＜ 130/80mmHg。

对于老年收缩期高血压患者，收缩压控制在 150mmHg 以下，如果能够耐受，可降至 140mmHg 以下。

患者应尽早将血压降低到上述目标血压水平，但并非越快越好。大多数高血压患者应根据病情在数周至数月内将血压逐渐降至目标水平。年轻、病程较短的高血压患者，可较快达标。但老年人、病程较长或已有靶器官损害或并发症的患者，降压速度宜适度缓慢。

3）多重心血管危险因素协同控制。各种心血管危险因素之间存在关联，大部分高血压患者合并其他心血管危险因素。降压治疗后尽管血压控制在正常范围，其他危险因素依然对预后产生重要影响。因此，降压治疗时应同时兼顾其他心血管危险因素控制。降压治疗方案除必须有效控制血压外，还应兼顾对糖代谢、脂代谢、尿酸代谢等多重危险因素的控制。

（2）降压药物治疗，具体如下。

1）降压药物的治疗对象如下。

①高血压 2 级或以上患者。

②高血压合并糖尿病，或者已经有心、脑、肾靶器官损害或并发症患者。

③凡血压持续升高，改变生活方式后血压仍未获得有效控制者。从心血管危险分层的角度，高危和很高危患者必须使用降压药物进行强化治疗。

2）降压药物应用基本原则：使用降压药物应遵循以下 4 项原则，即小剂量开始，优先选择长效制剂，联合用药及个体化。

①小剂量：初始治疗时通常采用较小的有效治疗剂量，根据需要逐步增加

剂量。

②优先选择长效制剂：尽可能使用每天给药 1 次而有持续 24 小时降压作用的长效药物，从而有效控制夜间血压与晨峰血压，更有效预防心脑血管并发症。如使用中、短效制剂，则需每天给药 2 ～ 3 次，以达到平稳控制血压的目的。

③联合用药：可增加降压效果又不增加不良反应，在低剂量单药治疗效果不满意时，可以采用 2 种或 2 种以上降压药物联合治疗。事实上，对于 2 级以上的高血压，为达到目标血压，常需联合治疗。对血压≥ 160/100mmHg 或高于目标血压 20/10mmHg 或高危及以上患者，起始即可采用小量两种药物联合治疗或用固定复方制剂。

④个体化：根据患者具体情况、药物有效性和耐受性，兼顾患者经济条件及个人意愿，选适合患者的降压药物。

3）降压药物的种类

目前常用的降压药物可归纳为五大类，即利尿药、β 受体阻滞剂、钙离子通道阻滞剂（CCB）、血管紧张素转换酶抑制剂（ACEI）和血管紧张素Ⅱ受体阻滞剂（ARB）。

4）各类降压药物作用特点

①利尿药：有噻嗪类、袢利尿药类和保钾利尿药 3 类。噻嗪类使用最多，常用的有氢氯噻嗪。降压作用主要通过排钠减少细胞外容量，降低外周血管阻力。降压起效较平稳、缓慢，持续时间相对较长，作用持久，适用于轻、中度高血压，对单纯收缩期高血压，盐敏感性高血压，合并肥胖症或糖尿病，围绝经期女性，合并心力衰竭和老年性高血压有较强的降压效应。利尿药可增强其他降压药的疗效。

用法：氢氯噻嗪，每次 12.5mg，每日 1 ～ 2 次，口服；氨苯蝶啶，每次 50mg，每日 1 ～ 2 次，口服；阿米洛利，每次 5 ～ 10mg，每日 1 次，口服；呋塞米，每次 20 ～ 40mg，每日 1 ～ 2 次，口服；吲达帕胺，每次 1.5 ～ 2.5mg，每日 1 次，口服。

噻嗪类利尿药的主要不良反应是低钾血症和影响血脂、血糖、血尿酸代谢。上述情况往往发生在大剂量应用时，因此推荐使用小剂量。其他不良反应还包括乏力、尿量增多等，痛风患者禁用。袢利尿药主要用于合并肾功能不全的高血压患者。保钾利尿药可引起高钾血症，不宜与 ACEI、ARB 合用，肾功能不全者慎用。

②β受体阻滞剂：有选择性（β_1）、非选择性（β_1与β_2）和兼有α受体阻滞3类。该类药物可通过抑制中枢和周围RAAS，抑制心肌收缩力和减慢心率，发挥降压作用。该类药物降压作用较强而且起效迅速，不同β受体阻滞剂的降压作用持续时间不同，适用于不同程度的高血压患者，尤其是心率较快的中、青年患者或合并心绞痛和慢性心力衰竭者，但对老年高血压疗效相对较差。各种β受体阻滞剂的药理学和药代动力学情况相差较大，临床上治疗高血压宜使用选择性β_1受体阻滞剂或者兼有α受体阻滞作用的β受体阻滞剂，使用能有效减慢心率的较高剂量。β受体阻滞剂不但能降低静息血压，而且能抑制体力应激和运动状态下的血压急剧升高。

用法：普萘洛尔，每次10～20mg，每日2～3次，口服；美托洛尔，每次25～50mg，每日2次，口服；阿替洛尔，每次50～100mg，每日1次，口服；倍他洛尔，每次10～20mg，每日1次，口服；比索洛尔，每日5～10mg，每日1次，口服；卡维地洛，每次12.5～25mg，每日1～2次，口服；拉贝洛尔，每次100mg，每日2～3次，口服。

注意：较高剂量治疗时突然停药可导致撤药综合征。β受体阻滞剂可增加胰岛素抵抗，还可能掩盖和延长低血糖反应，使用时加以注意。β受体阻滞剂会引起心动过缓、乏力、四肢发冷。β受体阻滞剂对心肌收缩力、窦房结及房室结功能均有抑制作用，并可增加气道阻力，急性心力衰竭、病态窦房结综合征、房室传导阻滞患者禁用。

③钙离子通道阻滞剂

a. 二氢吡啶类：硝苯地平，每次5～10mg，每日3次，口服。

b. 非二氢吡啶类：维拉帕米，每次240mg，每日1次，口服；地尔硫䓬，每次90～180mg，每日1次，口服。

c. 长效降压药：氨氯地平，每次5～10mg，每日1次，口服；左旋氨氯地平，每次1.25～5mg，每日1次，口服。

d. 脂溶性膜控型药物：拉西地平，每次4～6mg，每日1次，口服；乐卡地平，每次10～20mg，每日1次，口服。

e. 缓释或控释制剂：非洛地平缓释片，每次5～10mg，每日1次，口服；硝苯地平控释片，每次30～60mg，每日1次，口服。

钙离子通道阻滞剂的降压作用主要通过阻滞电压依赖L型钙离子通道，减少细胞外钙离子进入血管平滑肌细胞内，减弱兴奋收缩耦联，降低阻力血管的收缩反应。

钙离子通道阻滞剂还能减轻 ATⅡ和 α_1 肾上腺素能受体的缩血管效应，减少肾小管钠重吸收。钙离子通道阻滞剂的降压作用起效迅速，降压疗效和幅度相对较强，疗效的个体差异性较小，与其他类型降压药物联合治疗能明显增强降压作用。钙离子通道阻滞剂对血脂、血糖等无明显影响，患者服药依从性较好。

相对于其他降压药物，钙离子通道阻滞剂还具有以下优势：对老年患者有较好的降压疗效；高钠摄入和非甾体抗炎药物不影响降压疗效；对嗜酒患者也有显著降压作用；可用于合并糖尿病、冠心病或外周血管病患者；长期治疗还具有抗动脉粥样硬化作用。

钙离子通道阻滞剂的主要缺点是开始治疗时有反射性交感活性增强，会引起心率增快、面部潮红、头痛、下肢水肿等，尤其是在使用短效制剂时，上述情况更明显。

非二氢吡啶类药物抑制心肌收缩和心脏传导功能，不宜在心力衰竭、窦房结功能低下或心脏传导阻滞患者中应用。

④血管紧张素转换酶抑制剂：降压作用主要通过抑制循环和组织 ACE，使 ATⅡ生成减少，同时抑制激肽酶，使缓激肽降解减少。该类药物降压作用起效缓慢，3 ~ 4 周时达最大作用，限制盐摄入或联合使用利尿药可迅速起效，增强作用。ACEI 具有改善胰岛素抵抗和减少尿蛋白的作用，对肥胖症、糖尿病和心脏、肾脏靶器官受损的高血压患者具有相对较好的疗效，特别适用于伴有心力衰竭、心肌梗死、房颤、蛋白尿、糖耐量减退或糖尿病肾病的高血压患者。

用法：卡托普利，每次 12.5 ~ 50mg，每日 2 ~ 3 次，口服；依那普利，每次 10 ~ 20mg，每日 2 次，口服；贝那普利，每次 10 ~ 20mg，每日 1 次，口服；赖诺普利，每次 10 ~ 20mg，每日 1 次，口服；雷米普利，每次 2.5 ~ 10mg，每日 1 次，口服；福辛普利，每次 10 ~ 20mg，每日 1 次，口服；西拉普利，每次 2.5 ~ 5mg，每日 1 次，口服；培哚普利，每次 4 ~ 8mg，每日 1 次，口服。

不良反应：血管紧张素转换酶抑制剂的不良反应主要是刺激性干咳和血管性水肿。干咳发生率为 10% ~ 20%，可能与体内缓激肽增多有关，停用后可消失。

高钾血症、妊娠女性和双侧肾动脉狭窄患者禁用。血肌酐超过 3mg/dL 的患者使用时需谨慎，应定期监测血肌酐及血钾水平。

⑤血管紧张素Ⅱ受体阻滞剂：降压作用主要通过阻滞组织 ATⅡ受体亚型 AT_1，更充分有效地阻断 ATⅡ的血管收缩、水钠潴留与重构作用。近年来的研

究表明，阻滞 AT_1 负反馈引起 ATⅡ 增加，可激活另一受体亚型 AT_2，能进一步拮抗 AT_1 的生物学效应。该类药物的降压作用起效慢，但药效持久而平稳。低盐饮食或与利尿药联合使用能明显增强疗效。多数血管紧张素Ⅱ受体阻滞剂剂量增大，降压作用增强，治疗窗较宽。该类药物的最大特点是直接与药物有关的不良反应较少，一般不引起刺激性干咳，患者持续治疗依从性高。治疗禁忌证与 ACEI 相同。

用法：氯沙坦，每次 50 ~ 100mg，每日 1 次，口服；缬沙坦，每次 80 ~ 160mg，每日 1 次，口服；厄贝沙坦，每次 150 ~ 300mg，每日 1 次，口服；替米沙坦，每次 40 ~ 80mg，每日 1 次，口服；奥美沙坦，每次 20 ~ 40mg，每日 1 次，口服；坎地沙坦，每次 8 ~ 16mg，每日 1 次，口服。

除上述五大类主要的降压药物外，在降压药的发展历史中还有一些药物，包括交感神经抑制剂，例如利血平、可乐定；直接血管扩张剂，例如肼屈嗪；α_1 受体阻滞剂，例如哌唑嗪、特拉唑嗪、多沙唑嗪。这些药物曾用于临床并有一定的降压疗效，但因不良反应较多，目前不主张单独使用，但可用于复方制剂或联合治疗。

5）降压治疗方案：大多数无并发症的患者可单独或联合使用噻嗪类利尿药、β 受体阻滞剂、CCB、ACEI 和 ARB，治疗应从小剂量开始。临床实际使用时，患者合并心血管危险因素、靶器官损害、并发症、降压疗效、不良反应及药物费用等，都可能影响降压药的具体选择。目前研究认为，2 级高血压患者在开始用药时就可以采用 2 种降压药物联合治疗，联合治疗有利于血压较快达到目标值，也利于减少不良反应。联合治疗应采用不同降压机制的药物，我国临床主要推荐的优化联合治疗方案如下。① ACEI 或 ARB+ 二氢吡啶类药物；② ARB 或 ACEI+ 噻嗪类利尿药；③二氢吡啶类药物 + 噻嗪类利尿药；④二氢吡啶类药物 +β 受体阻滞剂。次要推荐使用的联合治疗方案如下：①利尿药 +β 受体阻滞剂；② α 受体阻滞剂 +β 受体阻滞剂；③二氢吡啶类药物 + 保钾利尿药；④噻嗪类利尿药 + 保钾利尿药。

3 种降压药联合治疗一般必须包含利尿药。采用合理的治疗方案和良好的治疗依从性，一般可使患者在治疗 3 ~ 6 个月内达到血压控制目标值。对于有并发症的患者，降压药和治疗方案选择应该个体化。降压治疗的益处主要是通过长期控制血压达到的，所以，高血压患者需要进行长期降压治疗，尤其是高危和很高危患者。在每个患者确立有效治疗方案控制血压后，仍应继续治疗，不应随意停止治疗或频繁改变治疗方案。若停降压药，多数患者会在半年内回到原来的血压水平。由于降压治疗具有长期性，故患者的治疗依从性十分重要。采取以下措施可以提高患者治疗的依从性：医师与患者之间保持经常性的良好沟通；让患者和家属参与制订治疗计划；鼓励患者在家中自测血压。

2. 中医学治疗

（1）中医学治疗高血压的基本原则：根据神经和激素因素机制学说，高血压的主要形成原因是各种化学物质浓度升高，引起交感神经系统活性亢进，阻力动脉收缩增强。因此，中医学的治疗思路主要有以下几点：

1）活血化瘀法：既可以扩张血管，对抗小动脉的收缩，又可以促进血液循环以降低各种化学物质的浓度，消除引起交感神经系统活性亢进的病因。常用的活血化瘀药有丹参、桃仁、红花、川芎等。

2）疏肝理气法：可以缓解交感神经功能亢进导致的血管痉挛。常用的疏肝理气中药有香附、郁金、川楝子、香橼、佛手等。柴胡也具有疏肝理气的作用，但柴胡性升，故在高血压的治疗中尽量不用柴胡。另外，川楝子含有马兜铃酸，易伤肾，故临床上不宜长期或超量使用。

3）平肝潜阳法和滋阴补肾法，具体如下。

①平肝潜阳法：交感神经功能亢进与阻力动脉收缩使血压升高的临床症状主要有头目眩晕、头痛、耳鸣、面红目赤、烦躁易怒等，属于中医学“肝阳上亢”范畴。平肝潜阳的中药具有治疗上述症状的功效，故可以治疗高血压。常用的平肝潜阳药物有石决明、珍珠母、牡蛎、紫贝齿、代赭石、刺蒺藜、罗布麻、夏枯草、钩藤等。

②滋阴补肾法：高血压出现肝阳上亢是因肾阴虚不能制约肝阳，故在用平肝潜阳的药物治疗的同时，可配伍滋养肾阴的药物，益阴以制阳，可以增加平肝潜阳的疗效，常用药物有熟地黄、生地黄、枸杞子、女贞子、墨旱莲、桑椹等。

（2）高血压兼证的治疗原则

1）肾脏因素：对于肾脏因素所致的高血压，中医学的治疗思路是通过利尿的方法来消除水、钠潴留。常用的利尿药物有猪苓、泽泻、车前子、萹蓄、瞿麦、通草、滑石、川木通等。

2）胰岛素抵抗：肥胖是胰岛素抵抗的主要原因，消除胰岛素抵抗的治疗思路是降血脂。血脂增高属于中医学“痰浊”范畴，中医学的主要治疗方法是化痰和利胆。

①化痰：化痰药物具有促进脂肪溶解的作用，常用的化痰药有胆南星、半

夏、瓜蒌等。

②利胆：胆汁的主要作用是分解脂肪，故利胆药可以通过促进胆汁的分泌，进而溶解脂肪，常用药物有茵陈、金钱草、虎杖等。

综上，中医学治疗高血压是以活血化瘀、疏肝理气、平肝潜阳、滋阴补肾为主，临证时应根据辨证灵活运用。

第二节 继发性高血压

继发性高血压指由某些确定的疾病引起的血压升高，约占所有高血压的5%。尽管继发性高血所占比例不高，但绝对人数仍多，某些继发性高血压，如肾实质性高血压、肾血管性高血压，以及原发性醛固酮增多症、嗜铬细胞瘤等导致的高血压，可通过手术治疗原发病得到根治或改善。因此，及早明确诊断能明显提高治愈率和阻止病情进展。

临床上凡遇到以下情况时，要进行全面详尽的筛选检查：

（1）中、重度血压升高的年轻患者。

（2）症状、体征或实验室检查有可疑线索，例如肢体脉搏搏动不对称性减弱或缺失，腹部听到粗糙的血管杂音等。

（3）药物联合治疗效果差，或者治疗过程中血压曾经控制良好但近期内又明显升高。

（4）恶性高血压者。

一、肾实质性高血压

肾实质性包括急、慢性肾小球肾炎，糖尿病性肾病，慢性肾盂肾炎，多囊肾和肾移植后等多种肾病引起的高血压，是最常见的继发性高血压，终末期肾病80%～90%合并高血压。

肾实质性高血压的发生主要是由于肾单位大量丢失，导致水、钠潴留和细胞外容量增加，以及肾脏RAAS激素与排钠减少。高血压又进一步升高肾小球内囊压力，形成恶性循环，加重肾脏病变。临床上有时难以将肾实质性高血压与原发性高血压伴肾脏损害完全区别开来。一般而言，除了恶性高血压，原发性高血压很少出现明显蛋白尿，血尿不明显，肾功能减退首先从肾小管浓缩功能减退开始，肾小球滤过功能仍可长期保持正常或增强，直到最后阶段才有肾小球滤过率降低，血肌酐上升；肾实质性高血压往往在发现血压升高时已有蛋白尿、血尿和贫血、肾小球滤过功能减退、肌酐清除率下降。如果条件允许，肾穿刺组织学检查有助于确立诊断。

肾实质性高血压患者必须严格限制钠盐摄入，每天＜3g；通常需要联合使用降压药物治疗，将血压控制在130/80mmHg以下；如果不存在使用禁忌证，联合治疗方案中一般应包括ACEI或ARB，有利于减少尿蛋白，延缓肾功能恶化。

二、肾血管性高血压

肾血管性高血压是单侧或双侧肾动脉主干或分支狭窄引起的高血压。常见病因有多发性大动脉炎、肾动脉纤维肌性发育不良和动脉粥样硬化，前两者主要见于青少年，后者主要见于老年人。肾血管性高血压的发生是由于肾血管狭窄，导致肾脏缺血，激活RAAS。早期解除狭窄可使血压恢复正常；但对于长期或高血压基础上的肾动脉狭窄，即使解除狭窄，血压一般也不能完全恢复正常。持久严重的肾动脉狭窄会导致患侧甚至整体肾功能的损害。

凡进展迅速或突然加重的高血压，均应怀疑本病。体检时在上腹部或背部肋脊角处可闻及血管杂音。肾动脉彩超、放射性核素肾图、肾动脉CT及MRI检查有助于诊断，肾动脉造影可明确诊断和狭窄部位。治疗方法可根据病情和条件选择介入手术、外科手术和药物治疗。

治疗的目的不仅是降低血压，还在于保护肾功能。经皮肾动脉成形术及支架植入术较简便，对单侧非开口处局限性狭窄效果较好。手术治疗包括血运重建术、肾移植术和肾切除术，适用于不宜行经皮肾动脉成形术的患者。不适宜上述治疗的患者，可采用降压药物联合治疗。需要注意，双侧肾动脉狭窄、肾功能已受损或非狭窄侧肾功能较差患者禁用ACEI或ARB，因为这类药物在解除缺血肾脏出球小动脉的收缩作用时，会使肾小球内囊压力下降，肾功能恶化。

三、原发性醛固酮增多症

本病是由肾上腺皮质增生或肿瘤而分泌过多醛固酮所致，临床上以长期高血压伴低血钾为特征。有部分患者血钾正常，临床上常因此而忽视了对本病的进一步检查。由于电解质代谢障碍，本病可有肌无力、周期性瘫痪、烦渴、多尿等症状。血压大多为轻、中度升高，约1/3表现为顽固性高血压。

实验室检查有低血钾、高血钠、代谢性碱中毒、血浆肾素活性降低、血浆和尿醛固酮增多。血浆醛固酮/血浆肾素活性值增大有较高诊断敏感性和特异性。

超声、放射性核素、CT、MRI可确立病变性质和部位。

选择性双侧肾上腺静脉血激素测定对诊断确有困难者，有较高的诊断价值。

如果本病是肾上腺皮质腺瘤或癌肿所致，手术切除是最好的治疗方法。如果是肾上腺皮质增生所致，也可做肾上腺大部切除术，但效果相对较差，一般仍需使用降压药物治疗，选择醛固酮阻滞剂螺内酯类和长效钙离子通道阻滞剂。

四、嗜铬细胞瘤

嗜铬细胞瘤起源于肾上腺髓质、交感神经节和体内其他部位嗜铬组织，肿瘤间歇或持续释放过多肾上腺素、去甲肾上腺素与多巴胺。嗜铬细胞瘤的临床表现变化多端，典型的发作表现为阵发性血压升高伴心动过速、头痛、出汗、面色苍白。在发作期间可测定血或尿儿茶酚胺或其代谢产物3-甲氧基-4-羟基苦杏仁酸（VMA），如有显著增高，提示为嗜铬细胞瘤。超声、放射性核素、CT或MRI可做定位诊断。

嗜铬细胞瘤大多为良性，约10%的嗜铬细胞瘤为恶性，手术切除效果好。手术前或恶性病变已有多处转移无法手术者，可选择α和β受体阻滞剂联合降压治疗。

五、皮质醇增多症

皮质醇增多症主要是由于促肾上腺皮质激素（ACTH）分泌过多，导致肾上腺皮质增生或者肾上腺皮质腺瘤，引起糖皮质激素过多所致。80%的皮质醇增多症患者有高血压，同时有向心性肥胖、满月脸、水牛背、皮肤紫纹、毛发增多、血糖升高等表现。24小时尿17-羟和17-酮类固醇增多、地塞米松抑制试验和肾上腺皮质激素兴奋试验有助于诊断。颅内蝶鞍X线检查、肾上腺

CT和放射性核素肾上腺扫描可确定病变部位。治疗主要采用手术、放射和药物方法根治病变本身，降压治疗可联合应用利尿药与其他降压药物。

六、主动脉缩窄

主动脉缩窄多数为先天性，少数是多发性大动脉炎所致。临床表现为上臂血压增高，而下肢血压不高或降低。在肩胛间区、胸骨旁、腋部有侧支循环的动脉搏动和杂音，腹部听诊有血管杂音。胸部X线检查可见肋骨受侧支动脉侵蚀引起的切迹。主动脉造影可确定诊断本病。治疗主要采用介入扩张支架植入或血管手术方法。

第三节　特殊类型高血压

一、老年高血压

我国流行病学调查显示，60岁以上人群高血压的患病率为49%。老年人容易合并多种临床疾病，并发症较多，其高血压的特点是收缩压增高、舒张压下降，脉压增大；血压波动性大，容易出现体位性低血压及餐后低血压；血压昼夜节律异常、白大衣高血压和假性高血压相对常见。

老年高血压患者的血压应降至150/90mmHg以下，如能耐受可降至140/90mmHg以下。对于80岁以上的高龄老年人，降压的目标值为＜150/90mmHg。老年高血压的降压治疗应强调收缩压达标，同时应避免过度降低血压。

在患者能耐受降压治疗前提下，逐步降压达标，应避免过快降压。CCB、ACEI、ARB、利尿药或β受体阻滞剂都可以考虑选用。

二、儿童青少年高血压

儿童青少年高血压以原发性高血压为主，表现为轻、中度血压升高，通常没有明显的临床症状，与肥胖密切相关，近一半儿童高血压患者可发展为成人高血压，左心室肥厚是最常见的器官受累。儿童青少年血压明显升高者多为继发性高血压，肾性高血压是首要病因。

目前国际上统一采用不同年龄性别血压的90、95和99百分位数作为诊断正常高值血压、高血压和严重高血压的标准。未合并靶器官损害的儿童青少年高血压患者，应将血压降至95百分位数以下；合并肾脏疾病、糖尿病或出现高血压靶器官损害的患者，应将血压降至90百分位数以下。绝大多数儿童青少年高血压患者通过非药物治疗即可达到血压控制目标。如果生活方式治疗无效，出现高血压临床症状、靶器官损害，合并糖尿病、继发性高血压等情况，应考虑药物治疗。

ACEI或ARB和CCB在标准剂量下较少发生不良反应，通常作为首选的儿科抗高血压药物。

利尿药通常作为二线抗高血压药物或与其他类型药物联合使用。

其他种类药物如α受体阻滞剂和β受体阻滞剂，因为不良反应的限制，多用于病情严重的儿童青少年高血压患者的联合用药。

三、顽固性高血压

顽固性高血压，又称难治性高血压，指尽管使用了3种以上合适剂量的降压药联合治疗（一般应该包括利尿药），血压仍未能达到目标水平。对于顽固性高血压，部分患者存在遗传学和药物遗传学方面的因素，多数患者还应该寻找原因，针对具体原因进行治疗。

【病因】

1. 生活方式未获得有效改善

体重、食盐摄入量未得到有效控制，过量饮酒，未戒烟等，导致血压难以控制。

2. 降压治疗方案不合理

采用不合理的联合治疗方案；采用了对某些患者有明显不良反应的降压药，导致无法增加剂量，提高疗效和依从性；在多种药物联合治疗方案中未包括利尿药或者利尿药的选择和剂量不合理。

3. 其他药物的干扰降压作用

患者同时服用有干扰降压作用的药物，是血压难以控制的一个较隐蔽的原因。NSAIDs易引起水、钠潴留，增强对升压激素的血管收缩反应，可抵消钙离子通道阻滞剂以外各种降压药的作用。拟交感胺类药物具有激动α肾上腺素能活性的作用，如某些滴鼻液、抑制食欲的减肥药，长期使用可升高血压或干扰降压药物作用。三环类抗抑郁药阻止交感神经末梢摄取利血平、可乐定等降压药。环孢素刺激内皮素释放，增加肾血管阻力，减少水、钠排泄。重组人促红细胞生成素可直接作用于血管，升高周围血管阻力。口服避孕药和糖皮质激素也可拮抗降压药的作用。

4. 容量超负荷

饮食钠摄入过多会抵消降压药的作用。肥胖症、糖尿病、肾脏损害和慢性肾功能不全患者通常有容量超负荷。

5. 胰岛素抵抗

胰岛素抵抗是肥胖症和糖尿病患者发生顽固性高血压的主要原因。在降压药治疗基础上联合使用胰岛素增敏剂，可以明显改善对血压的控制。肥胖者减轻 5kg 体重就可显著降低血压或减少降压药数量。

【中西汇通治疗】

1. 西医学治疗

（1）加强运动，控制饮食。

（2）噻唑烷二酮类药物是强效的胰岛素增敏剂，可使 2 型糖尿病胰岛素抵抗减轻 33%，常用药物有罗格列酮、吡格列酮等。

（3）控制血糖：轻、中度肥胖或超重的 2 型糖尿病患者可以选择噻唑烷二酮衍生物、二甲双胍类药物、葡萄糖苷酶抑制剂（拜糖平）。

（4）α 受体阻滞剂、血管紧张素转换酶抑制剂和血管紧张素Ⅱ受体阻滞剂在降血压的同时可以改善胰岛素抵抗。

（5）纠正脂类代谢紊乱，采用他汀类药物降血脂，减轻胰岛素抵抗。

2. 中医学治疗

肥胖是胰岛素抵抗的主要原因，因此，消除胰岛素抵抗的主要思路是降血脂。高脂血症属于中医学“痰浊”范畴，中医学对高脂血症的治疗方法是化痰和利胆，具体用药见前面相关章节。

附：假性难治性高血压

还有一种假性难治性高血压，临床中需要鉴别。假性难治性高血压是由血压测量错误、白大衣现象或治疗依从性差等导致的。其中，血压测量错误较为常见，包括袖带大小不合适，如上臂围粗大者使用了普通袖带、袖带置于有弹性阻力的衣服（毛线衣）外面、放气速度过快、听诊器置于袖带内、在听诊器上向下压力较大。假性难治性高血可发生在广泛动脉粥样硬化和钙化的老年人，因此，测量肱动脉血压时需要比硬化的动脉腔内压更大的袖带压力方能阻断血流。以下情况应怀疑假性高血压：

（1）血压明显升高而无靶器官损害。

（2）降压治疗后在无血压过度下降时产生明显的头晕、乏力等低血压症状。

（3）动脉处有钙化证据。

（4）肱动脉血压高于下肢动脉血压。

（5）重度单纯收缩期高血压。

四、高血压急症和亚急症

【高血压急症】

高血压急症指原发性或继发性高血压患者，在某些诱因作用下，血压突然和明显升高（一般超过 180/120mmHg），伴有进行性心、脑、肾等重要靶器官功能不全的表现。

高血压急症包括高血压脑病、颅内出血（脑出血和蛛网膜下腔出血）、脑梗死、急性心力衰竭、急性冠状动脉综合征（不稳定型心绞痛、急性非 ST 段抬高和 ST 段抬高型心肌梗死）、主动脉夹层、子痫、急性肾小球肾炎、胶原血管病所致肾危象、嗜铬细胞瘤危象及围手术期严重高血压等。少数患者病情急骤发展，舒张压持续≥ 130mmHg，并有头痛，视力模糊，眼底出血、渗出和视盘水肿，肾脏损害突出，持续蛋白尿、血尿与管型尿，称为恶性高血压。

对于高血压急症，应注意血压水平的高低与急性靶器官损害的程度并非呈正比，通常需要使用静脉降压药物。

【高血压亚急症】

高血压亚急症指血压明显升高但不伴严重临床症状及进行性靶器官损害。患者可以有血压明显升高造成的症状，如头痛、胸闷、鼻出血和心烦不安等。

血压升高的程度不是区别高血压急症与亚急症的标准，区别两者的唯一标准是有无新近发生的急性进行性靶器官损害。

【治疗原则】

及时正确处理高血压急症十分重要，可在短时间内使病情缓解，预防进行性或不可逆的靶器官损害，降低死亡率。高血压急症和亚急症降压治疗的紧迫程度不同，前者需要迅速降低血压，采用静脉途径给药；后者需要在 24 ~ 48

小时内降低血压，可使用快速起效的口服降压药。

（1）及时降低血压：对于高血压急症选择适宜有效的降压药物，静脉滴注给药，同时监测血压。如果情况允许，及早开始口服降压药治疗。

（2）控制性降压：高血压急症时，短时间内血压急速下降，有可能使重要器官的血流灌注明显减少，故应采取逐步控制性降压。一般情况下，初始阶段（数分钟到1小时）血压控制的目标为平均动脉压的降低幅度不超过治疗前水平的25%；在随后的2～6小时，将血压降至较安全水平，一般为160/100mmHg左右；如果可耐受，临床情况稳定，在随后的24～48小时逐步降至正常水平。如果降压后发现有重要器官缺血表现，血压降低幅度应更小。在随后的1～2周内，再将血压逐步降到正常水平。

（3）合理选择降压药：对于处理高血压急症的药物，要求起效迅速，短时间内达到最大作用；作用持续时间短，停药后作用消失较快；不良反应较小。另外，降压药物最好在降压过程中不明显影响心率、心输出量和脑血流量。

（4）避免使用的药物：应注意有些降压药不适宜用于高血压急症，甚至有害。

①肌内注射利血平的降压作用起效较慢，如果短时间内反复注射可导致难以预测的蓄积效应，发生严重低血压，引起明显嗜睡反应，干扰对神志的判断。

②治疗开始时也不宜使用强力的利尿药，除非有心力衰竭或明显的体液容量负荷过重，因为多数高血压急症时交感神经系统和RAAS被过度激活，外周血管阻力明显升高，体内循环血容量减少，强力利尿存在风险。

【降压药的选择与应用】

1. 硝普钠

硝普钠同时直接扩张静脉和动脉，降低前、后负荷，可用于各种高血压急症。在通常剂量下，硝普钠不良反应轻微，有恶心、呕吐、肌肉颤动。硝普钠在体内红细胞中代谢产生氰化物，长期或大剂量使用应注意可能发生硫氰酸中毒，尤其是肾功能损害者更容易发生硫氰酸中毒。

用法：开始以10μg/min速率静滴，逐渐增加剂量以达到降压作用，一般临床常用最大剂量为200μg/min。

使用硝普钠必须密切监测血压，根据血压水平仔细调节滴注速率。停止滴注后，作用仅维持3～5分钟。

2. 硝酸甘油

硝酸甘油扩张静脉和选择性扩张冠状动脉与大动脉，降低动脉压的作用不及硝普钠。硝酸甘油主要用于高血压急症伴急性心力衰竭或急性冠状动脉综合征。不良反应有心动过速、面部潮红、头痛和呕吐等。

用法：开始时以 5 ～ 10μg/min 速率静滴。该药降压起效迅速，停药后数分钟作用消失，可用至 100 ～ 200μg/min。

3. 尼卡地平

尼卡地平是二氢吡啶类钙离子通道阻滞剂，作用迅速，持续时间较短，降压的同时能改善脑血流量。尼卡地平主要用于高血压急症合并急性脑血管病或其他高血压急症。不良反应有心动过速、面部潮红等。

用法：开始时以 0.5μg/kg/min 速率静脉滴注，可逐步增加剂量到 10μg/kg/min。

4. 拉贝洛尔

拉贝洛尔是兼有 α 受体阻滞作用的 β 受体阻滞剂，起效较迅速（5 ～ 10 分钟），持续时间较长（3 ～ 6 小时）。拉贝洛尔主要用于高血压急症合并妊娠或肾功能不全者。不良反应有头晕、直立性低血压、心脏传导阻滞等。

用法：开始时缓慢静脉注射 20 ～ 100mg，再以 0.5 ～ 2mg/min 速率静脉滴注，总剂量不超过 300mg。

【高血压合并其他疾病的治疗】

高血压可以合并脑血管病、冠心病、心力衰竭、慢性肾功能不全和糖尿病等。目前对急性脑卒中的血压处理，医学界尚未完全达成共识。对于稳定期患者，降压治疗目的是减少脑卒中再发。

对老年患者、双侧或颅内动脉严重狭窄者及有严重体位性低血压者应该慎重进行降压治疗，降压过程应该缓慢、平稳，最好不减少脑血流量。

对于心肌梗死和心力衰竭合并高血压者，首先考虑选择 ACEI 或 ARB 和 β 受体阻滞剂，降压目标值为＜ 130/80mmHg。

对慢性肾功能不全合并高血压者，降压治疗的目的主要是延缓肾功能恶化，预防心、脑血管疾病发生。

ACEI 或 ARB 在早、中期能延缓肾功能恶化，但要注意在低血容量或病情晚期（肌酐清除率＜ 30mL/min 或血肌酐＞ 265μmol/L，即 3.0mg/dL），ACEI 或 ARB 有可能使肾功能恶化。

1 型糖尿病患者在出现蛋白尿或肾功能减退前常血压正常，高血压是糖尿病出现肾病的一种表现；2 型糖尿病往往较早就与高血压并存。多数糖尿病合并高血压患者往往肥胖，血脂代谢紊乱，有较严重的靶器官损害，属于心血管疾病高危群体。因此，糖尿病患者应该积极进行降压治疗，为达到目标水平，通常在改善生活方式的基础上需要 2 种以上降压药物进行联合治疗。ACEI 或 ARB 能有效减轻和延缓糖尿病的进展，降压目标值为 $< 130/80mmHg$。

下篇

脑血管疾病中西汇通治疗

第六章
头痛

头痛通常指眉弓、耳郭上缘及枕外隆突连线以上区域的疼痛，是颅内外痛敏结构受到刺激，经痛觉传导通路，将痛觉刺激信号传至大脑皮质，引起的一种主观痛苦体验。西医学将头痛分为3大类：第1类为原发性头痛，包括偏头痛、紧张（神经）性头痛、三叉神经头痛；第2类为继发性头痛，包括颅脑创伤性头痛、头颈部血管疾病引起的头痛、颅内非血管疾病引起的头痛、某种物质及其戒断引起的头痛、感染引起的头痛等；第3类为痛性颅神经病和其他头痛。因此，对于头痛的治疗。应首先明确是何种性质的疼痛，然后再对症治疗，才能取得较好的疗效。本章主要论述原发性头痛中的偏头痛、三叉神经头痛、紧张性头痛、丛集性头痛。因内科对其他病因引起的头痛无特殊治疗方法，故本章不做详细论述。

第一节　偏头痛

【概述】

偏头痛是以一侧为主的波动性头痛，呈间歇反复发作，常伴有恶心、呕吐、畏光、畏声，日常活动可加重头痛。偏头痛在我国的患病率为9.3%，女性患病率约为男性的3倍。偏头痛可以发生于任何年龄，首次发病多在青春期；青春期后，女性患病率远高于男性，40岁前后达到高峰。

【发病机制】

1. 西医学认识

（1）偏头痛的发生与血管功能异常有关。西医学认为，颅内外血管功能异常引起的偏头痛主要表现为一根或多根颅内动脉收缩，引起局部脑缺血，出现视觉障碍等先兆症状，之后颅外动脉继颅内动脉痉挛后出现反应性扩张，导致动脉张力低，引起充血性高灌注而产生偏头痛；或脑血管动脉硬化斑块引起血管狭窄，造成大脑皮质缺血而产生偏头痛。偏头痛后期主要表现为动脉壁水肿、血管狭窄。很多资料表明，头痛的产生主要为神经递质、血管活性物质及其生物代谢变化所致。

① 5- 羟色胺（5-HT）：5-HT 是一种神经递质，对脑血管有较强的收缩作用，5-HT 与组胺和缓激肽一起作用，增加了受累动脉的疼痛敏感性。

②前列腺素：偏头痛时，颈外动脉释放前列腺素 E，使脑脊液中前列腺素 E 增加；在偏头痛先兆期，前列腺素 E_2 使脑血管收缩；发作期，前列腺素 E_1 使脑血管扩张。阿司匹林可以抑制前列腺素的合成；麦角胺能抑制肝释放前列腺素，故上述药物可以治疗偏头痛。此外，类缓激肽物质增加，单胺氧化酶活性增加，亦可诱发偏头痛的发生。

③内源性疼痛控制系统和 P 物质：最近许多学者认为，偏头痛除与 5- 羟色胺等神经递质有关外，内啡肽和 P 物质在偏头痛发病机制中占重要位置。

④血小板功能异常：试验研究证明，偏头痛患者多存在血小板积聚功能亢进的表现。

（2）偏头痛发生与神经性功能异常有关。神经功能异常引起的偏头痛是因抑郁或焦虑情绪，导致支配头面、颈肩肌肉的神经紧张收缩，游离出乳酸、钾、磷等致痛物质，这些物质成为偏头痛反复发作、恶性循环的物质基础。

2. 中医学认识

中医学认为，血管性头痛的发生与外感和内伤有关；神经性头痛的发作与情志因素有关。

（1）血管性头痛

1）外感头痛：外感头痛多与感受风、寒、湿、热之邪有关。若起居不慎，外感风、寒之邪，则引起脑血管拘急；或感受湿邪，湿蒙清窍，阻滞头部的气血运行；或热邪与风邪、湿邪杂感，上扰清窍，气壅脉满，均可造成大脑皮层供血障碍而产生头痛。如《医碥·头痛》说："六淫外邪，惟风、寒、湿三者最能郁遏阳气。火、暑、燥三者皆属热，受其热则汗泄，非有风寒湿邪袭之，不为患也。然热甚亦气壅脉满而为痛矣。"这里所说的"阳气"指推动血液在血管内运行的动力，动力被遏，势必影响血液运行。

①风邪：颠高之上，唯风可到，故外感头痛以风邪所致者最多见。如《素问·风论》云："风气循风府而上，则为脑风。""新沐中风，则为首风。"又风

为“六淫之首”“百病之长”。因此，风邪易使大脑血管痉挛，导致大脑皮质缺血而产生头痛。

②寒邪：寒为阴邪，性主收引，头部血管因感寒邪而收缩拘急，使血液运行不畅，致大脑皮层缺血而产生头痛。如《素问·举痛论》云：“寒气入经而稽迟，泣而不行，客于脉外则血少，客于脉中则气不通，故猝然而痛。”

③湿邪：中医学认为，湿为阴邪，其性黏腻，湿蒙清窍，湿阻脉络，影响大脑的血液运行，造成大脑皮质缺血而产生头痛。

以上论述了风、寒、湿三邪影响大脑血管的血液运行，使大脑皮层缺血而产生头痛的机制。

④热邪：热为阳邪，外感热邪与风邪相合，风热上犯清空，气壅脉满，阻滞血液的正常运行而头痛。故《医碥·头痛》说：“火、暑、燥三者皆属热……然热甚亦气壅脉满而为痛矣。”

综上，外感头痛的发病机制是外感风、寒、湿、热之邪，使大脑一支或多支血管痉挛，造成大脑皮质缺血而产生头痛。

2）内伤头痛

①实证

a. 痰浊头痛：多因饮食不节，劳逸失度，思虑伤脾，脾失健运，痰浊内生，停滞于大脑血管，致血行不畅，使大脑皮质缺血而产生头痛。《丹溪心法·头痛》云：“头痛多主于痰，痛甚者火多。”由此可见，朱震亨强调痰与火在头痛发病中的重要性。

b. 瘀血头痛：跌仆损伤，久病入络，气血瘀滞，脑脉血液运行不畅，不通则痛。

②虚证

a. 血虚头痛：阴血耗伤，生化不足，头部缺少阴血的滋养而致头痛。

b. 肾虚头痛：年迈体衰、久病、劳欲过度，耗伤肾精，精少而髓海空虚，头部缺乏精血的濡养而致头痛。

内伤所致的血管性头痛可分为实证与虚证两种。实证头痛与痰浊壅塞和瘀血内阻有关。虚证头痛与血少精亏有关。

（2）神经性头痛与情志因素有关。情志失调，肝失疏泄，气机郁滞，导致血管痉挛，从而产生头痛。

中医学对头痛发生的病因病机的论述与西医学对偏头痛的有关论述是一致的，只不过所用的医学术语不同而已。

【临床表现】

偏头痛的发作可分为前驱期、先兆期、头痛期和恢复期，但并非所有患者发作均有上述 4 期。

1. 前驱期

在偏头痛发作之前的数天，患者有激惹、疲乏、食欲改变、反复哈欠等不适症状，常不引起注意。

2. 先兆期

先兆期为头痛发作之前出现的可逆性局灶性脑功能障碍，分视觉先兆、感觉先兆、运动先兆和语言先兆。视觉先兆最常见，通常持续 5 ～ 30 分钟，不超过 60 分钟。

3. 头痛期

头痛以单侧为主，也可为双侧，多位于颞部，为波动性头痛。日常活动可加重头痛；发作时患者喜欢在光线暗弱的空间内安静地躺着，常伴有恶心、呕吐、畏光、畏声。

4. 恢复期

头痛持续 4 ～ 72 小时后可自行缓解。

【中西汇通治疗】

1. 西医学治疗

90%以上的偏头痛患者在经适当治疗后，症状可在发作时解除或减轻，并能减少或消除复发。对于偏头痛发作的患者，除应选择有效的抗偏头痛药物外，还应给予一般支持治疗，如静卧、额部冷敷、避免强光、剧烈运动、焦虑和紧张的情绪等，可以减轻患者偏头痛发作时的痛苦。

偏头痛的治疗以控制症状为目的，应在发作前驱期服用药物以阻止发作，于发作期应用相关的药物减轻头痛，并缩短发作时间。

（1）镇静止痛

①适当应用镇静药，使患者进入睡眠状态：如地西泮 10mg 肌内注射；10%水合氯醛 10 ～ 20mL 保留灌肠等。

②吸入异丙肾上腺素可使视觉先兆获得解除。

③疼痛剧烈可用氨酚待因、可待因、哌替啶、布洛芬等药。

（2）交感神经阻滞药——麦角胺。偏头痛是交感神经功能增强性疾病，而麦角胺具有交感神经阻滞的作用；麦角胺还能抑制致痛物质前列腺素的释放。因此，该药被广泛使用。麦角胺的给药方法可分为口服、舌下、直肠、雾化、静脉注射和肌内注射。为使麦角胺达到理想的疗效，在应用中应遵循的原则如下。

①用于先兆症状出现时，疗效最好。

②应立即服用足够剂量，不能在30分钟或1小时内增补，如开始剂量治疗失败，之后增补通常无效。

③剂量要合适，即患者能耐受或低于引起胃肠道反应的剂量。对正常剂量的麦角胺过度敏感者，常会有强烈的恶心、呕吐等，其原因可能是剂量太大，或是强烈的偏头痛导致的症状。因此，应在头痛的间歇期进行试验来确定其最佳耐受量，再降低药量。例如，使用麦角胺直肠栓剂时，每颗剂量为2mg，可将栓剂切成4等份，每份插入肛门60分钟，如果患者在第3份出现恶心反应，则偏头痛发作时应用的剂量为其1/2（1mg）；如均未出现恶心，则以2mg为开始的治疗剂量。

④要注意给药方式的选择：偏头痛发作时，胃肠运动功能降低，胃潴留和排空延迟，有些患者还有严重呕吐，会影响药物的吸收。一般认为，直肠栓剂是有效的剂型，重症患者可采用肌内注射或静脉给药方式，必要时可加用甲氧氯普胺。

⑤避免麦角胺与普萘洛尔合用。

（3）前列腺素抑制药

①阿司匹林：阿司匹林除用于治疗偏头痛急性发作外，还可用于预防性治疗。

药理机制：对抗血管壁内致痛物质缓激肽；阻断疼痛部位的神经末梢，使疼痛刺激不能到达神经末梢；减慢炎性反应；镇静和松弛肌肉；抑制环氧化酶，从而阻止前列腺素及血栓素 A_2 合成，抑制血小板聚集和血小板因子释放；抑制受体介导的钙内流，抑制细胞内某些储存钙的动员，增加细胞内环磷酸腺苷（cAMP）水平；偏头痛患者一般5-羟色胺（5-HT）低下，而阿司匹林能提高5-HT合成中所需的游离氨基酸的浓度，改善5-HT功能。

用法：每次50mg，每日2次，连服3个月。

禁忌：有消化道溃疡和有出血倾向的患者禁用。

②吲哚美辛：是一种能收缩血管、抗炎和抗血小板聚集的吲哚衍生物。使用吲哚美辛治疗丛集性头痛，常可取得较好的效果。

用法：每次50mg，每日4次，口服。

如果首剂服后，头痛症状消失，那么以后每次发作时用此药均能终止头痛。吲哚美辛对偏头痛具有双相防治作用，即对初期和继发时相的偏头痛均有防治作用。

（4）其他药物

①甲氧苯丙酸和氟芬那酸：这两种药物对治疗偏头痛急性发作也有较好的疗效，特别是氟芬那酸，可作为预防、控制经期偏头痛发作的首选药物。

② GR43175：是一种新型的专一性很强的 5-HT_1D 受体激动药。此药物治疗偏头痛的效果明显优于麦角胺。

③甘露醇：在偏头痛发作期，用 20% 甘露醇 250mL 静脉滴注，常可减轻头痛程度，缩短头痛时间。其机制可能与利尿减轻了脑水肿，抗自由基改善血管收缩、舒张功能，降低血小板聚集等有关。

④地西泮：解除偏头痛发作，迅速而安全。每次 20 ~ 30mg 肌内注射，每 20 ~ 40mg 加入 5% 葡萄糖 80mL 缓慢静脉滴注。患者在静脉推注中出现嗜睡现象时，应立即停止注射。

⑤氯丙嗪：有良好的镇静、抗吐、治疗偏头痛的作用。一般按 1mg/kg（每次极量为 100mg）进行肌内注射，用药后 20 ~ 55 分钟，偏头痛导致的恶心、呕吐症状完全缓解，偶有轻微头痛，不良反应为嗜睡及体位性低血压。

⑥联合用药：晕痛定每次 4 片，普萘洛尔每次 10mg，谷维素每次 40mg，吲哚美辛每次 12.5mg。上药每日 3 次联合服用，常可在 1 天或 2 天终止头痛。若连续服 3 ~ 4 周，可预防发作。

⑦泼尼松：对偏头痛呈持续状态且顽固性发作者，可用泼尼松，每次 10mg，每日 3 次，口服。发作停止后应停药。

⑧吸纯氧：纯氧 6L/min 流量吸 15 分钟，可使头痛缓解。

⑨物理疗法：冷敷头部，可立即减轻疼痛。

⑩穴位注射式封闭治疗：可用泼尼松龙注射液 12.5mg 和（或）地塞米松注射液 12.5mg，选择天容穴注射式封闭治疗。对于血管性头痛（典型先兆、普通型偏头痛、丛集性头痛）和部分紧张性头痛患者，注射后 5 分钟，头痛症状可缓解，疗效明显。也有人用 1% 普鲁卡因 2mL 加 1 ∶ 100 肾上腺素 1 滴或 2 滴，选择太阳穴痛点封闭治疗，也常可达到立即止痛的效果。

2. 中医学治疗

中医学对头痛的治疗，当审证求因，审因论治，方能药到病除，应遵循“通则不痛”的原则，虚者补之，实者泻之，使之通也。

（1）外感头痛：外感引起的头痛可以分为风寒、风湿、风热 3 个证型。

1）风寒头痛

证候：头痛，痛连项背，恶风寒，遇风加重，口淡不渴。舌质淡红，苔薄白，脉浮紧。

证候分析：太阳主一身之表，其经脉循项背上行颠顶，风寒外袭，阻遏太阳经气，故头痛而连项；风寒束于肌表，卫阳被遏，故恶风寒；未伤津液，故口淡不渴；苔薄白，脉浮紧，为风寒在表之征。

治法：疏风散寒。

处方配伍原则：具体如下。

以疏散风寒药为君。临床上可以用麻黄、桂枝、紫苏、荆芥、防风、羌活、白芷等，疏散外感风寒之邪，解除脑部血管因外感风寒而出现的痉挛，消除头痛的主因。这里强调无汗者为表实证，可以用麻黄，或配伍桂枝同用，以祛除外感风寒之邪；有汗者为表虚证，可以用桂枝配伍白芍调和营卫，而不能用发汗力较强的麻黄。

以活血化瘀药为臣，来改善头部供血。活血化瘀药可以助君药改善头部供血而止头痛，常用川芎、桃仁、红花、丹参等。川芎既能活血，又可行血中之气，祛风止痛，上行头目，是改善头部供血的良药；桃仁、红花、丹参都具有活血化瘀、改善头部供血的作用。

以引经药为佐使药。引经药是利用中药归经的特性，使药力能更加准确地作用于病变部位，发挥更好的疗效。如头痛的部位在前额者属阳明经，可加白芷、葛根；在颠顶者属于厥阴经，可加藁本、吴茱萸；在头两侧者属于少阳经，可加柴胡、香附、郁金等；在后脑部者属于太阳经，可加羌活、蔓荆子等。

2）风热头痛

证候：头痛而胀，甚则如裂，发热恶风，兼有面红目赤，口渴喜饮，大便秘结，小便黄赤。舌边尖红，苔薄黄，脉浮数。

症状分析：风热属阳邪，其性上炎，上扰清窍，故头痛而胀，甚则如裂，面红目赤；风热外袭肌表，则发热恶风；热伤津液，故口渴欲饮，便秘尿黄；苔薄黄，舌边尖红，脉浮数，为风热袭表之象。

治法：祛风清热。

处方配伍原则：具体如下。

以疏散风热药为君。疏散外感风热之邪是治疗风热头痛的审因论治之法，故以疏散风热药为君。疏散风热常用蔓荆子、桑叶、菊花、薄荷、蝉蜕等药。蔓荆子、薄荷能疏散风热，清利头目；桑叶、菊花能疏风清热；蝉蜕疏风热，息风止痉。

以清热药为臣。若热盛者，加生石膏、黄芩清热泻火，加金银花、连翘清热解毒；若风较盛者，加荆芥、防风以增加疏风清热的效果。

以引经药、扩张血管药为佐。如前额痛加白芷；颠顶痛加藁本；头两侧痛加柴胡、香附、郁金；后脑部痛加羌活。因风热上扰，热壅脉满，血管处于扩张状态，故本证无须配伍扩张血管药物。

3）风湿头痛

证候：头痛如裹，肢体困重，身热不扬，兼有胸闷纳呆，小便不利，大便或溏。舌质淡红，苔白腻，脉濡或浮滑。

症状分析：风湿外袭，上蒙清窍，阻滞头部气血的运行，造成大脑皮层缺血而产生头痛。因湿性重浊，故头痛如裹。风湿犯表，脾为湿困，脾失健运，则胸闷纳呆、便溏；湿溢于四肢，则肢体困重；湿为阴邪，与风邪结合，虽有身热，但其热不扬；风湿之邪犯表，足太阳膀胱经受邪，影响膀胱腑的气化，则小便不利；苔白腻、脉濡或浮滑，均为风湿在表之象。

治法：祛风胜湿。

处方配伍原则：具体如下。

以祛风胜湿药为君。治疗湿蒙清窍导致的头痛常用羌活、独活、藁本、防风、白芷、香薷、苍术等。诸药都有祛风胜湿止痛的作用，是治疗风湿之邪犯表所致头痛的主药，临床上可以根据病情酌情选用。

以活血药为臣，改善头部血管供血。常用药物有川芎、丹参、桃仁、红花等。

以引经药为佐。引经药用法同风寒头痛。

综上所述，治疗外感头痛的处方配伍规律如下。

外感头痛处方的共同点是除风热头痛外，都用活血化瘀药改善头部供血；都用引经药将药力送达病所。活血化瘀药常用川芎、桃仁、红花、丹参等。引经药，前额痛加白芷；颠顶痛加藁本；两侧头痛加柴胡、香附、郁金；后脑部头痛加羌活。

外感头痛处方的不同点是针对病因治疗的药物不同。风寒头痛以疏风散寒药为君；风热头痛以疏风清热药为君；风湿头痛以祛风胜湿药为君。

（2）内伤头痛

1）实证头痛

①痰浊头痛

证候：头痛昏重，兼有胸脘痞闷，纳呆恶心，眩晕，倦怠无力。舌质淡红，苔白腻，脉滑或弦滑。

证候分析：饮食不节，或劳逸失度，或七情所伤，致脾失健运，聚湿生痰，痰浊上蒙清窍，故头痛昏重，眩晕；痰浊中阻，胃失和降，则胸脘痞闷，纳呆，呕恶；痰浊困于肢体，则倦怠乏力；舌苔白，脉滑或弦滑，为痰浊内盛之象。

治法：燥湿化痰，降逆止痛。

处方配伍原则：具体如下。

以化痰湿药为君。化痰湿的药物可以选择胆南星、半夏、瓜蒌、白芥子、苍术、石菖蒲等。胆南星，味苦，性寒，入肺、肝、脾经，具有燥湿化痰、祛经络中风痰的作用；半夏味辛，性温，入脾、胃经，具有燥湿化痰的作用，是治疗湿痰的要药；瓜蒌味甘，性寒，入肺、胃、大肠经，具有清热化痰的作用；白芥子辛温走散，善祛经络之痰；苍术味辛、苦，性温，芳香发散，能燥湿健脾，善化湿浊；石菖蒲芳香开窍，善治湿浊蒙蔽清窍。

以健脾利湿药为臣。痰湿因脾失健运，水湿停聚而成，健脾可以杜绝生痰之源，故为臣药。健脾药可以选择茯苓、白术、薏苡仁等。

以理脾胃气滞药和利尿药为佐。理脾胃气滞药可以促进胃肠道的蠕动，促进脾的运化功能；利尿药可以促进水湿的排出，健脾药加理脾胃气滞药和利尿药可以增加祛痰湿的效果。理脾胃气滞药可以选择陈皮、枳实、厚朴、木香、大腹皮等；利尿药可以选择泽泻、车前子、川木通、萆薢、滑石等。

以活血药改善头部供血为佐药。活血药仍用川芎、丹参、桃仁、红花等，改善头部血液循环。

关于痰浊头痛的引经药的使用：痰浊头痛是痰湿广泛瘀阻于头部血管，影响血液循环，其特点是整个头部昏重而痛，故无须引经药。如果出现偏重于不同部位的头痛，可以参考风寒头痛引经药的用法，选用相关的药物为使药。

②瘀血头痛

证候：头痛如针刺样，痛处固定不移，经久不愈，兼有日轻夜重，或头部有外伤史，或有长期头痛史。舌暗红，或舌有斑点，或舌下静脉充盈，苔薄白，脉弦细或细涩。

证候分析：头部外伤，瘀血久不行散；或内伤久病不愈，瘀血入络；或脑动脉硬化斑块形成，瘀阻脑脉，使大脑皮层缺血而出现头痛，针刺样痛，经久不愈，痛处固定不移是瘀血的证据；白昼阳气盛时，气血运行暂畅，入夜阴气盛，气血运行不畅，故头痛日轻夜重；舌质暗红，或有瘀斑、瘀点，或舌下静脉充盈，脉弦细，或细涩，均为瘀血内阻之象。

治法：活血化瘀，行气止痛。

处方配伍原则：具体如下。

以活血化瘀药为君。用桃仁、红花、川芎、赤芍来活血化瘀，为君药，临床上可以酌情加一些虫类的活血通络之品，如全蝎、蜈蚣、地龙、土鳖虫等，则活血化瘀的作用更强。

以醒脑开窍药为臣。用麝香活血通窍，为臣药，还可以加石菖蒲增加醒脑开窍的作用。

以疏肝理气药为佐。疏肝理气药可以促进经络的畅通，故为佐药。可以选择柴胡、香附、郁金、香橼、佛手等。

以引经药为佐使。引经药同前，临证时加相关药物。

2）本虚标实头痛

肝阳头痛

证候：头胀痛，头晕目眩，兼有心烦易怒，面红目赤，口苦胁痛，失眠多梦。舌质红，苔薄黄，或少苔，脉象弦或弦细数。

症状分析：肝阳偏亢，上扰清窍，故头胀痛，眩晕，面红；肝火扰神，则心烦易怒，目赤，失眠多梦；胁为肝之分野，故兼口苦胁痛；苔薄黄，舌红，脉弦，为肝阳偏亢之象；若苔少，舌红，脉细数，乃为肾阴亏虚，水不涵木。

治法：平肝潜阳，滋补肝肾。

处方配伍原则：具体如下。

以平肝潜阳药物为君。头痛是肝阳偏亢，上扰清窍所致，故用平肝潜阳药物，以平肝阳上亢。常用药物有天麻、钩藤、石决明、生牡蛎等。天麻味甘，性平，入肝经，具有息风止痉、平肝潜阳的作用；钩藤味甘，性微寒，入肝、心包经，具有清热、平肝、息风、止痉的作用；石决明味咸，性微寒，入肝经，具有清肝潜阳、明目的作用；生牡蛎味咸，性微寒，入肝、肾经，具有平肝潜阳、软坚散结的作用。

以滋补肝肾之阴药为臣。肝阳上亢是肝肾阴虚或肝郁日久化火伤阴所致，故治疗上应在平肝潜阳的基础上加用滋养肝肾之阴的药物为辅助药。常用药物有生地黄、玄参、枸杞子、女贞子、墨旱莲、龟甲、鳖甲等。

以疏肝理气药为佐。肝阳上亢是在肝郁的基础上发展而来的，故有心烦易怒、胁痛等症状，故治疗上需要加用疏肝理气的药物治疗兼证，为佐药。常用的疏肝理气药有香附、郁金、香橼、佛手等。这里强调一下，柴胡性升，阳亢者如用柴胡会加重肝阳上亢，故本证不宜用柴胡。

注意：本证的头痛是肝阳上亢、气血上冲所致，故本证无须使用活血化瘀药。本证病位在肝，没有太阳、阳明、太阴、少阴的症状，虽肝胆相表里，会出现少阳症状，也不用柴胡，所以肝阳上亢的头痛无须使用引经药。

3）虚证头痛

①气虚头痛

证候：头痛隐隐，遇劳加重，神疲乏力，气短懒言，兼有头晕，自汗，面色㿠白。舌质淡，苔薄白，脉细弱或虚大无力。

证候分析：气虚则清阳不升，清窍失养，则面色㿠白，头痛隐隐；劳则伤气，故加重；气虚则神疲乏力，气短懒言；气虚卫表不固则自汗，舌质淡，脉细弱或虚大无力，为气虚之象。

治法：益气升清。

处方配伍原则：具体如下。

以益气药为君。头痛是因气虚、清窍失养所致，故以益气药为君。常用的补气药有人参、黄芪、党参等。

以健脾药为臣。脾是气血生化之源，故以健脾药以资气血生化为臣药。本证的健脾药应选择黄精、山药、炙甘草等。

以活血药为佐，改善头部供血。改善头部供血仍以川芎为主，可以加丹参、桃仁、红花等增加川芎的疗效。本证是因气虚不能行血而致脑部供血不足，气虚是本，血瘀是标，故活血药一定要用小剂量。

②血虚头痛

证候：头痛隐隐，绵绵不休，面色少华，兼有头晕，心悸怔忡，失眠多梦。舌质淡，苔薄白，脉象细或细弱。

症状分析：血虚则不能上荣于头面，故头痛而晕，缠绵不休，面色少华；血虚心失所养则心悸怔忡，失眠多梦；舌质淡，脉细或细弱，为血虚之象。

治法：滋阴养血。

处方配伍原则：具体如下。

以补血药为君。补血常用熟地黄、当归、白芍、阿胶等滋阴养血。

以健脾药为臣。脾胃是气血生化之源，补血还应健脾，本证的健脾药应选择黄精、山药、炙甘草等。

以川芎为佐药，改善头部供血。川芎既能使补血药和健脾药补而不滞，又能使药力上达头部。

③肾虚头痛

证候：头痛而空，腰膝酸软，眩晕耳鸣。肾阴虚者兼见面色潮红，五心烦热，盗汗，失眠健忘，遗精带下，舌红，少苔，脉细数；肾阳虚者，则见畏寒肢冷，舌质淡体胖，苔薄白，脉象沉细。

证候分析：肾中精气包含肾阴与肾阳两个方面。肾阴是肾精气的物质基础；肾阳是肾精气的功能体现。肾中精气不足，则髓海空虚，脑失所养，故头痛而空，眩晕，耳鸣，腰膝酸软；肾阴虚则生内热，故面色潮红，五心烦热，盗汗；阴虚心神失养，则失眠健忘；肾虚精关不固则遗精，女子则带脉失束而带下，舌质红，少苔或剥苔，脉细数为阴虚之象；肾阳不足，不能温煦四肢，故畏寒肢冷；舌淡胖，脉沉细，为阳虚之象。

治法：滋补肾中精气。

处方配伍原则：具体如下。

以滋补肾阴药为君。常用的滋补肾阴药物有熟地黄、女贞子、墨旱莲、枸杞子、山茱萸等。

以补肾阳药为臣。补肾阳的药物是在补肾阴药物的基础上使用的，并且用药的数量要少于补肾阴的药物。从肾气丸的处方配伍中可以看出，补肾阴药与补肾阳药的比例为 8 ∶ 1 或 9 ∶ 1。肾气丸本是为肾阳虚之人而设，为什么补肾阳的药物少呢？因为补肾阳药的作用是微微生长少火以生肾气，正如张景岳所说的“善补阳者，必于阴中求阳，则阳得阴助而化生无穷”。如果用大量温燥的补阳药反而会伤及肾阴，达不到补肾精的效果。常用的补肾阳药物有菟丝子、杜仲、续断、肉苁蓉、巴戟天、淫羊藿、附子、肉桂等，可以根据临床辨证的需要酌情选用。

以健脾药为佐。脾胃是气血生化之源，健脾药可以滋生气血，气得生有助于补阳，血得生有助于补阴，亦有以阴助阳之意，常用的健脾药有茯苓、白术、薏苡仁、黄精、山药等。

以活血药为佐，改善头部供血。活血药仍用川芎，可加丹参、桃仁、红花等增加疗效。

（3）转归预后

外感头痛一般起病较急、病程较短，治疗得当，头痛多迅速好转或消失；若头痛进行性加重，伴颈项强直、呕吐频频，甚至神昏、抽搐者，病情危重、凶险。

内伤头痛一般起病缓慢，病程较长，常反复发作，多数经治疗后，病情可以逐渐好转，乃至痊愈；若头痛呈进行性加重，或伴颈项强直，或伴视力障碍、鼻衄耳鸣，或口舌㖞斜、一侧肢体不遂者，预后不良；若头痛伴眩晕、肢体麻痹者，当注意发生中风。

（4）预防及护理

①外感头痛与感受外邪有关，宜适寒温，防外感。

②内伤头痛与内伤七情和不内外因有关，故宜调情志，避免情志过激，保持情绪稳定和乐观；调饮食，忌过食肥甘厚味，戒烟酒；避免劳欲过度。

③若头痛剧烈、呕吐频频者，当及时做相关的检查，以明确诊断，给予正确治疗，以防意外。

④注意鉴别外感发热性头痛与颅内感染所致的头痛；注意血管性、紧张性头痛与颅内占位性病变导致的头痛，杜绝误诊而危及生命。

西医学的感染发热性疾病、高血压性头痛、血管性头痛等均可参考本节辨证治疗。

第二节　三叉神经痛

【概述】

三叉神经痛是指原因未明的三叉神经分布区内短暂的反复发作性剧痛，亦称原发性三叉神经痛。三叉神经为混合神经，由躯体感觉纤维和躯体运动纤维组成，其周围支分别组成眼神经、上颌神经和下颌神经，分布于面部皮肤、口腔、鼻腔、鼻旁窦黏膜、眼球、结膜、泪器、牙龈、骨膜、硬脑膜等，传导来自这些部位的触觉、痛觉、温度觉等一般躯体感觉冲动。躯体运动纤维起始于脑桥内的三叉神经运动核，组成细小的三叉神经运动根，沿感觉根和三叉神经节的下内侧进入下颌神经，支配咀嚼肌运动。

1. 眼神经

眼神经为感觉神经，自三叉神经节发出后，向前穿经海绵窦外侧壁，通过眶上裂入眶，分支分布于眼球、泪腺、结膜、部分鼻黏膜、上睑、鼻背及额顶部皮肤。

2. 上颌神经

上颌神经为感觉神经，自三叉神经节发出后，向前穿经海绵窦外侧壁，通过卵圆孔出颅腔进入翼腭窝，分数支分布于上颌窦、鼻腔及黏膜、上颌、牙、睑裂与口裂之间的皮肤。

3. 下颌神经

下颌神经为混合神经，自三叉神经节发出后，向下经卵圆孔出颅腔至颞下窝，分成数支。感觉支分布于硬脑膜、下颌牙及牙龈、舌体及口腔底黏膜、颊和下唇的黏膜及皮肤、耳颞区及下颌区皮肤；肌支分布于咀嚼肌、鼓膜张肌、下颌舌骨肌、二腹肌前腹等。

【发病机制】

三叉神经病理性疼痛是小的无髓神经纤维和细的有髓神经纤维受到伤害的主要表现。

原发性三叉神经痛的病因迄今不明，可能是由于致病因素的存在使半月神经节的感觉根和运动支发生脱髓鞘改变，脱失髓鞘的轴突与相邻纤维间发生短路。因此，轻微的触觉刺激即可通过短路传入中枢，而中枢的传出冲动也可经短路成为传入冲动，如此达到一不定期的总合而激发半月神经节内的神经元产生疼痛。

继发性三叉神经痛的病因包括肿瘤、多发性硬化感染性疾病等，例如：

（1）在三叉神经的脑桥入口处，异形扭曲的血管压迫三叉神经后根，使局部产生脱髓鞘变化而导致疼痛发作。

（2）半月神经节的神经细胞反复缺血，产生致痛物质，可引起三叉神经痛。

（3）单纯疱疹病毒在三叉神经痛的发病中起重要作用。

【临床表现】

1. 发病部位

三叉神经痛发作时，剧痛局限于三叉神经分布区内，通常为单侧，可长期固定在某一分支，尤以上颌支或下颌支为常见，偶可涉及眼支。双侧同时发病较少。口角、鼻翼、面颊、舌等处疼痛极为敏感。

2. 疼痛性质

（1）疼痛发作常无先兆，受累的三叉神经分布区内突然发生短暂、剧烈疼痛，每次持续数秒或1～2分钟，骤然停止，疼痛呈刀割样、撕裂样、针刺样、电灼样剧痛。

（2）疼痛从一处痛点开始，沿受累神经分布区扩散。重者可引起面肌反射性抽搐，口角牵向患侧，称为痛性抽搐，可伴有流泪、流涕、面部潮红、结膜充血等。

（3）疼痛初期发作次数较少，间歇期长，周期发作。多数患者进行性加重，发作频繁，疼痛加重，间歇期短，很少自愈。

3. 诱发因素及触发点

（1）常因说话、进食、洗脸、刷牙等刺激而诱发，患者异常恐惧，不敢做上述动作，导致面部及口腔长时间卫生较差、面容憔悴、精神抑郁。

（2）轻触即可引起疼痛发作，这些敏感区称为触发点或扳机点。

4. 神经系统检查

神经系统检查一般无阳性体征。

【诊断】

原发性三叉神经痛可以根据以下几点进行诊断：

（1）疼痛发作部位在三叉神经分布区域内。

（2）短暂发作性剧痛。

（3）触发点的存在及诱发因素是本病的特征。

（4）神经系统检查无阳性体征。

（5）排除其他疾病。

【鉴别诊断】

1. 继发性三叉神经痛

继发性三叉神经痛的发病特征与原发性三叉神经痛相似，但为持续性疼痛，查体有三叉神经或其他神经阳性体征，如面部感觉减退，角膜反射消失，咀嚼肌无力、萎缩，下颌偏斜等。脑脊液、颅底X射线、头部CT或MRI检查可有相关疾病的改变，有助于诊断。

2. 牙痛

三叉神经痛易被误诊为牙痛，有的患者因拔牙后疼痛不减而就诊。一般牙痛呈持续性钝痛，多为牙龈痛，进冷、热食物疼痛加剧。检查口腔疼痛部位可发现相关疾病，如龋齿、牙周脓肿等。X射线检查有助于鉴别诊断。

3. 鼻窦炎

额窦和上颌窦炎可出现面部疼痛，但表现为鼻窦分布区域的持续性钝痛，局部有压痛，可有发热、流脓涕、白细胞增高等炎症变化。鼻腔检查及X射线检查可确诊。

4. 舌咽神经痛

疼痛部位在舌根、软腭、扁桃体、咽部及外耳道等处，常在进食、吞咽、说话时诱发，扁桃体可有压痛。用1%丁卡因喷涂于咽部扁桃体及舌根部，如能止痛即可确诊。

【中西汇通治疗】

1. 西医学治疗

三叉神经痛以止痛为治疗目的。药物治疗为首选的基本疗法，适用于初患、年迈或合并有严重内脏疾病，不宜手术及不能耐受者。无效时可用神经阻滞疗法或手术治疗。

（1）系统性药物治疗

①卡马西平：为三叉神经痛的一线治疗药物，有效率为70% ~ 80%。

用法：成人首次剂量为200mg，一般为每次200 ~ 400mg，每日2次，每日最大剂量不超过1000mg，有效剂量维持2 ~ 3周后，逐渐减至最小有效剂量。

不良反应：包括疲乏、注意力不能集中等。用药期间，需监测血细胞计数、肝及肾功能等，孕妇忌用。

②奥卡西平：患者耐受性和潜在的药物相互作用较卡马西平低，随机对照试验显示，其疼痛缓解率与卡马西平相似，也可作为初始治疗药物。

用法：每日剂量为600 ~ 1800mg，分2次给药。

不良反应：嗜睡、头痛、头晕、恶心、疲乏等。

③苯妥英钠：是一种抗癫痫药物，有效率为25% ~ 50%，虽然是最早用于治疗三叉神经痛的药物，但至今缺乏随机对照的临床试验数据，疗效不如卡马西平。

用法：初始剂量为100mg，每日3次，无效可加大剂量，最大剂量每日不超过400mg。

不良反应：头晕、步态不稳、眼球震颤等。

④加巴喷丁：首剂300mg，老年人100mg，酌情增加，一般最大剂量为每日1.8g。

不良反应：除嗜睡、眩晕、皮疹外，常见肢端水肿。

⑤氯硝西泮：卡马西平及苯妥英钠治疗无效时可考虑使用本药。

用法：每日4 ~ 6mg，口服，40% ~ 50%的患者能完全控制，25%显著减轻。

不良反应：嗜睡、步态不稳。

⑥七叶莲（野木瓜）：系木通科野木瓜属植物鸭脚莲的根，止痛效果达60%左右。

用法：针剂，每次4mL，每日2 ~ 3次，肌内注射；片剂，每次3片，每日4次，连续服用。

该药多无严重不良反应，有时与卡马西平、苯妥英钠合用可提高疗效。

（2）局部药物治疗：局部给药可以避免系统性药物治疗的不良反应。

① 5%的利多卡因乳剂或凝胶：敷在疼痛区域，缓解疼痛，面部使用时注意勿入眼睛，否则会引起角膜感觉缺失，口腔内用药会引起流涎和恶心。

②辣椒素乳剂：对于神经病理性疼痛也有效，但会产生烧灼样刺激。

③复方制剂：如非甾体抗炎药和氯胺，局部给药效果尚需进一步评估。

（3）手术治疗：药物治疗失败或不能耐受药物不良反应的患者，需考虑手术治疗。三叉神经痛的手术治疗包括毁损性手术（化学性毁损如无水乙醇、甘油的局部注射，物理性毁损如射频）和微血管减压术（解除微血管对神经根的压迫，保留神经功能）。不同的手术方式针对三叉神经不同的解剖位置，外周毁损以三叉神经末梢和三叉神经节为主，微血管减压和伽马刀以三叉神经根为主。关于选择何种术式以获得最佳的疼痛缓解效果、最小的并发症，目前尚缺乏直接比较不同手术方式疗效的临床资料。手术治疗的常见并发症包括角膜感觉减退、触发区外的面部麻木、感觉迟钝、出现新的面部疼痛、带状疱疹或单纯疱疹等，少见的并发症有颅内出血等。

1）神经阻滞疗法：本疗法适用于药物治疗无效或不良反应严重者；拒绝手术治疗或不适于手术治疗者。该疗法可作为过渡治疗，为手术创造条件。

①经皮乙醇或甘油注射治疗：取无水乙醇或甘油、维生素 B_{12} 等，直接注入三叉神经分支或半月神经节内，使之发生凝固性坏死，阻断神经传导，使局部感觉丧失而获止痛效果。本疗法又称为阻滞疗法，简易安全，但疗效不持久。

②经皮半月神经节射频热凝治疗：医生在患者清醒镇静状态下，将探针经卵圆孔插入三叉神经节，选择性地损毁三叉神经节，并最大限度减少感觉丧失区。初次治疗成功率达90%～95%，大约有一半患者的缓解期达18个月或更长。

③伽马刀放射治疗：神经根的立体定向放疗是目前最新的治疗技术，也是唯一的非侵入性治疗，优点是损伤小、并发症少。1年疼痛完全缓解率达69%，3年缓解率为52%。并发症以三叉神经支配区的感觉障碍为主。

2）经颅手术治疗：医学界目前推崇用微血管减压术治疗三叉神经痛。操作时，经乳突后入路，分离压迫神经的血管，在神经根与“责任血管”间垫以隔断物，解除对神经的压迫；90%的患者可以缓解疼痛，10～20年复发率大约为10%。听力减退和面部感觉缺失、短暂性面肌麻痹是最常见的并发症。

2. 中医学治疗

（1）三叉神经被血管压迫及缺血导致疼痛的中医学治疗：西医学认为，三叉神经痛是异形扭曲的血管压迫三叉神经后根，使局部产生脱髓鞘变化而导致疼痛发作；半月神经节的神经细胞反复缺血，产生致痛物质，亦可引起三叉神经痛。因此，中医学的治疗思路首先是活血化瘀通络，针对异形扭曲的血管和半月神经节反复缺血进行治疗；其次是疏肝理气。中医学认为，不通则痛，疼痛是由经络不通所致，疏肝理气的中药可以疏通经络，缓解疼痛，再配合一些止痛的中药以增强疗效。其具体治疗思路如下。

①以活血化瘀通络药为君。活血化瘀通络的药物能改善异形扭曲的血管压迫和半月神经节的反复缺血。常用药物有川芎、桃仁、红花、丹参、王不留行、赤芍、牡丹皮等。

②以疏肝理气药为臣。疏肝理气的药物可以稳定情绪，疏通经络而缓解疼痛。常用药物有香附、郁金、柴胡、香橼、佛手等。

③以止痛药为佐。止痛常用延胡索、鸡矢藤、徐长卿等。延胡索活血止痛；鸡矢藤止痛效果明显，可以用于治疗各种疼痛；徐长卿散寒止痛。

（2）单纯疱疹病毒引起的三叉神经痛的中医学治疗

单纯疱疹病毒会破坏三叉神经的传导功能，使神经传导出现障碍而引起疼痛，中医学主要从以下几个方面进行治疗。

①以清热解毒药为君。清热解毒的中药可以抑制或杀灭单纯疱疹病毒，消除导致本病发生的根本原因，故为君药。常用药物有大青叶、板蓝根、山慈菇、金银花、连翘等。

②以活血通络药为臣。活血通络的药物可以改善局部组织的供血，畅通血脉而达止痛的目的，故为臣药。常用药物有川芎、丹参、桃仁、红花、王不留行、络石藤等。

③以疏肝理气的药物为佐。疏肝理气的中药可以促进经络传导，达到止痛的目的。常用药物有柴胡、香附、郁金、川楝子等。

④以止痛药为使药。常用的止痛药物同前。

第三节　紧张性头痛

【概述】

紧张性头痛是双侧枕部或全头的紧缩性或压迫性轻中度头痛，约占头痛患者的40%，习惯上称为精神性头痛，又称为神经官能性头痛。紧张性头痛的发病年龄高峰在 40 ~ 49 岁，发病率随年龄递增逐渐降低。

【发病机制】

紧张性头痛的发病机制不详，工作后不能放松、每晚睡眠时间少、自我健康评价低等因素是进展性紧张性头痛的危险因素。紧张性头痛最常见的触发因素是精神心理压力；其他触发因素包括饥饿、失水、劳力过度、睡眠方式改变、咖啡因脱瘾、女性激素波动等。心理上的焦虑及抑郁，以及血清钾离子含量升高等，引起肌肉痉挛、血管收缩，发生持久的头颈部肌肉痛。因此，本病的发生包括肌肉紧张和精神紧张两种因素。

【临床表现】

紧张性头痛的头痛部位多变，可为双侧、单侧、枕部、颞部、全头等，疼痛性质为压迫性、紧缩性，程度呈轻、中度。发作性紧张性头痛一般不伴恶心、呕吐、畏光、畏声；慢性紧张性头痛可有畏光、畏声、轻度恶心；夜间疼痛发作非常少见。

【诊断】

紧张性头痛的诊断主要依靠患者的病史，一般神经系统检查无阳性体征。依据患者头痛发作的频次不同，临床分为偶发性发作性紧张性头痛、频发性发作性紧张性头痛、慢性紧张性头痛。第 3 版国际头痛疾病分类（ICHD-3）中，紧张性头痛的诊断标准如下。

1. 偶发性发作性紧张性头痛

（1）符合（2）~（4）的特征，至少发作 10 次，每月 < 1 天（每年 < 12 天）。

（2）头痛持续 30 分钟至 7 天。

（3）头痛至少符合以下 2 个特征：①双侧；②压迫性或紧缩性（非搏动性）；③轻、中度头痛；④日常活动（如行走、上楼梯）不加重头痛。

（4）符合下列 2 项：①无恶心或呕吐；②畏光、畏声不超过 1 项。

（5）不能归因于其他疾病。

2. 频发性发作性紧张性头痛

符合偶发性发作性紧张性偏头痛（2）~（4）项，至少发作 10 次；每月发作 1 ~ 14 天，至少 3 个月（每年发作 ≥ 12 天，但 < 180 天）；不能归因于其他疾病。

3. 慢性紧张性头痛

（1）符合偶发性发作性紧张性偏头痛（2）~（4）的特征，每月 ≥ 15 天的头痛，3 个月以上（每年≥ 180 天）。

（2）头痛持续数小时至数天，或呈持续性头痛。

（3）头痛至少符合以下 2 个特征：①双侧；②压迫性或紧缩性（非搏动性）；③轻、中度头痛，可以通过 1 ~ 2 个月的头痛日记进行分析鉴别；④日常活动（如行走、上楼梯）不加重头痛。

（4）符合下列 2 项：①畏光、畏声或轻度恶变，查体出现异常神经体征的患者，需排除继发性病因；②没有中、重度的恶心、呕吐。

（5）不能归因于其他疾病。

【中西汇通治疗】

1. 西医学治疗

对偶发性发作性紧张性头痛，要进行症状性治疗，对频发性发作性紧张性头痛和慢性紧张性头痛要增加预防性治疗。止痛药往往对慢性紧张性头痛患者无效，还可能导致肝、肾功能损伤和药物过量性头痛。

（1）症状性治疗：大部分发作性紧张性头痛，头痛程度为轻、中度，一般用非甾体抗炎药物治疗均有效。

①作为 A 级推荐的止痛剂及口服剂量：阿司匹林 250 ~ 1000mg，对乙酰氨基酚 1000g，布洛芬 200 ~ 800mg，酮洛芬 12.5 ~ 50.0mg，双氯芬酸钠 12.5 ~ 25.0mg，萘普生 375 ~ 550mg。常见的不良反应为胃肠道反应、出血风险等。

②含有咖啡因的复方制剂作为二线选择药物。

③曲坦类药物治疗紧张性头痛无效。含有阿片类或巴比妥类的复方制剂易引起药物过量性头痛，不推荐使用。

④肌松剂对于发作性紧张性头痛的效果尚待证实。

（2）预防性治疗：预防性治疗主要用于频发性发作性紧张性头痛和慢性紧张性头痛。常用的预防性治疗药物如下。

①一线药物：阿米替林，从小剂量开始，每日 10 ~ 25mg，睡前服用，逐渐递增，每日 10 ~ 75mg，直到获得最佳效果。如患者服用一种药物 4 周后无改善，可考虑另一种药物。不良反应：口干、嗜睡、便秘、体重增加等。

②二线药物：米氮平，每日 30mg；文拉法辛，每日 150mg。不良反应：疲倦、体重增加、恶心、呕吐、头晕、性欲低下等。

③三线药物：氯米帕明，每日 75 ~ 150mg；马普替林，每日 75mg；米安色林，每日 30 ~ 60mg。不良反应：口干、嗜睡、震颤、头晕等。

2. 中医学治疗

（1）中药疗法：西医学认为，本病的发生由肌肉紧张和精神紧张两种因素导致，与工作后不能放松、每晚睡眠时间少、心理上的焦虑及抑郁情绪等，引起肌肉痉挛和血管收缩有关。中医学认为，焦虑、抑郁、神经紧张和肌肉紧张都与肝的疏泄功能失常有关。肝郁气滞，经络气机不畅，则发生本病。故紧张性头痛的中医学治疗思路如下。

①以疏肝理气药物为君。疏肝理气药物可以畅通气机，缓解神经与肌肉紧张，解除产生紧张性头痛的致病因素。常用药物有香附、郁金、柴胡、香橼、佛手、川楝子等。

②以活血化瘀药为臣。活血化瘀药可以改善头部供血，有利于缓解疼痛。常用药物有川芎、丹参、桃仁、红花等。

③以止痛药为佐。止痛中药常用延胡索、鸡矢藤、徐长卿等。上述 3 味药物联合应用，止痛效果良好。

④根据头痛部位酌加引经药为使。如前额头痛，加白芷；颠顶头痛，加藁本；后脑部头痛，加羌活等。

（2）电针及经皮电刺激镇痛。治疗机制：2Hz 的刺激可提高中枢神经系统的 β- 内啡肽水平，而 100Hz 的刺激可提高中枢神经系统的强啡肽水平。用 2 ~ 100Hz 的疏密波交替进行刺激，可促进这两种内源性阿片肽的释放，从而产生极强的镇痛效果。治疗方法：应用神经刺激仪的电针或电极，同时刺激患者的两个穴位：一个取合谷，另一个取风池、攒竹或太阳。刺激参数：2 ~ 100Hz 的疏密波，持续刺激 30 分钟，每日 1 次，10 次为 1 个疗程，再行第 2 个疗程巩固治疗，有效率可达 80%。

第四节　从集性头痛

【概述】

从集性头痛是一种原发性神经血管性头痛，以单侧眶周剧烈疼痛、周期性密集发作为特征，伴有同侧结膜充血、流泪、瞳孔缩小、眼睑下垂等自主神经症状。从集性头痛可发生于任何年龄段，以 30 ~ 40 岁为发病高峰，男性患病率显著高于女性。部分患者有家族史。从集性头痛的发病机制至今不详，可能与三叉神经血管、头面部自主神经系统激活、下丘脑功能障碍有关。

【临床表现】

单侧的眶部出现剧烈、爆炸样、钻刺样疼痛，数分钟达到疼痛的顶峰，一般持续 30 ~ 90 分钟。

（1）伴随自主神经症状，鼻黏膜及睑结膜充血、流涕、流泪、同侧瞳孔缩小、上睑下垂。

（2）发作时，患者情绪烦躁、焦虑不安，不停地来回踱步。

（3）发作具有刻板性，常在相同的时间点发作，患者常因疼痛在睡梦中醒来。

（4）发作具有周期性，每次丛集期持续 1 ~ 3 个月。

（5）在丛集期内，患者常每天经历 1 次以上的头痛，缓解期可持续数月，甚至数年。部分患者没有缓解期，而呈慢性丛集性头痛。

【诊断】

患者的诊断主要依赖头痛的临床特征，包括不可耐受的疼痛，以及单侧性、刻板的周期性自主神经症状。ICHD-3 中，丛集性头痛的诊断标准如下。

（1）符合（2）~（4）项特征，至少发作 5 次。

（2）严重或非常严重的单侧眼球后、眶上和（或）颞部疼痛（未经治疗），持续 15 ~ 180 分钟。

（3）有下列任 1 项或 2 项伴随症状。

1）至少有 1 项头痛侧的症状或体征：①结膜充血和（或）流泪；②鼻塞和（或）流涕；③眼睑水肿；④前额和面部出汗；⑤耳内胀满感；⑥瞳孔缩小和（或）上睑下垂。

2）不安或焦虑。

（4）在丛集期半数以上的时间里，发作频率从隔日 1 次到每日 8 次。

（5）不能归因于其他疾病。

【鉴别诊断】

丛集性头痛除与常见原发性头痛鉴别外，尚需与发作性偏头痛鉴别。发作性偏头痛多见于女性，头痛性质、部位、伴随症状与丛集性头痛相似，但发作持续时间较短，一般 2 ~ 30 分钟，发作频次（每天 5 次以上）高于丛集性头痛，并且对常规剂量的吲美辛治疗反应良好。

【中西汇通治疗】

1. 西医学治疗

（1）急性期治疗：由于丛集性头痛发作迅速，疼痛达峰值时间短，而口服药物吸收起效慢。因此，急性期的治疗原则如下。

①吸氧：通过面罩吸入100%氧气（7 ~ 10L/min，15 ~ 30分钟）可以安全有效地缓解大部分丛集性头痛。对于夜间可能的发作，可以把氧气罐放在卧室。

②皮下注射舒马普坦或双氢麦角碱：可以迅速缓解头痛，并且没有抗药性。但是这两种药物没有预防作用，只能发作时使用。

③ 4% ~ 6%的利多卡因1mL经同侧鼻孔吸入，仅对小部分患者有效。

④布托啡诺鼻雾化剂具有止痛和促眠作用，适用于夜间发作的患者。

（2）预防性治疗：由于急性期治疗有时无效，会延长患者疼痛时间，频繁给药常导致药物过量。因此，丛集性头痛患者需接受预防性治疗以减少发作。

①泼尼松：短程大剂量的泼尼松可以减轻疼痛发作。

用法：泼尼松（每日60mg）口服1周后停药。泼尼松和预防药物同时开始使用。

②维拉帕米：可用于丛集性头痛的预防，服用期间不影响舒马普坦和双氢麦角碱的使用。

用法：预防丛集性头痛的服用剂量高，每日540 ~ 960mg，中等剂量（每日240 ~ 480mg）反应差。

③锂剂可能通过调节生理节律、降低神经活动度而起到预防作用，有效的血药水平为0.4 ~ 1.0mmol/L，远低于治疗躁狂症的剂量。

用法：碳酸锂，每次150 ~ 300mg，每日3次。服药期间需监测血药浓度，以免急性锂中毒和其他不良反应（如神经毒性、甲状腺功能减退）发生。

④二甲麦角新碱和丙戊酸也可用于丛集性头痛的预防治疗。

用法：二甲麦角新碱，每次2mg，每日3次，每日最大剂量12mg。常见的不良反应有恶心、呕吐、眩晕、失眠，腹膜后纤维化少见。

单药预防治疗有时难以奏效，两种预防药物的联合使用，要权衡利弊，以获得最佳收益。

（3）手术治疗：上述治疗难以缓解的丛集性头痛，可以考虑手术治疗。

①射频三叉神经根离断术能取得70%的缓解，但仍有超过20%的患者复发，后遗症包括面部感觉的丧失和角膜反射消失。

②其他的手术治疗方法还有甘油三叉神经根离断术、伽马刀放射治疗、深部脑刺激术等。

2. 中医学治疗

中医学治疗丛集性头痛的处方配伍原则如下。

（1）以活血通络的药物为君药，促进局部组织的供血与供氧，缓解疼痛。本病的疼痛是由局部组织缺血、缺氧，积聚过多能刺激神经产生疼痛的代谢产物（如乳酸、丙酮酸、磷酸等酸性物质或类似激肽的多肽类物质），不能及时通过血液循环排出和消散所致，即中医学所谓的“不通则痛”；另外，吸氧疗法可以缓解本病的疼痛，证明丛集性头痛是因局部组织缺血、缺氧所致。因此，用活血通络药以促进局部组织的血液循环，改善局部组织的供血、供氧是治疗本病的关键，故为君药。常用的活血通络药物有川芎、丹参、桃仁、红花、王不留行、络石藤等。

（2）以疏肝理气的药物为臣药，缓解局部组织的神经与血管痉挛，辅助君药改善局部组织的供血与供氧。西医学认为，丛集性头痛是一种原发性神经血管性头痛，头痛发作时伴有同侧瞳孔缩小、眼睑下垂，说明本病是由局部的神经功能障碍使局部血管痉挛而组织缺血所致。另外，本病发作时，患者有耳内胀满感，根据头痛发作时有眼耳症状，可以确定病变部位在肝胆经。因此，中医学用疏肝理气的中药来疏通经络，缓解局部组织的神经与血管痉挛。疏肝理气药可以选择柴胡、香附、郁金、川楝子、香橼、佛手等。

（3）以清肝燥湿的药物为佐药，消除眼部组织的水肿，间接改善局部组织的供血与供氧。本病发作时伴有流泪、眼睑水肿等症状，属于中医学“肝经湿热证”的范畴，故以清肝燥湿的药物为佐药，有助于君、臣两组药物改善局部组织的血液循环，提高临床疗效。清肝燥湿的药物可以选择龙胆草、栀子、黄芩等；可同时配伍利尿药如泽泻、川木通、车前子，以增加祛湿的功效。

（4）以止痛药为使药。止痛常用延胡索、鸡矢藤、徐长卿等。

附：古籍中有关头痛的论述

一、《丹溪心法》中有关头痛的论述

《丹溪心法·头痛六十八》载：“头痛须用川芎，如不愈，各加引经药。太阳川芎，阳明白芷，少阳柴胡，太阴苍术，少阴细辛，厥阴吴茱萸。如肥人头痛是湿痰，宜半夏、苍术；如瘦人是热，宜酒制黄芩、防风；如感冒头痛，宜防风、羌活、藁本、白芷；如气虚头痛，宜黄芪、酒洗生地黄、南星、秘藏安神汤；如风热在上头痛，宜天麻、蔓荆子、台芎、酒制黄芩；如苦头痛，用细辛，如形瘦苍黑之人头痛，乃是血虚，宜当归川芎、酒黄芩；如顶颠痛，宜藁本、防风、柴胡。东垣云：顶颠痛须用藁本，去川芎。且如太阳头痛，恶风，脉浮紧，川芎、羌活、独活、麻黄之类为主；少阳头痛，脉弦细，往来寒热，柴胡为主；阳明头痛，自汗，发热恶寒，脉浮缓长实，升麻、葛根、石膏、白芷为主；太阴头痛，必有痰，体重或腹痛，脉沉缓，以苍术、半夏、南星为主；少阴头痛，足寒气逆，为寒厥，其脉沉细，麻黄、附子、细辛为主；厥阴头痛，或吐痰沫厥冷，其脉浮缓，以吴茱萸汤主之。血虚头痛，当归、川芎为主；气虚头痛，人参、黄芪为主；气血俱虚头痛，调中益气汤内加川芎三分、蔓荆子三分，细辛二分，其效如神。又有痰厥头痛，所感不一，是知方者验也，法者用也，徒知体而不知用者弊，体用不失，可谓上工矣。”

二、六经头痛及中医学辨治思路

关于头痛的治疗，历代医家有过很多的论述。张仲景在《伤寒论》中，分别论述了太阳、阳明、少阳、厥阴头痛。李杲补充了太阴头痛和少阴头痛，并提出了分经用药。

（一）六经头痛

1. 太阳头痛

《伤寒论》载：“太阳病，头痛发热，身疼，腰痛，骨节疼痛，恶风，无汗而喘者，麻黄汤主之。”

太阳主表，颈项是太阳经所循行部位，寒主收引，风寒束表，太阳经脉受邪，则经气运行不利，清阳之气被遏，出现头痛。太阳头痛特点是头痛连项。

《伤寒论》用麻黄汤（麻黄、桂枝、杏仁、甘草）祛除风寒之邪，其主要药物是麻黄、桂枝。

麻黄辛温，善于宣肺气，开腠理，透毛窍，散风寒；桂枝辛温，发汗解肌，温经通阳。麻黄与桂枝相伍，可以增加发表散寒的作用。

李杲在《伤寒论》的基础上，补充了治疗太阳头痛的临床用药。如《兰室秘藏·头痛门》云：“太阳头痛，恶风脉浮紧，川芎、羌活、独活、麻黄之类为主。”

李杲除用麻黄外，又加羌活、独活来增强祛除外感风寒之邪的作用。羌活、独活都入太阳经。头痛连项加用羌活、独活可以起到协同作用，这样用药又更有针对性。

另外，李杲用川芎活血行气、祛风、止痛。川芎虽然不入太阳经，但因其药性上行，可以促进头部的血液循环而治头痛。李杲用川芎治疗头痛符合西医学所论述的头痛是大脑皮层缺血而产生的理论。

综上，太阳头痛的特点是头痛连项，是因外感风寒所致的太阳经气运行不利而产生的。临床上可以选择麻黄、桂枝、羌活、独活以祛除外感风寒之邪，同时加川芎以改善头部供血而共治太阳头痛。

2. 阳明头痛

《伤寒论》载："阳明病，反无汗，而小便利，二三日呕而咳，手足厥者，必苦头痛，若不咳不呕，手足不厥者，头不痛。"

头为诸阳之会，阳明中寒，水寒之气上逆，直犯清阳，故"必苦头痛"；若胃阳尚可温运，中焦寒饮不甚，既未上逆，又未阻碍胃阳，自然是不咳、不呕、不厥、头不痛。

因此，阳明头痛的发病机制是阳明中寒，水寒之气上逆，致头部阳明经循行部位血管痉挛，造成该部位的大脑皮层缺血而出现头痛。

前额是阳明经所循行的部位，故阳明经头痛的部位在前额或眉棱骨。

《伤寒论》虽然没有指明阳明头痛的具体治疗方药，但据证论方，吴茱萸汤为治疗阳明头痛的主方。

吴茱萸辛苦而温，暖肝胃，散阴寒，下气降浊；生姜辛温，温胃化饮，降逆止呕。二药共用，温中散寒，散阴寒之气。配以人参甘温、大枣甘平，二药共用，补虚和中。

李杲论述了阳明头痛的用药。如《兰室秘藏·头痛门》云："阳明头痛，自汗，发热，恶寒，脉浮缓长实者，升麻、葛根、石膏、白芷为主。"

升麻甘、辛，微寒，入肺、脾、胃经，具有清热解毒、发表透疹、升阳举陷的作用。其发表作用能祛除外邪；升阳能将脾胃的清阳之气上升至头部，从而缓解头部阳明经部位的血管神经痉挛，改善阳明经部位的供血。《本草纲目》记载升麻"治阳明头痛，补脾胃，去皮肤风邪，解肌肉间风热，疗肺痿咳唾脓血，能发浮汗"。

葛根甘、辛，凉，入脾、胃经，具有升阳发表的作用，其缓解头部阳明经部位的血管、神经痉挛，改善阳明经部位供血的机制与升麻相同。《名医别录》记载葛根的功效是"伤寒中风头痛，解肌发表，出汗，开腠理"。

白芷味辛，性温上达，芳香通窍，归肺、胃经，善治阳明经部位的头痛、眉棱骨痛，是治疗阳明经头痛的要药，也是阳明经的引经药。

综上，阳明经头痛的特点是前额或眉棱骨部位的疼痛。其头痛产生的机制是阳明中寒，水寒之气上逆，致阳明经部位的血管神经收缩，使大脑皮层缺血而产生头痛。临床酌情选用吴茱萸、生姜或干姜、蜀椒等温补中阳的药物以治疗阳明中寒、水寒之气上逆的根本；以白芷、升麻、葛根等治疗头痛，同时还有引药归阳明经的作用。

3. 少阳头痛

《伤寒论》载："伤寒，脉弦细，头痛发热者，属少阳。"少阳病指足少阳胆经和胆腑受邪，邪入少阳，经气郁结，正邪分争，枢机不利，而见头痛、往来寒热、心烦喜呕、默默不欲饮食、胸胁苦满、口苦、咽干、目眩等症状，由于体质因素的不同而有或见症。

少阳头痛是由少阳经气郁结，胆火内郁，少阳之火循经上炎所致。头角为少阳经循行部位，故少阳头痛，痛连头角。

治疗少阳证的主方是小柴胡汤。方用柴胡清少阳经热，用黄芩清少阳腑热。邪入少阳必犯脾胃，出现喜呕、默默不欲饮食，故配伍半夏、生姜降逆止呕。人参、大枣、甘草扶正祛邪。

从小柴胡汤的处方配伍中，我们得知，治疗少阳头痛，首选柴胡、黄芩，以清少阳半表半里之热邪。

李杲也主张治疗少阳头痛用柴胡。如《兰室秘藏·头痛门》云："少阳经头痛，脉弦细，往来寒热，柴胡为主。"

综上，少阳头痛的特点是头痛在头角两侧。其发病机制是邪传半表半里，少阳经气郁结，胆热内生，循经上犯所致。临床上首选柴胡、黄芩作为治疗少阳头痛的君药。

4. 厥阴头痛

《伤寒论》载："干呕，吐涎沫，头痛者，吴茱萸汤主之。"厥阴肝经寒邪犯胃，胃失和降，则干呕；胃阳不足，津液不布，则吐涎沫；阴寒之邪循经上攻，故头痛。足厥阴经连目系，上出额，与督脉会于巅，故厥阴头痛以巅顶作痛，痛连目系，遇寒加重为特征。吴茱萸汤用吴茱萸配伍生姜以降肝经阴寒之气。

李杲在治疗厥阴头痛时也主张用吴茱萸汤，如《兰室秘藏·头痛门》云："厥阴头项痛，或吐痰沫厥冷，其脉浮缓，吴茱萸汤主之。"同时，对于巅顶痛，可用藁本。藁本辛温升散，善达头颠，祛风散寒，是治疗厥阴头痛的引经药。

综上，厥阴头痛的特点是头痛在颠顶，痛连目系，是由肝经阴寒之气上逆颠顶所致。治疗用药以吴茱萸、生姜、藁本为主，随症加减来治疗厥阴头痛。

5. 少阴头痛

李杲补充了少阴头痛的论治。如《兰室秘藏·头痛门》云："少阴经头痛，三阴、三阳经不流行，而足寒气逆，为寒厥，其脉沉细，麻黄、附子、细辛为主。"

少阴，指足少阴与手少阴。病至少阴，机体的抗病功能明显衰退，心肾阴阳气血俱虚，呈现出脉微细、但欲寐的病证。少阴病的成因有二：其一为年高体弱，或肾阳素衰，外受寒侵，寒邪直中少阴，形成少阴病；其二为他经之病传来，多因失治、误治，正气受损而邪传少阴。

《伤寒论》论述了少阴有寒化证与热化证两类。少阴头痛应为少阴寒化证所致。少阴寒化证是心肾阳虚，病从寒化，以致阳气虚衰，阴寒内盛，症见但寒不热，蜷卧欲寐，小便清白，脉沉微细。

病至少阴，心肾功能衰弱，阴阳气血不足，鼓动血行无力，加上阴寒内盛，寒凝经脉，致大脑皮层缺血而产生头痛。

《伤寒论》治疗少阴病寒化证用四逆汤（附子一枚，干姜一两半，炙甘草二两），温补肾阳以祛寒。

综上，少阴头痛的特点是头痛伴有心肾阳虚证的临床表现。其发病机制是心肾功能衰弱，阴阳气血不足，鼓动血行无力，加上阴寒内盛，寒凝经脉，致大脑皮层缺血而产生头痛。治疗上用附子、干姜温心肾之阳；用麻黄、细辛辛温，发表温经，以改善大脑皮层的供血。

6. 太阴头痛

李杲补充了太阴头痛的论治。如《兰室秘藏·头痛门》云："太阴头痛，必有痰，体重，或腹痛，为痰癖，其脉沉缓，苍术、半夏、南星为主。"

太阴包括足太阴脾经与手太阴肺经。手太阴肺主皮毛，司开阖，感邪后多为表证，属于太阳病范畴。我们前面已经论述过太阳头痛，现在论述的太阴头痛属于足太阴脾经的病变。因此，太阴头痛是由各种病因导致脾运化失司，聚湿生痰，痰阻头部经脉，造成气血运行障碍、大脑皮层缺血而引起的。

综上，太阴头痛由痰浊蒙清窍所致。其特征是头痛如裹。临床上可以利用苍术、半夏、南星化痰浊的作用，清理头部血管内的痰浊，改善头部的供血，则头痛可解。

（二）中医学辨治六经头痛的思路

中医学辨治六经头痛，首先应改善头部供血；其次应确定头痛的病因，并针对病因进行治疗；最后再根据六经在头部的循行部位，使用相应的引经药。具体用药规律如下。

1. 改善头部血管供血

因头痛是头部血管痉挛或狭窄造成大脑皮层缺血所引起的，所以治疗头痛首先应以活血化瘀药物来改善头部血管的供血。李杲用川芎来改善头部血管的供血，临床上还可以用丹参、桃仁、红花等活血化瘀药。

2. 根据头痛的病因治疗

（1）太阳头痛的病因为外感风寒，太阳经循行部位的血管收缩，引起大脑皮层缺血，从而导致头痛，故用麻黄、桂枝等祛除风寒。

（2）阳明经头痛是阳明中寒，水寒之气上逆，致阳明经部位的血管收缩，使大脑皮层缺血而产生头痛，所以用吴茱萸、干姜、蜀椒等温补中阳的药物以治疗阳明头痛的病因。

（3）少阳头痛是邪传少阳，经气郁结，胆热内生，循经上炎所致，故选择柴胡、黄芩清少阳胆热，治疗少阳头痛的病因。

（4）厥阴头痛是肝经阴寒之气上逆，寒凝经脉，头部血管收缩，导致大脑皮层缺血而引起的，临床上用吴茱萸、生姜等来治疗厥阴头痛的病因。

（5）少阴头痛是心肾功能衰弱，阴阳气血不足，鼓动血脉无力，加上阴寒内盛，寒凝经脉，致大脑皮层缺血而产生的头痛，故用附子、干姜温心肾之阳，以治疗少阴头痛的病因。

（6）太阴头痛是中焦虚寒，脾胃运化功能失司，水湿不运，聚湿生痰，阻滞头部血液运行，使大脑皮层缺血而产生的头痛，临床上可以用苍术、半夏、南星化痰浊，清理头部血管内的痰浊，以治疗太阴头痛的病因。

3. 根据头痛的部位，结合六经在头部的循行部位选用引经药

（1）头痛连项：属于太阳经头痛，用羌活作为引经药。

（2）前额头痛或眉棱骨部位头痛：属于阳明经头痛，用白芷作为引经药。

（3）头痛在颠顶，连通目系：属于厥阴头痛，用藁本、吴茱萸作为引经药。

（4）头痛在头角两侧：属于少阳头痛，用柴胡、香附、郁金作为引经药。

前人对六经头痛辨证及治疗的用药规律对临床具有很好的指导意义，但只论述了风寒、寒邪、胆郁化热、痰蒙清窍所致头痛的治疗，还缺少外感风热头痛、外感风湿头痛，以及内伤导致的气虚头痛、血虚头痛、肾虚头痛、瘀血头痛的治疗规律的论述。笔者在“偏头痛”一节中论述了这些头痛的治疗用药，可供参考。

第七章
中风

中风是以突然昏仆、不省人事、半身不遂、口舌㖞斜，或不经昏仆，仅以半身不遂、口舌㖞斜、语言不利、偏身麻木为主要表现的一种病证。中风在西医学中被称为脑卒中，包括缺血性脑卒中和出血性脑卒中。本病多见于老年人，四季均可发病，但以冬春两季为发病高峰，是一种发病率高、病死率高、致残率高，严重危害人类健康的疾病。

第一节　西医学对中风病因和发病机制的认识

中风是脑血液循环急性障碍致大脑神经细胞受损而出现的临床综合征。脑组织几乎没有氧和葡萄糖的储备，脑组织血液供应停止 6 ~ 8 秒后，脑灰质组织内即无任何氧分子，并迅即在 10 ~ 20 秒出现脑电图异常；血供停止 10 ~ 12 秒，即可出现神志障碍；30 秒后，脑电图即呈平线；1 分钟后，神经元功能的恢复变缓慢；3 ~ 4 分钟后，脑组织内游离葡萄糖均消耗殆尽，脑神经元细胞功能难以恢复正常；血供停止 4 ~ 5 分钟后，脑神经元细胞开始坏死。

西医学认为，导致中风发生的主要原因是脑血管意外。导致脑血管意外发生的因素主要有短暂性脑缺血发作（TIA）、脑梗死、脑出血。

一、短暂性脑缺血发作

短暂性脑缺血发作指由脑血液循环障碍导致的短暂的局灶性神经功能丧失，可分两大类。

1. 颈内动脉系统短暂性脑缺血发作

颈内动脉系统在甲状腺软骨上缘平面起于总动脉，在颈部上升并进入颈动脉管，在颈动脉管内首先上行，继而进入海绵窦内；在前床突下方，颈内动脉又急转向后上方穿硬脑膜进入蛛网膜下隙；在视交叉外侧分出大脑前、中动脉两终支。当颈动脉硬化斑块形成，或因情志因素，造成颈内动脉系统痉挛，或突然转动颈部时，颈内动脉系统所支配区域内的大脑神经细胞因缺血而受损，临床上常出现单肢或偏侧肢体无力或轻偏瘫，可伴有一过性失明、失语、偏身感觉障碍、偏盲、记忆障碍等。

2. 椎 – 基底动脉系统短暂性脑缺血发作

两侧椎动脉均起自锁骨下动脉，有 90% 的人两侧椎动脉粗细不等，左侧较粗大。椎动脉在颈部的前斜角肌内侧，起于锁骨下动脉的后上方，向上一般穿第 6 颈椎至第 1 颈椎横突孔上升；从寰椎横突孔穿出后，再弯向后绕寰椎侧后方，经椎动脉沟转向内，穿寰枕后膜、硬脊膜及蛛网膜，进入蛛网膜下隙。椎动脉在蛛网膜下隙内长约 25.4mm，椎动脉的外径为 3.4mm。椎动脉沿延髓腹外侧经枕骨大孔入颅腔，向前沿延髓腹侧至斜坡，左右椎动脉于脑桥下缘合并成一条基底动脉，经脑桥腹侧的基底动脉沟至脑上缘，分为左右大脑后动脉两终支。椎 – 基底动脉系统的血管发生意外，可造成供血减少，椎 – 基底动脉系统所供应区域的大脑神经细胞受损，临床上常出现发作性眩晕、恶心、呕吐、平衡失调，可有一过性脑干、小脑受损症状，如复视、吞咽困难、构音障碍、交叉瘫等，亦可表现为四肢乏力而猝倒的临床症状。

二、脑梗死

脑梗死又称缺血性脑卒中，是由于脑的血液供应障碍，致脑组织缺血、缺氧而引起的脑软化，包括脑血栓形成、脑栓塞、腔隙性脑梗死。

1. 脑血栓形成

脑血栓形成指在脑动脉的主干或其皮质支，因动脉粥样硬化等血管病变，导致血管管腔狭窄或闭塞、血栓形成，造成脑局部供血区血流中断，致使相应区域脑梗死性坏死，产生相应的神经症状和体征。

（1）完全性卒中：起病在 6 小时内达到高峰者，称为完全性卒中，常有完全性瘫痪及昏迷。

（2）进展性卒中：发病 48 小时内脑缺血逐渐进展或呈阶梯式加重，称为进展性卒中。

（3）大面积脑梗死：少数患者病势凶猛，脑水肿及颅内压增高症状突出，常有意识障碍，类似脑出血表现，提示广泛性脑梗死，故称为大面积脑梗死。

（4）可逆性缺血性神经功能缺失：少数患者发病后神经缺失症状较轻，神经症状、体征超过 24 小时，但在 3 周之内完全恢复，称可逆性缺血性神经功能缺失。

2. 脑栓塞

脑栓塞指各种栓子随血流进入颅内动脉系统，使血管腔急性闭塞，引起相应供血区的脑功能障碍。

大多数患者有栓子来源的原发疾病。栓子来自心脏者，如风湿性心脏病的栓子脱落；脂肪性栓塞发生在长骨骨折或手术后等。脑栓塞的发病年龄与原发病密切相关。年轻患者多数继发于风湿性心脏病；而老年人多继发于冠心病、心肌梗死。脑栓塞一般无明显诱因，多在活动中急骤起病。症状在数秒或数分钟内达到高峰，在脑血管病中发病最急。局限性神经功能缺失症状与栓塞动脉供血区的功能相对应，通常表现为偏瘫、单瘫偏身麻木、失语等，亦可出现抽搐发作。意识障碍一般较轻，持续时间短。椎基底动脉系统栓塞也可发生昏迷。

3. 脑静脉系统血栓形成

本病是由于感染性或非感染性原因，导致静脉系统形成血栓，引起阻塞，造成静脉回流障碍，产生脑组织淤血、水肿及颅内压增高，从而表现出一系列与之相关的临床症状和体征。脑静脉系统血栓形成分为静脉窦血栓形成和脑静脉血栓形成。脑静脉系统血栓形成是缺血性脑血管病的一种少见及特殊类型，发病高峰年龄分别为新生儿及 30 岁左右，多数呈急性或亚急性起病，早期表现为头痛、呕吐，伴或不伴局灶性神经功能缺损或癫痫发作。脑脊液压力明显增高，白细胞计数及蛋白含量正常或升高。影像学表现为静脉窦闭塞、局限性梗死灶及伴有渗血或血肿。由于本病临床缺乏特异性，所以误诊率较高。

4. 腔隙性脑梗死

腔隙性脑梗死指发生在大脑半球深部白质及脑干的缺血性微梗死，占脑梗死的 20% 以上。腔隙性梗死临床症状轻微或无症状。易患人群为患有动脉硬化者。患者常在安静状态下发病，出现局限性神经功能缺失症状，并持续 24 小时以上；无明显头痛、呕吐及意识障碍；神经症状和体征可以用某一血管综合征解释；脑脊液正常，CT 检查有助于诊断。腔隙性脑梗死常表现为 6 种临床综合征：①纯运动性轻偏瘫；②纯感觉性卒中；③构音障碍 – 手笨拙综合征；④共济失调性轻偏瘫；⑤感觉运动性卒中；⑥腔隙状态。

三、脑出血

脑出血指原发性非外伤性脑实质内出血，发病年龄多在 50 ~ 70 岁，男性居多，冬春季发病较多，患者多有高血压病史，常在活动状态或精神激动时起病，起病较急，常有头痛、呕吐、失语、意识障碍及肢体瘫痪等，发病时血压常明显增高，可有脑膜刺激征。出血症状常在数分钟到数小时内达到高峰，可因出血部位及出血量不同而临床特点各异。其中，基底节区出血约占全部脑出血的 70%，基底节出血又分为内侧型和外侧型。

1. 基底节出血内侧型

出血位于内囊内侧和丘脑附近，症状较重，意识障碍程度多较重，鼾声、呼吸、呕吐频繁，颅内压增高明显。

2. 基底节出血外侧型

出血位于壳核、尾状核和外囊附近，症状较轻者意识障碍轻或无，主要表现出血灶对侧“三偏”（偏瘫、偏麻、偏盲）症状。

3. 基底节出血混合型

此为内侧型及外侧型扩展的结果，症状大致同内侧型，但病情较重。

4. 脑叶出血

脑叶出血约占脑出血的 10%，出血在各叶白质，除有头痛、呕吐等颅内压增高症状外，可有各叶局限体征，如偏盲、失语、单瘫等。

5. 脑桥出血

脑桥出血约占脑出血的 10%，出血常在脑桥基底部与被盖部交界处。轻症可有展神经、面神经及对侧肢体交叉瘫，双眼向瘫痪侧凝视；重症者常迅速进入昏迷状态、高热、四肢瘫痪、瞳孔缩小、呕吐咖啡样胃内容物、呼吸紊乱、病情危重，多在 48 小时内死亡。

6. 小脑出血

小脑出血多为小脑半球出血，患者突起头痛，频繁呕吐，可有眩晕眼震、一侧肢体共济失调。因小脑出血无肢体瘫痪，故轻症小脑出血易被误诊。出血量大者可昏迷，常因枕骨大孔疝死亡。

7. 脑室出血

原发脑室出血较少，多为脑实质出血破入脑室，以内侧型破入脑室多见。小量脑室出血时，患者一般无意识障碍及局灶神经缺损症状，预后良好。若大量脑室出血，患者迅速出现昏迷，出现阵发性痉挛或去皮质强直状态，病情危重，多迅速死亡。

第二节　中医学对中风病因和发病机制的认识

中风的理论源于《内经》，成于《金匮要略》，发展于金元时期，成熟于明清两代，其中对中风病因的认识是其发展的纽带。归纳起来，本病的病因病机主要有如下几个方面。

一、气虚血瘀

《灵枢·刺节真邪》曰："虚邪偏客于身半，其入深，内居营卫，营卫稍衰，则真气去，邪气独留，发为偏枯。"卫气具有抵御外邪侵入的作用，营气是血的组成部分。"营卫稍衰"即卫气与营血虚弱，我们可以理解为气血虚弱。若气血虚弱，机体抵御外邪的能力下降，邪气侵入机体，客于营卫，则致机体的营卫之气运行不畅，机体失去营卫之气的滋养，发为偏枯。

《灵枢·九宫八风》曰："其有三虚而偏于中邪风，则为击仆偏枯矣。"人与自然相通，"三虚"指人体虚弱，时值这一年的运气衰微，恰逢月郭亏空，又失去事宜之和，这样三虚相结合，内外相因，正不胜邪，就可能偏于中风邪，导致突然昏厥仆倒，或引起半身不遂一类的病证。因此，本条论述了人体虚弱是导致中风发作的主要原因，这一年的运气衰微，逢月郭亏空是中风发作的诱因。

《素问·阴阳应象大论》云："年四十，而阴气自半也，起居衰矣。"《杂病源流犀烛·中风源流》亦云："人至五六十岁，气血就衰，乃有中风之病。"李杲认为，正气自虚是中风发作的主要原因，如《医学发明·中风有三》云："故中风者，非外来风邪，乃本气自病也。凡人年逾四旬，气衰者多有此疾。"王清任则以气虚血瘀为论，创立补阳还五汤治疗气虚血瘀型中风偏瘫。

气虚引发中风的机制：气为血之帅，推动血行，若气虚则血行无力，易形成气虚血瘀，脑脉瘀阻，导致大脑缺血，诱发中风。

综上，气虚血瘀型中风与西医学的缺血性脑卒中的脑灌注不足相类似，多由年老气血本虚，加上内伤积损，或纵欲伤精，或久病气血耗伤，或劳倦过度，使气血再衰，形成气虚血瘀，脑脉瘀阻，引发中风。这就是中医先贤们通过临床实践总结出的气虚血瘀引发中风的理论，为后世利用益气活血的方法治疗中风提供了理论依据。

二、情志过极

中医学论述的情志过极引发中风与西医学论述的情志因素诱发脑血管痉挛而导致的脑缺血，或情志因素诱发的脑出血相类似。中医学的古典文献中有很多这方面的记载。

1. 情志因素引发的出血性中风

《素问·生气通天论》记载："阳气者，大怒则形气绝，而血菀于上，使人薄厥。"《素问·举痛论》记载："怒则气逆，甚则呕血及飧泄。"大怒使人气逆，气血上涌，易使脑部血管破裂，引发薄厥。薄厥即西医学所论述的脑出血。

金元时期的刘完素力主中风的发作是由"心火暴盛，水不制火"所致。如《素问玄机原病式·火类》记载："由于将息失宜而心火暴盛，肾水衰不能制之，则阴虚阳实而热气怫郁，心神昏冒，筋骨不用，而卒倒无所知也。"刘完素论述的"阴虚阳实"是中风的病理基础；心火暴盛是情志过激使气血上涌而引发中风，与西医学的脑血管破裂形成的出血性脑卒中的有关论述相一致。

2. 情志因素引发的缺血性中风

清代医家叶天士认为，中风的发作是"肝阳化风"所致。如《临证指南医案·中风》记载："类者，伪也。近代以来，医者不分真伪……今叶氏发明内风，乃身中阳气之变动，肝为风脏，因精血衰耗，水不涵木，木少滋荣，故肝阳偏亢，内风时起。治以滋液息风，濡养营络，补阴潜阳，如虎潜、固本、复脉之类也。""水不涵木，木少滋荣"即肝肾阴虚，阴不制阳，致肝阳上亢，内风时起，引发中风发作。

张伯龙、张山雷、张锡纯等医家对此进一步发挥，认为该病乃肝阳化风，气血并逆，直冲犯脑所致。以上医家都认为肝阳化风是中风发作的原因。

综上，情志因素引发中风有两种情况。一是因情志过极，如大怒致气血上逆；或肾水不足，水不济火，心火暴盛，气血上涌，引发中风。这与西医学的脑卒中相类似。二是因情志过极使肝气郁结，气滞则血瘀，引发脑部供血不足而出现中风。这种情况与西医学的缺血性脑卒中和脑缺血发作相类似。

以上论述为我们在临床中利用疏肝理气、平肝潜阳、滋阴降火的方法治疗中风提供了理论依据。

三、饮食不节，痰浊内生

《素问·通评虚实论》中载，仆击、偏枯等为“肥贵人，则高粱之疾也”。朱震亨则主张“痰湿生热”，如《丹溪心法·中风》云：“按《内经》以下，皆谓外中风邪……东南之人，多是湿土生痰，痰生热，热生风也。”张景岳在《景岳全书·厥逆》中指出：“此正时人所谓卒倒暴仆之中风，亦即痰火上壅之中风。”

过食膏粱厚味，脾失健运，气不化津，反聚湿生痰，痰瘀化热；或肝木素旺，木旺乘土，致脾不健运，内生痰浊；或肝火内热，炼津成痰，痰热互结，阻于脑络，脑部供血不足，大脑神经细胞因缺血而致功能障碍，导致本病的发生。由痰浊引发的中风与西医学的血脂浸润所致的血栓形成或腔隙性脑梗死相类似，这为中医学以化痰法治疗中风提供了理论依据。

综上，中医学与西医学对中风发病机制的认识是一致的。中医学对中风的认识是历代医家从临床治疗实践中总结而来的；西医学是借助现代的科技手段，通过对中风的致病原因和发病机制的研究总结而来的。二者对中风认识的角度不同，但结论具有高度的一致性。这为我们利用中西医结合的方法来治疗中风，取长补短提供了理论依据。

第三节 中风的古方及分析应用

一、改善脑部供血的古方及分析应用

（一）治疗瘀血阻络所致中风的古方

清代医家王清任在《医林改错》中记载的通窍活血汤，为我们治疗瘀血阻络所致的中风，提供了药物配伍示范。

通窍活血汤（摘录自《医林改错》）

组成：赤芍一钱，川芎一钱，桃仁一钱，红花三钱，老葱三根（切碎），生姜三钱（切片），红枣七个（去核），麝香五厘（绢包），黄酒半斤。

用法：将前七味煎一盅，去渣，将麝香入酒内再煎两沸，临卧服。

功效：活血通窍。

主治：瘀阻头面的头痛眩晕；或耳聋年久；或头发脱落，面色青紫；或酒渣鼻；或白癜风；或女性干血痨、小儿疳积而见肌肉消瘦、腹大青筋、潮热等。

处方点评：本方主要治疗头面部的瘀血证。本方以赤芍、川芎、桃仁、红花活血化瘀，扩张脑血管，改善脑部缺血状况。本方以麝香开通诸窍，活血通络，其药力无所不至；以黄酒、生姜、老葱辛温通阳，使药物作用上达脑部，辅助活血化瘀药扩张血管，改善脑供血。大枣健脾益气，与生姜相伍可以调和营卫，有利于气血的运行，并能缓和芳香走窜药物之性。

通窍活血汤是治疗头面部瘀血阻络的代表方剂，其用药规律是以活血化瘀药主药，辅以辛温通阳和开窍的药物扩张血管，并使活血化瘀药的作用偏向头部。临床中，我们可以根据通窍活血汤的配伍方法治疗缺血性脑血管疾病，具体如下。

对于脑部缺血，我们可以用赤芍、川芎、桃仁、红花来活血化瘀，还可以用丹参、当归、鸡血藤等活血化瘀药来扩张脑血管，改善脑供血。

以麝香、黄酒、生姜、老葱等药辛温通阳并开通诸窍，辅助活血化瘀药扩张血管。石菖蒲也有醒脑开窍的作用，可以选用。

用大枣补中益气，以推动血行，并可缓和药性。甘草也有类似的作用，临床中也可选用。

《医林改错》一书中用于治疗瘀血阻络的方剂有通窍活血汤、血府逐瘀汤、膈下逐瘀汤、少腹逐瘀汤、身痛逐瘀汤。各方皆以川芎、当归、桃仁、红花为基础，再根据瘀血阻滞部位的不同，加相应的引经药物，组成不同的方剂，各方组成规律如下。

（1）通窍活血汤用川芎、桃仁、红花、赤芍并加麝香、黄酒、老葱、生姜来增加扩血管的作用；然后以麝香、黄酒、老葱、生姜、大枣作为引经药，使扩血管的作用偏于头部，治疗头面部瘀血阻络之证。

因此，川芎、桃仁、红花、赤芍是活血化瘀的主药；黄酒、老葱、生姜、麝香、大枣是引经药。

（2）血府逐瘀汤用川芎、当归、桃仁、红花、赤芍、牛膝活血化瘀；加具有疏肝理气、宣通胸胁气滞作用的柴胡、枳壳、桔梗，使活血化瘀的药物作用于胸胁；以甘草调和诸药。诸药共同治疗胸中瘀阻之证。

因此，川芎、当归、桃仁、红花、赤芍、牛膝是活血化瘀的主药；枳壳、桔梗、柴胡是引经药。

（3）膈下逐瘀汤以延胡索、川芎、当归、桃仁、红花、五灵脂、赤芍、牡丹皮活血化瘀；以乌药、香附、枳壳理气止痛，使诸药作用偏于膈下、两胁及腹部；甘草调和诸药。

因此，延胡索、川芎、当归、桃仁、红花、五灵脂、赤芍、牡丹皮是活血化瘀的主药；乌药、香附、枳壳等是引经药。

（4）少腹逐瘀汤以川芎、当归、赤芍、蒲黄、五灵脂、延胡索活血化瘀；加具有温通下焦作用的小茴香、官桂、干姜，温经止痛，治疗少腹血瘀之痞块、月经不调、痛经等。

因此，川芎、当归、赤芍、蒲黄、五灵脂、延胡索是活血化瘀的主药；小茴香、官桂、干姜是引经药。

（5）身痛逐瘀汤以川芎、桃仁、红花、当归、没药、五灵脂、地龙、牛膝活血化瘀；加具有宣痹通络作用的秦艽、羌活、香附，用于治疗瘀血阻于经络的肢体痹痛或关节疼痛等。

因此，故川芎、桃仁、红花、当归、没药、五灵脂、地龙、牛膝是活血化瘀的主药；秦艽、羌活、香附是引经药。

综上，瘀血阻络所致的各种病证，主要以活血化瘀药为主进行治疗。活血化瘀药可以选择川芎、红花、桃仁、丹参、当归、赤芍、没药、五灵脂、牡丹皮、鸡血藤。

临床上可以根据瘀血阻滞的部位不同，加上不同的引经药。

头部：可以选择麝香、石菖蒲等作为引经药。

胸部：肝经布胸胁，可以选择柴胡、香附、郁金、川楝子等疏肝理气药作为引经药。

膈下：膈下属于中焦，脾胃位于中焦，故可以选择枳壳、枳实、陈皮、木香、厚朴等作为引经药。

少腹：少腹属于下焦，肝、肾同属于下焦，故可以选择小茴香、肉桂、乌药、吴茱萸等温肝肾的药物作为引经药。

四肢关节：可以选择羌活、独活、秦艽、威灵仙、桑枝、地龙等祛风湿的药物等作为引经药。

以上是王清任各种逐瘀汤的用药规律，供临床中参考使用。

（二）治疗气虚血瘀所致中风的方剂

《医林改错》中记载的补阳还五汤，为我们治疗气虚血瘀所致的中风及其后遗症提供了很好的治疗思路。

补阳还五汤（摘录自《医林改错》）

组成：生黄芪四两，当归尾二钱，赤芍一钱半，地龙一钱，川芎一钱，红花一钱，桃仁一钱。

用法：水煎服。

功效：补气，活血，通络。

主治：中风后遗症，如半身不遂，口眼㖞斜，语言謇涩，口角流涎，下肢痿废，小便频数，或遗尿不禁，苔白，脉缓。

处方点评：本证是因气虚无力推动血液运行而致血瘀，脑部出现供血不足（脑灌注不足），从而引起中风。故本方的配伍思路是用大量的黄芪补气，以治气虚之本。本方以川芎、桃仁、红花、赤芍、当归尾、地龙活血化瘀通络，改善大脑供血，以治血瘀之标。

临床指导意义：本证的辨证要点是患者有气虚的症状。苔白、脉虚缓、小便频数，或遗尿不禁是气虚证的佐证。因此，患者中风后，若有气虚的临床症状，便可参考本方的配伍原则来进行治疗。临证时可根据气虚的程度用适量的黄芪来补气，使气足，推动血液上行，来改善大脑的供血，还可以加人参、党参等增加疗效。本方用川芎、桃仁、红花、赤芍、当归尾、地龙等活血类药物改善大脑供血，临床上还可以用丹参、牡丹皮、鸡血藤等活血化瘀药。因脾胃是气血生化之源，当气不足时，还应加健脾药，使气血生化有源，增加补气的持久效果。常用的健脾药有茯苓、白术、薏苡仁、黄精、山药、炙甘草等。

二、平肝潜阳、滋补肝肾法治疗中风的古方及分析应用

1. 镇肝息风汤（摘录自《医学衷中参西录》）

组成：怀牛膝一两，生赭石一两（轧细），生龙骨五钱（捣碎），生牡蛎五钱（捣碎），生龟甲五钱（捣碎），生杭芍五钱，玄参五钱，天冬五钱，川楝子二钱（捣碎），生麦芽二钱，茵陈二钱，甘草一钱半。

用法：水煎服。

功效：镇肝息风，滋阴潜阳。

主治：肝肾阴亏，肝阳上亢，气血上逆之类中风。头目眩晕，目胀耳鸣，脑部热痛，心中烦热，面色如醉，或时常噫气，或肢体渐觉不利，口角渐㖞斜；甚或眩晕颠仆，昏不知人，移时始醒；或醒后不能复原，脉弦长有力。

处方点评：本方所治之证是肝肾阴虚，肝阳上亢，气血上逆所致，故以镇肝息风、滋阴潜阳为法。本证的头目眩晕、目胀耳鸣、脑部热痛、心中烦热、面色如醉、脉弦长有力，属于肝阳上亢，气血上逆所致，故用代赭石、生龙骨、生牡蛎，重镇潜阳，用怀牛膝引药下行，以降气血之上逆。肝阳上亢的原因是肝肾阴虚，不能潜阳，故用生龟甲、玄参、天冬滋补肝肾之阴。川楝子疏肝理气，畅通肝经之脉；生麦芽有疏肝解郁的作用；茵陈清肝利胆；三药相伍可以清肝解郁，共为佐药。甘草具有和胃调中作用，为使药。

临床指导意义：肝阳上亢一般多由情志不遂，肝郁日久化火，火盛伤阴所致。临床上的辨证要点是中风伴有肝阳上亢的临床症状。本方配伍规律：以平肝潜阳药来治标，以滋补肝肾药来治本，以疏肝理气药为佐药。本方用代赭石、生龙骨、生牡蛎平肝潜阳，用怀牛膝引药下行。临床中也可以用石决明、珍珠母、紫贝齿、刺蒺藜、天麻、钩藤、罗布麻等。本方用生龟甲、玄参、天冬滋补肝肾。临床中也可以用熟地黄、枸杞子、女贞子、墨旱莲、桑椹等。本方用川楝子、生麦芽疏肝理气。关于茵陈的作用，《医学衷中参西录》认为，其为青蒿的嫩者，得初春少阳生发之气，与肝木同气相求，泄肝热兼疏肝郁。临床中还可以用香附、郁金、香橼、佛手等。应注意不能用升浮和气燥的理气药，以免伤阴和加重阳亢。

2. 天麻钩藤饮（摘录自《中医内科杂病证治新义》）

组成：天麻 9g，钩藤 12g（后下），石决明 18g（先煎），栀子、黄芩各 9g，川牛膝（12g），杜仲、益母草、桑寄生、首乌藤、朱茯神各 9g。

注：原书未注明剂量，现用的剂量是后人根据临床使用的经验而确定的。

用法：水煎服。

功效：平肝息风，清热活血，补益肝肾。

主治：肝阳偏亢，肝风上扰证，症见头痛、眩晕、失眠，舌红苔黄，脉弦。

处方点评：本方所治的诸症均为肝阳上亢，肝风内动所致，故治疗原则是平肝息风，清热活血，补益肝肾。方中用天麻、钩藤、石决明平肝息风；用栀子、黄芩息上炎之肝火；用杜仲、川牛膝、桑寄生补益肝肾；益母草活血通络；用首乌藤、朱茯神安神以治疗失眠。

综上，本方是治疗肝阳上亢所致的头痛、眩晕的经典方剂。方用天麻、钩藤、石决明平肝潜阳；栀子、黄芩清肝火。这样可使肝火得清，肝风得息，故头痛、眩晕得以治愈。

临床指导意义：这种配伍提示我们，肝阳上亢和肝火上炎往往同时存在，故治疗时既要平肝潜阳，又要“清肝火”。平肝潜阳还可以选择代赭石、生龙骨、生牡蛎、石决明、珍珠母、紫贝齿、刺蒺藜、罗布麻等。清肝火还可以选择龙胆草、夏枯草等。依据肝肾同源及水能生木的理论，方用杜仲、川牛膝、桑寄生补益肝肾，引上亢之阳以归源。阳亢多由阴虚所致，临床上根据阴虚的程度，可以用熟地黄、枸杞子、女贞子、墨旱莲等滋肾阴的药物，以滋肾水，潜阳亢之肝木。

三、治疗痰浊瘀阻头部的古方及分析应用

1. 定痫丸（摘录自《医学心悟》）

组成：明天麻、川贝母、半夏（姜汁炒）、茯苓（蒸）、茯神（去木，蒸）各一两，胆南星（九制者）、石菖蒲（石杵碎，取粉）、全蝎（去尾，甘草水洗）、僵蚕（甘草水洗，去嘴，炒）、真琥珀（腐煮，灯草研）各五钱，陈皮（洗去白）、远志（去心）、甘草（水泡）各七钱，丹参（酒蒸）、麦冬（去心）各二两，辰砂（细研，水飞）三钱。

用法：用竹沥一小碗，姜汁一杯，再用甘草四两熬膏，和药为丸，如弹子大，辰砂为衣。每服一丸。（现代用法：共为细末，用甘草120g煮膏，加竹沥汁100mL与生姜汁50mL为丸，每次9g；亦可作汤剂，加甘草12g水煎，去渣，入竹沥、姜汁、琥珀、朱砂冲服。）

功效：涤痰息风。

主治：痰热痫证。忽然发作，眩仆倒地，不省高下，甚至手足抽搐，目斜口㖞，痰涎直流，叫喊作声，或癫狂，舌苔腻而微黄，脉弦滑。

处方点评：本方以化痰药为君药，化脑部痰浊。本方为治疗痰热痫证而设。痰热痫证多由七情失调等致气机逆乱，进而损伤肝肾，使阴不敛阳，生热、生风，或肝郁化火，炼液成痰；或脾胃损伤，精微不布，痰浊内蕴；积痰内伏，在各种诱因引发下，痰浊或随气逆，或随火上炎，或随风动，蒙蔽心

神，发为痫病。正如《丹溪心法·痫》指出，痫证的产生是“痰涎壅塞，迷闷孔窍”所致。因此，方以半夏、胆南星、竹沥、姜汁、川贝母化痰，为君药。半夏：燥湿化痰，消痞散结，尤以化脏腑之湿痰为其见长，擅长治疗痰湿阻络导致的眩晕、胸痹、痰核、瘿瘤、梅核气等。胆南星：味苦性凉，清热化痰，息风定惊，善化经络之痰，治疗中风口眼㖞斜。竹沥：味甘、苦，性寒而滑利，主入心经，善于清热滑痰，定惊利窍，为治痰热蒙蔽清窍而致中风痰迷、惊痫狂诸证之要药。姜汁：化痰涎，通神明，能助竹沥滑痰而行经络。朱丹溪有云：“竹沥滑痰，非姜汁不能行经络。”川贝母：化痰散结而清热，善治痰火郁结所致的瘰疬。

本方以天麻、全蝎、僵蚕为臣药，息风止痉，治疗痫证发作时出现的眩仆、抽搐等临床表现。天麻：功善平肝息风，还具有祛风通络的作用。全蝎：味辛，性平，归肝经，能息风止痉，通络散结，用于治疗中风口眼㖞斜、瘰疬等。西医药理研究发现，全蝎中含有蝎毒，具有抗凝、溶纤作用。僵蚕：味辛行散，既能息风止痉，又可化痰散结，擅长治疗风中经络，口眼㖞斜。

本方的佐药有 3 组。①以琥珀、远志、朱砂、茯神镇惊安神为佐药。痰浊蒙蔽清窍，这里的清窍指大脑，大脑因痰浊蒙蔽而发生功能异常，出现神志的改变，故本方以朱砂、琥珀重镇清心，安神定惊；远志、茯神安神。四味药治疗神志改变的兼证，故为佐药。朱砂：重镇，具有镇惊安神的作用，可以治疗心神不宁的神志异常疾病。琥珀：质重，镇心安神，对心神所伤，神不守舍，惊悸、失眠等起到定惊安神的作用。远志：味辛通利，既能祛痰，又能利心窍，善治痰阻心窍之癫痫、抽搐、癫狂之证。茯神：具有宁心安神之功，专用于心神不安、惊悸、健忘等证。②以茯苓、甘草、陈皮为佐药。茯苓、甘草健脾；陈皮理气燥湿化痰，以杜生痰之源，故为佐药。③以丹参、麦冬、灯心草为佐药。丹参活血化瘀，改善脑部供血；麦冬、灯心草清心除烦。

以石菖蒲醒脑开窍为使药，也是引经药。石菖蒲：辛开苦燥温通，芳香走窜，气清爽而芬芳，除痰开窍，擅长治疗湿浊蒙蔽清窍所致的头晕、嗜睡、健忘等大脑缺血病证，并可以将诸药的作用引向脑部，故为使药。

临床指导意义：定痫丸所用的药物基本上都有涤痰息风的作用，可以清除脑部的痰浊瘀阻。因此，我们可以参考该方的处方配伍原则来进行临床组方，治疗痰浊瘀阻型缺血性中风。

化脑部痰浊，改善大脑供血是治疗缺血性中风的关键。除半夏、胆南星、竹沥、姜汁、川贝母等化痰药外，我们还可以用瓜蒌、白芥子等，以增加化痰的作用。

全蝎、僵蚕息风止痉，通络散结，它们所含有的生物活性成分可以溶解脑部血管内的血栓，改善脑供血，临床上还可以用蜈蚣、水蛭、地龙等。上述虫类药物，抗凝、降纤、溶栓、消融纤维斑块的作用机制明确，但一定不要超量或长期使用，以免出现各种出血现象。使用时应监测患者的出血时间和凝血时间及血流动力学情况，掌控用药的不良反应。

天麻是治疗各类眩晕的要药，甘润不烈，作用平和，不论寒热虚实证皆可应用。

石菖蒲辛开温通，芳香走窜，气清爽而芬芳，除痰开窍，是治疗痰浊瘀阻脑部引起的缺血性脑血管疾病不可缺少的引经药。

2. 半夏白术天麻汤（摘录自《医学心悟》）

组成：半夏一钱五分，天麻、茯苓、橘红各一钱，白术三钱，甘草五分。

用法：生姜一片，大枣二枚，水煎服。（现代用法：生姜 3 片，大枣 2 枚，水煎服）

功效：健脾燥湿化痰，平肝息风。

主治：眩晕，头痛，胸膈痞满，痰多，呕恶，舌苔白腻，脉弦滑。

处方点评：痰浊瘀阻于脑血管，致脑血管直径狭窄，大脑神经细胞缺血、缺氧，故眩晕、头痛。本方以半夏、橘红、生姜化痰。半夏味辛，性温而燥，功善燥湿化痰，可以消除脑血管内的脂质沉积，扩大脑血管的直径，改善脑供血。李东垣云："足太阴痰厥头痛，非半夏不能疗；眼黑头眩，风虚内作，非天麻不能除。"橘红化痰，生姜化痰，降逆止呕，可以增加半夏的化痰作用。本方以茯苓、白术、大枣、甘草健脾化湿，以杜生痰之源，并能增加化痰药的疗效。本方以天麻平肝息风而止眩晕。天麻甘平柔润，入肝经，具有息风止痉、平抑肝阳、搜风通络的作用，无论对何种类型的眩晕都有效。

临床指导意义：化痰是治疗痰浊瘀阻所致的缺血性脑血管疾病的主要方法，化痰的主药是半夏，配伍橘红、生姜能增加半夏的化痰作用。本方化痰药的数量要比定痫丸少，是因痰浊还没有达到随火上炎、随风动而蒙蔽心神，以致眩仆倒地、不省人事、手足抽动的程度，说明本证痰浊瘀阻脑部的程度要比定痫丸的轻。健脾可以杜绝生痰之源。这是治疗痰浊瘀阻所致中风不可缺少的治疗法则。因天麻是治疗各种眩晕的要药，故必用之。

【小结】

通过对本节选取的古方的学习，我们可以总结出中医学治疗中风的用药规律如下。

1. 针对中风的病理改变进行治疗

瘀血阻滞脑络和动脉硬化斑块形成是中风的主要病理改变。因此，中风的治疗关键是活血化瘀，以改善脑部供血，以及用化痰及溶栓的方法消融血栓和动脉硬化斑块。

（1）改善脑部供血，用活血化瘀药。活血化瘀药可以选丹参、川芎、桃仁、红花、赤芍等。

（2）以化痰和溶栓的方法消融血栓。化痰药、健脾药、理气药同用以消除痰浊。化痰药可以选用半夏、胆南星、竹沥、橘红、贝母、白芥子、瓜蒌等；健脾药可以选择茯苓、白术、薏苡仁等；理气药可以选择陈皮、枳实、木香、厚朴等。溶栓药能溶解血栓，缩小血栓及斑块，可以选择全蝎、蜈蚣、僵蚕、水蛭、地龙等。

2. 针对中风患者的辨证用药

（1）气虚证，常用益气药，如黄芪、人参、党参等。

（2）肝肾阴虚证，常用滋补肝肾的药物，如熟地黄、枸杞子、女贞子、墨旱莲、桑椹、怀牛膝、生龟甲、杭白芍、玄参、天门冬、鳖甲等。

（3）风阳上扰证，常用平肝潜阳、疏肝理气、清肝火的药物。平肝潜阳可以选用代赭石、生龙骨、生牡蛎，石决明、珍珠母、紫贝齿、刺蒺藜、天麻、钩藤、罗布麻等；疏肝理气可以用香附、郁金、香橼、佛手、川楝子等；清肝火可以选用栀子、黄芩、龙胆草、夏枯草等。

3. 加引经药

治疗中风常用的引经药有麝香、石菖蒲、天麻、川芎等。

第四节　中风的中西汇通治疗

一、短暂性脑缺血发作

短暂性脑缺血发作指由于脑血液循环障碍，导致短暂的局灶性神经功能丧失。短暂性脑缺血发作的临床表现属于中医学的“中风－中经络”范畴。短暂性脑缺血发作的主要原因有颈动脉血管内有硬化斑块，造成血管狭窄所引起的大脑缺血，或血管痉挛所引起的脑缺血。因此，短暂性脑缺血发作可以分为以下两类来进行治疗。

（一）颈内动脉硬化斑块所致的短暂性脑缺血发作

【临床症状】

颈内动脉硬化斑块所致的短暂性脑缺血发作常表现为单肢或偏侧肢体无力或轻偏瘫，可伴有一过性失明、失语、偏身感觉障碍，以及偏盲、记忆障碍等。

【辅助检查】

（1）颈动脉彩超提示，颈动脉内有不同程度的硬化斑块。

（2）头部CT示正常。

【诊断】

诊断主要依据患者的详细病史。中老年人突然出现局灶性脑损害的症状，符合颈动脉或椎基底动脉系统及其分支缺血的表现，短时间内（一般不超过1小时）症状可以完全恢复，结合头颅CT、颈动脉彩超的影像学检查即可诊断。

【中西汇通治疗】

1. 西医学治疗

（1）抗血小板凝聚药物：主要包括阿司匹林、双嘧达莫、噻氯匹定、氯吡格雷。

①阿司匹林：为环氧化酶抑制剂，每次50 ~ 325mg，每日1次。不良反应：消化不良、恶心、腹痛、腹泻、皮疹、消化性溃疡、胃炎及胃肠道出血。

②双嘧达莫：为环核苷酸磷酸二酯酶抑制剂，每次25 ~ 50mg，每日3次，饭前服用。双嘧达莫与小剂量（每日25mg）阿司匹林联合应用可加强其药理作用。

③噻氯匹定：主要抑制二磷酸腺苷（ADP）诱导的血小板凝聚，每次125 ~ 250mg，每日1 ~ 2次。不良反应：皮疹、腹泻、偶发严重性但可逆的中性粒细胞减少症，用药期间3个月定期检查血常规。

④氯吡格雷：与噻氯匹定同属ADP诱导血小板凝聚的抑制剂，但不良反应比噻氯匹定少。常用剂量为每天75mg。推荐单独使用或与小剂量阿司匹林（每天50 ~ 150mg）联合使用。不良反应：腹泻、皮疹、出血等。

（2）他汀类药物：用于TIA血脂有异常的患者，可将LDL–C降至2.1mmol/L（80mg/dL）以下，或LDL–C降低40%以上。临床常用的他汀类药物如下。

①辛伐他汀：每次20 ~ 40mg，每晚1次。

②阿托伐他汀：每次 10 ~ 80mg，每日 1 次。

③普伐他汀：每次 20 ~ 40mg，每晚 1 次。

④氟伐他汀：每次 40 ~ 80mg，每晚 1 次。

⑤瑞舒伐他汀：每次 5 ~ 20mg，每晚 1 次。

他汀类药物的总体安全性很高，但在应用时仍应注意监测转氨酶及肌酸激酶等生化指标，及时发现药物可能引起的肝脏损害和肌病，尤其是在采用大剂量他汀类药物进行强化调脂治疗时，更应注意监测药物的安全性。

（3）钙离子通道阻滞剂：钙离子通道阻滞剂尼莫地平具有改善脑供血、降低钙超载、保护脑细胞的作用。但尼莫地平也有一定的扩张外周血管的作用，使用时应注意血压下降与低灌注的发生。

2. 中医学治疗

因本病主要是由颈内动脉斑块造成血管狭窄，使头部供血不足所致，中医学辨证为痰浊阻络和瘀血阻滞，故消除颈动脉内的斑块是治疗的首要方法；其次用活血化瘀类的中药扩张血管，改善头部的供血；然后运用滋补肝肾的药物营养受损的大脑神经细胞。具体用药思路如下。

（1）消除动脉血管硬化斑块，具体如下。

①用化痰法消除动脉硬化斑块中的脂质浸润。颈动脉血管的硬化斑块中含有大量的结缔组织增生和脂质浸润，中医学将其辨证为痰浊阻络，而化痰类中药可以溶解斑块中的脂类物质，缩小斑块，从而改善血管的供血。因此，化痰是治疗缺血性中风的关键疗法。

可以根据病情酌情选择胆南星、半夏、瓜蒌、贝母、竹沥、白芥子等。健脾有助于杜绝痰浊的产生，故可加健脾药增加化痰的疗效，常用茯苓、白术、薏苡仁等。

②用溶栓法消除动脉硬化斑块中的血小板凝聚。动脉硬化斑块中的血小板凝聚是硬化斑块增大的原因，故溶栓是治疗缺血性中风的重要治疗原则。虫类破血药和息风通络药有消融血栓和增生结缔组织的作用，溶栓常用全蝎、蜈蚣、水蛭、地龙等。

（2）用活血化瘀法改善颈动脉对大脑的供血。活血化瘀药既可以扩张血管，又可以抗血小板凝聚，使颈动脉直径扩大，改善大脑的缺血状态，故活血化瘀法也是治疗缺血性中风不可缺少的治疗方法。常用的活血化瘀药有丹参、桃仁、红花、川芎等。其他的活血化瘀药如当归、赤芍、丹皮、鸡血藤等也可以运用。

（3）用补肾法来营养大脑受损的神经细胞。大脑神经细胞因缺血而受损，根据中医学“肾藏精生髓，脑为髓海”的理论，可利用滋补肾阴的药物营养大脑受损的神经细胞。滋阴补肾的中药有生地黄、枸杞子、女贞子、墨旱莲、龙眼肉、黑芝麻、桑椹等。

（二）非动脉硬化斑块所致的短暂性脑缺血发作

非动脉硬化斑块所致的短暂性脑缺血发作主要有两种情况。一是年老患者，气血本虚，或内伤积损，或纵欲伤精，或久病气血耗损，或劳倦过度，耗伤气血，气虚则血行不畅，致大脑供血不足，血虚不能营养大脑，诱发缺血性中风，西医学称为低灌注性血流动力学改变，中医学辨证为气血虚弱。二是情志因素，如忧、郁、恼、怒等，致肝气郁结，肝阳上亢，引发脑血管痉挛，诱发缺血性中风。西医学认为其与高血压有关；中医学辨证为肝阳上亢。

1. 低灌注性短暂性脑缺血发作（气血虚弱）

【临床症状】

低灌注性短暂性脑缺血发作（气血虚弱）常表现为发作性眩晕、恶心、呕吐、平衡失调，可有一过性脑干、小脑受损症状，如复视、吞咽困难、构音障碍、交叉瘫等，亦可表现为四肢乏力而猝倒。

【诊断要点】

有上述中风的临床表现，伴有乏力、舌淡、脉虚弱等气血不足的临床症状、体征。

【辅助检查】

（1）颈动脉彩超正常。

（2）脑 CT 检查正常。

（3）经颅多普勒检查示椎 - 基底动脉系统有血管供血不足的表现。

【中西汇通治疗】

（1）西医学治疗：低分子右旋糖酐具有补充血容量、纠正低灌注、稀释血液和改善微循环的作用，可以用于治疗低灌注性短暂性脑缺血发作。

（2）中医学治疗：本病患者的脑血管没有硬化斑块，脑干或小脑有一过性缺血。因此，治疗的重点是补气养血，其处方配伍思路如下。

①以益气养血药为君药。本病症状产生的原因是气血虚弱导致大脑产生低灌注状态，大脑神经细胞因缺乏气血的滋养而出现功能障碍，故以益气养血药为君药。益气常用人参、黄芪、党参等；养血常用当归、白芍、鸡血藤等。

②以健脾理气药为臣药。脾健则生气血；理脾胃气滞的药物可以促进胃肠道蠕动，有助于水谷精微的吸收而化生气血，使健脾药补而不滞，故以健脾理气药为臣。健脾常用茯苓、白术、薏苡仁、山药、黄精、炙甘草等；理脾胃气滞常用陈皮、枳实、厚朴、木香等。

③以活血化瘀药为佐。活血化瘀药可以促进血液循环，改善大脑供血，使补气血药补而不滞，故为佐药。活血化瘀常用丹参、川芎、桃仁、红花、赤芍等药。

本病的处方配伍思路参考了补阳还五汤的方义，增加了养血、健脾理气两组用药，临床上疗效会更好。

2. 情志因素诱发的短暂性脑缺血发作（肝阳上亢）

【临床症状】

情志因素诱发的短暂性脑缺血发作（肝阳上亢）常表现为发作性眩晕、恶心、呕吐、平衡失调，可有一过性脑干、小脑受损症状，如复视、吞咽困难、构音障碍、交叉瘫等，亦可表现为猝倒。

【诊断要点】

患者通常有高血压病史，常因情志因素诱发，出现面红、头痛、眩晕、舌红、脉弦等肝阳上亢的症状、体征。

【辅助检查】

（1）经颅多普勒检查提示颅内动脉血管痉挛。

（2）血压检查示高血压。

【中西汇通治疗】

（1）西医学治疗：纠正高血压，目前常用降压药物可归纳为五大类，即利尿药、β受体阻滞剂、钙离子通道阻滞剂（CCB）、血管紧张素转换酶抑制剂（ACEI）和血管紧张素Ⅱ受体阻滞剂（ARB）。临床上可以根据患者的情况酌情选用，具体见“高血压”一章相关内容。

（2）中医学治疗，具体如下。

①以平肝潜阳药为君药。平肝潜阳药可以平抑肝阳，缓解气血上冲，部分药物有降压效果，有助于避免脑血管破裂。常用药物有钩藤、天麻、生牡蛎、石决明、代赭石等。

②以清肝火药为臣。肝阳上亢患者必有肝郁化火的症状，清肝火的药物有助于平肝潜阳，故为臣药。可以选择夏枯草、栀子、黄芩、龙胆草等。

③以疏肝理气药为佐。肝阳上亢多因肝郁不舒发展而来，故以用疏肝理气

药为佐药。常用的疏肝理气药有香附、郁金、川楝子、香橼、佛手等。

二、脑梗死

脑梗死又称缺血性脑卒中，是由于脑的血液供应障碍，导致脑组织缺血、缺氧而引起的脑软化，包括脑血栓形成、脑栓塞、腔隙性脑梗死。本病多见于50岁以上有动脉粥样硬化病史者，或有高血压、糖尿病病史者。部分患者曾有短暂性脑缺血发作病史，或有头晕、头痛等前驱症状。本病起病一般不如其他脑血管病急骤，多数病例在安静、休息或睡眠时发生，也有少数在活动过程中发病。神经体征因阻塞血管部位的不同而不同。症状通常在10余小时或1～2天内达到高峰，病情不再进展，由于侧支循环的建立，而逐渐转入恢复期。

（一）血栓及其他栓子造成的脑梗死

【概述】

血栓及其他栓子造成的脑梗死主要包括脑血栓形成、脑栓塞、脑静脉系统血栓形成等情况。

1. 脑血栓形成

脑血栓形成指在脑动脉的主干或其皮质支，因动脉粥样硬化等血管病变导致血管管腔狭窄或闭塞、血栓形成，造成脑局部供血区血流中断，致使相应区域梗死性坏死，产生相应神经症状和体征。

2. 脑栓塞

脑栓塞指各种栓子随血流进入颅内动脉系统，使血管腔急性闭塞，引起相应供血区的脑功能障碍。

3. 脑静脉系统血栓形成

脑静脉系统血栓形成是由于感染性或非感染性原因，导致静脉系统形成血栓，引起阻塞，造成静脉回流障碍，产生脑组织淤血、水肿及颅内压增高，从而表现出一系列与之相关的临床症状和体征。

以上三种情况引起的脑血管意外，其发病机制与临床症状基本相同，临床上都有神志的改变，属于中医学“中风－中脏腑”范畴。故以上三种情况都可以按照下述内容进行诊治。

【临床表现】

突然昏仆，不省人事，伴有半身不遂、口舌㖞斜、语言不利。

【辅助检查】

头部 CT、磁共振检查有助于诊断。

【中西汇通治疗】

1. 西医学治疗

对脑血栓或各种栓子栓塞脑部血管所致的中风，在急性期采用西医学治疗可快速消融血栓，避免致残，具有明显优势，具体治疗药物如下。

（1）溶栓药物

①尿激酶：6 小时时间窗内尿激酶 100 万 ~ 150 万单位静脉注射，快速促使血栓消融，安全有效。

②重组组织型纤溶酶原激活剂（rt–PA）：rt–PA 用于脑梗死发病后 3 小时内的溶栓治疗。rt–PA 的用药剂量为 0.6mg/kg，总量的 10% 快速静脉点滴，余量 1 小时输完。该药的优点是能减少患者的致残率，缺点是能引起脑出血。

（2）抗血小板聚集药物

①阿司匹林：在脑梗死发病后 48 小时内服用阿司匹林，每日 150 ~ 300mg。

②氯吡格雷：每日 75mg。该药优于阿司匹林，但价格较贵。

2. 中医学治疗

（1）中药治疗：中风急性期过后，因大脑神经细胞受损，造成肢体功能障碍及语言障碍，这时采用中医学疗法具有明显优势。因本病为血栓形成所致，故在治疗上应以溶栓为主（包括化痰药），然后用扩张血管的药物来改善脑部的供血，促进血栓梗死区域血管侧支循环的建立，再以滋补肝肾和健脾的方法，恢复受损的大脑神经细胞的功能。其治疗思路如下。

①以溶栓药为君。本病治疗的关键是消融血栓中血小板的聚集。虫类破血药和息风通络药可以溶解血小板的聚集，所以是君药。溶栓药可以选择全蝎、僵蚕、蜈蚣、水蛭、地龙、土鳖虫等。

②以化痰降脂药为臣。血栓形成的另一个主要因素是脂质的浸润，化痰药可以促进脂质的消融与吸收，故以化痰药协助溶栓药以消融血栓。化痰药可以选择胆南星、半夏、白芥子、竹沥、贝母等。

③以活血化瘀药、滋补肝肾之阴药、健脾药为佐。活血化瘀药可以改善脑供血，促进缺血区的血管侧支循环的建立，故为佐药。可以选择丹参、桃仁、红花、川芎、赤芍、牡丹皮、鸡血藤等。中医学认为，肾藏精生髓，脑为髓海，补肾药可以营养大脑神经细胞，在恢复大脑神经细胞功能时，补肾健脑是

不可缺少的治疗方法。常用药物有熟地黄、枸杞子、女贞子、墨旱莲等。健脾可以杜绝生痰之源，常用药物有茯苓、白术、薏苡仁等。

（2）物理疗法：中风恢复期的治疗目的是促进受损部位坏死的神经细胞再生，恢复其正常的生理功能。针刺疗法、PT 疗法、OT 疗法、脑超声治疗仪等物理疗法，可以通过经络系统或神经系统，帮助受损的大脑神经细胞再生。

①针刺疗法：针刺可以通过经络系统，促进大脑神经细胞的再生。血管、神经、脏腑器官外的包膜与血管、神经、脏腑器官之间的间隙充满了电解质，当特定穴位受到针刺后，便产生一种生物电效应，生物电沿着经络进行传导，受损的大脑神经细胞便在生物电的刺激下逐渐恢复其正常的生理功能，故针刺疗法是治疗中风后遗症的一个有效的治疗方法。

② PT 疗法、OT 疗法：PT 疗法指运动疗法，患者可以主动或被动的方式，使肢体肌肉的运动信号，通过神经反射，传递到大脑，刺激大脑受损的神经细胞再生；OT 疗法指作业疗法，患者选择特定的器械、物品，通过作业活动，使肌肉运动信号通过神经反射，传递到大脑，刺激受损的大脑神经细胞再生。

③脑超声治疗仪：脑超声治疗仪治疗缺血性中风的原理是通过超声波的高速振动产生热量，使大脑血管在热的作用下扩张，增加大脑局部的血液循环，有助于恢复大脑神经细胞的功能。

（二）腔隙性脑梗死

腔隙性脑梗死是患者长期血脂代谢异常，血液处于高凝状态，导致大脑半球深部白质及脑干形成缺血性微梗死，中医辨证为痰浊或瘀血阻络。腔隙性脑梗死的临床症状较轻微或无症状，通常是在 CT 检查中发现大脑的组织中有梗死病灶。

【临床表现】

腔隙性脑梗死表现为在安静的状态下发病，出现局限性神经功能缺失症状，并持续 24 小时以上，无明显头痛、呕吐及意识障碍。

腔隙性脑梗死患者常见以下 6 种临床综合征：①纯运动轻偏瘫；②纯感觉性卒中；③构音障碍－手笨拙综合征；④共济失调性轻偏瘫；⑤感觉运动性卒中；⑥腔隙状态。

【诊断】

临床症状结合头部 CT 有助于腔隙性脑梗死的诊断。

【中西汇通治疗】

1. 西医学治疗

腔隙性脑梗死的治疗重点是消除大脑半球深部白质及脑干形成的缺血性微梗死。西医学常用他汀类药物来治疗。

2. 中医学治疗

（1）针对病因进行治疗，具体如下。

1）用化痰药来溶解血脂，常用半夏、胆南星、白芥子、瓜蒌、丝瓜络等药物。

2）用活血化瘀药来扩张脑血管及溶解血小板凝聚。活血通络的药物可以扩张大脑的毛细血管，改善大脑供血，常用药物有丹参、桃仁、红花、川芎等。用具有溶栓作用的破血通络药消除血小板凝聚，溶解微血栓，常用药物有全蝎、蜈蚣、水蛭、地龙等。

以上两组药物是治疗腔隙性脑梗死的基石，在腔隙性脑梗死的治疗中，无论辨证为哪个证型，都离不开这两组用药，否则就达不到治疗效果。

（2）针对体质进行治疗：腔隙性脑梗的患者多为气虚不足、肝肾阴虚体质。

1）气血不足

证候：除腔隙性脑梗死的临床表现外，患者兼有面色皖白、气短乏力、心悸、自汗，舌质暗淡，脉细缓。

证候分析：气虚，则气短乏力、自汗，脉缓；气虚不能推动血行，则舌暗；血虚，则面色皖白，心悸，舌淡，脉细。

处方配伍原则：治疗的关键是先以化痰和活血化瘀药治疗该病的病理改变，然后以益气、健脾、理气药进行体质治疗。化痰和活血化瘀药同前。益气可重用黄芪，还可以加人参、党参以补气虚。脾胃是气血生化之源，健脾有助于益气，增加益气的效果；另外，健脾有助于运化痰湿，增加化痰的效果。健脾常用茯苓、白术、薏苡仁等。理气可以促进胃肠道的蠕动，有助于脾的运化功能。理气常用陈皮、枳实、木香等。

2）肝肾阴虚

证候：除腔隙性脑梗死的临床表现外，患者兼有头晕耳鸣、不寐、五心烦热，舌质红，苔少或无苔，脉弦细数。

证候分析：肝肾阴虚，髓海不足，则头晕、耳鸣；阴虚生内热，则五心烦热、舌红少苔、脉细数；肾阴不足，不能制约心火，心肾不交，则不寐。

处方配伍原则：先以化痰和活血化瘀药治疗该病的病理改变，然后以滋补肝肾药进行体质治疗。化痰和活血化瘀药同前。滋补肝肾之阴可以选用熟地黄、女贞子、墨旱莲、枸杞子、何首乌等；若有阴虚火旺、五心烦热的症状，可加青蒿、鳖甲、龟甲、地骨皮、银柴胡等清虚热的药物。

三、脑出血

【临床表现】

脑出血的发病年龄常在 50 ~ 70 岁，多数患者有高血压病史，冬、春季节发病较多。起病常突然而无预兆，少数患者有前驱症状，包括头晕、头痛、肢体麻木或活动不便、口齿不清，可能与血压升高有关，多在活动或情绪激动时发病，症状常在数分钟至数小时内发展至高峰。急性期常见的主要表现有头痛、头晕、呕吐、意识障碍、肢体瘫痪、失语、大小便失禁等。发病时常有显著的血压升高，一般在 180/110mmHg 以上，体温升高（若发病后即刻升高，系大脑体温调节中枢受损所致；体温逐渐升高并呈弛张热者，多为合并感染；低热则为吸收热），尤其是脑桥出血常引起高热，此因脑干内下丘脑脊髓交感神经束受损，影响汗液分泌和散热功能。约 10% 的患者出现痫性发作，常为局灶性。血肿破入蛛网膜下腔或脑室系统可引起脑膜刺激征阳性。

【辅助检查】

1. CT 检查

临床上颅脑 CT 为脑出血疑诊病例的首选检查。因脑出血发病后立即出现高密度影，CT 可显示血肿的部位、大小，是否有占位效应，是否破入脑室、蛛网膜下腔，以及是否有梗阻性脑积水等。在病初 24 小时内出血灶呈高密度块状影，边界清楚；48 小时后在高密度出血灶周围可出现低密度水肿带，边界较模糊，但出血 1 ~ 2 周后，随着血肿液化、吸收，病灶区密度开始逐渐减低，最后可与周围脑实质密度相等或成为低密度改变。严重贫血患者出血灶可呈等密度或稍低密度改变。CT 检查对于脑出血的确诊和指导治疗均有肯定意义。

2. MRI 检查

MRI 检查对急性脑出血的价值不如 CT 检查，但对检出脑干和小脑出血及监测脑出血的演进过程优于 CT 检查。在病程 4 ~ 5 周后，CT 不能辨认脑出血时，MRI 仍可明确分辨，故可区别陈旧性脑出血和脑梗死。磁共振血管造影

（MRA）较 CT 血管造影术（CTA）更易发现脑血管畸形、血管瘤及肿瘤等出血原因。

3. 数字减影脑血管造影（DSA）

脑血管造影只在考虑手术清除血肿或需排除其他疾病时方可进行。怀疑脑血管畸形、烟雾病、血管炎等可行 DSA 检查，尤其是血压正常的年轻患者更应考虑行 DSA 以查明病因，预防复发。

4. 脑脊液检查

脑出血时脑脊液压力增高，多呈洗肉水样均匀血性。有明显颅内压增高者，因有诱发脑疝的危险，仅在能进行头颅 CT 检查且临床无明显颅内压增高表现时进行腰穿。怀疑小脑出血者禁行腰穿。

5. 其他

还应行血、尿、便常规及肝功能、肾功能、血糖、心电图等检查。重症脑出血患者，急性期可出现一时性的周围血白细胞增高，血糖和尿素氮增高，轻度蛋白尿和糖尿。心电图可发现异常，如 ST 段改变、T 波改变、各种心律失常等。凝血活酶时间和部分凝血活酶时间异常提示凝血功能障碍。

【中西汇通治疗】

1. 西医学治疗

脑出血的急性期以西医学治疗为主，应采取积极合理的治疗，以挽救患者生命，降低神经功能残障程度和复发率。应用脱水药物控制脑水肿，降低颅内压，预防和治疗脑疝；应用降血压药物控制血压，预防再出血；积极预防控制并发症是抢救患者的关键；有手术适应证的患者立即采取手术治疗。

急性期的治疗原则：安静卧床，防止继续出血；积极控制脑水肿，降低颅内压；调整血压，加强护理，防治并发症。

（1）一般治疗：一般应卧床休息 2 ~ 4 周，保持安静，避免情绪激动和血压升高。保持呼吸道通畅，适当给氧，动脉血氧饱和度维持在 90% 以上。有意识障碍及消化道出血者宜禁食 24 ~ 48 小时。尿潴留时应导尿。定时轻轻变换体位，防止褥疮。发病 3 日后，如神志不清、不能进食者，应鼻饲以保证营养，保持肢体功能位。于头部和颈部大血管处放置冰帽、冰袋或冰毯以降低脑部温度和新陈代谢，有利于减轻脑水肿和降低颅内压等。

（2）血压控制：应根据患者年龄、病前血压水平、病后血压情况及颅内压高低，分析血压升高原因，决定是否进行降压治疗。一般来说，当急性脑出血患者收缩压＞ 220mmHg 时，应积极使用静脉降压药物降低血压；当患者收缩压＞ 180mmHg 时，可使用静脉降压药物控制血压，根据患者临床表现调整降压速度。160/90mmHg 可作为参考的降压目标值。在降压治疗期间，应严密观察血压水平的变化，每隔 5 ～ 15 分钟进行 1 次血压监测。急性期血压骤然下降提示病情危笃，应及时给予多巴胺、间羟胺等。

（3）控制脑水肿，降低颅内压：脑出血后 48 小时，脑水肿达到高峰，维持 3 ～ 5 天甚至更长时间后消退。因此，降低颅内压和控制脑水肿以防止脑疝形成是急性期处理的一个重要环节。首选 20% 甘露醇静脉滴注，用量及疗程依个体化而定。同时注意监测心、肾功能及电解质情况。必要时，也可使用呋塞米、甘油果糖、白蛋白等。

（4）止血治疗：由于止血药物治疗脑出血临床疗效不明确，且可能增加血栓栓塞的风险，不推荐常规使用。使用抗栓药物发生脑出血时，应立即停药，并可选择输注凝血因子和血小板治疗。对于肝素治疗并发的脑出血可用鱼精蛋白中和，华法林治疗并发的脑出血可用维生素 K_1 拮抗。

（5）水电解质平衡和营养：病后每日液体入量可按尿量加 500mL 计算，如有高热、多汗、呕吐或腹泻者，可适当增加液体入量。维持中心静脉压 5 ～ 12mmHg 或肺楔压在 10 ～ 14mmHg 水平。注意防止低钠血症，以免加重脑水肿。注意补钠、补钾及糖类。

（6）并发症的防治，具体如下。

①感染：发病早期病情较轻的患者如无感染证据，通常可不使用抗生素；合并意识障碍的老年患者易并发肺部感染，或因尿潴留或导尿等易合并尿路感染，可给予预防性抗生素治疗，根据经验或痰培养、尿培养及药物敏感试验结果选用抗生素。

②应激性溃疡：可预防性应用质子泵抑制剂，如泮托拉唑、奥美拉唑等；并可口服氢氧化铝凝胶。一旦出血应按上消化道出血的常规疗法进行治疗，可应用止血药，如云南白药、凝血酶、去甲肾上腺素等。若内科保守治疗无效，可在内镜直视下止血。应防止呕血时引起窒息，同时应补液或输血以维持血容量。

③抗利尿激素分泌异常综合征：又称稀释性低钠血症，可发生于约 10% 的脑出血患者，血钠降低，可加重脑水肿，应限制水摄入量在每日 800 ～ 1000mL，补钠每日 9 ～ 12g。低钠血症宜缓慢纠正，否则可导致脑桥中央髓鞘溶解症。

④痫性发作：有癫痫发作者应给予抗癫痫药物治疗。疑似癫痫发作者，应

考虑持续脑电图监测，如有痫样放电，应给予抗癫痫药物治疗。不推荐预防性应用抗癫痫药物。对于病后 2 ~ 3 个月再次出现痫性发作的患者，应长期、规律药物治疗。

⑤中枢性高热：宜先行物理降温，效果不佳者可用多巴胺受体激动剂如溴隐亭，每日 3.75mg，逐渐加量至每日 7.5 ~ 15.0mg，分次服用；也可用硝苯呋海因钠，每日 0.8 ~ 2.5mg/kg，肌内或静脉给药，6 ~ 12 小时 1 次，缓解后每次 100mg，每日 2 次。

⑥下肢深静脉血栓形成：勤翻身、被动活动或抬高瘫痪肢体可预防下肢深静脉血栓形成。对于高危患者，一般在脑出血出血停止、病情稳定和血压控制良好的情况下，给予小剂量的低分子肝素进行预防性抗凝治疗。

（7）手术治疗：手术的目的在于清除血肿，解除脑疝，挽救生命和争取神经功能的恢复。对于大多数原发性脑出血患者，外科治疗的有效性尚不能充分确定，不主张无选择地常规使用外科或微创手术。以下临床情况，可个体化考虑选择外科手术或微创手术治疗。

①出现神经功能恶化或脑干受压的小脑出血者，无论有无脑室梗阻致脑积水的表现，都应尽快手术清除血肿。

②对于脑叶出血超过 30mL 且距皮质表面 1cm 范围内的患者，可考虑标准开颅术清除幕上血肿或微创手术清除血肿。

③发病 72 小时内、血肿体积 20 ~ 40mL、格拉斯哥昏迷指数评分＞ 9 分的幕上高血压脑出血患者，在有条件的医院，经严格选择后可应用微创手术联合或不联合溶栓药物液化引流清除血肿。

④出血 40mL 以上的重症脑出血患者，由于血肿占位效应导致意识障碍恶化，可考虑微创手术清除血肿。

2. 中医学治疗

中医学根据脑出血时，出血侧半球肿胀、充血，血液可流入蛛网膜下腔或破入脑室系统，周围是坏死组织，血肿周围组织受压，水肿明显，血肿较大时引起颅内压增高，可使脑组织和脑室移位、变形，甚至形成脑疝等病理表现，制订的治疗原则是止血、化痰、健脾、利尿。具体处方配伍原则如下。

（1）以止血药为君。止血药常用凉血止血药和收涩止血药。凉血止血药可以促进大脑血管的收缩；收涩止血药因其黏腻，可以促进血小板的凝聚，与凉血止血药一起运用，可以达到加强止血的功能，以减轻脑出血。常用凉血止血药可以选择槐花、白茅根、大蓟、小蓟、地榆等；收涩止血药可以选择白及、藕节炭、血余炭等。

（2）以健脾、利尿药为臣。脾胃是气血生化之源，可以促进气血的生成，以修补受损伤的脑血管；又主运化水湿。健脾药可以消除脑水肿，减轻颅内压，防止脑疝的发生；利尿药通过利尿的作用，促进水湿的排出，加速脑水肿的吸收，故为臣药。健脾药常用茯苓、白术、薏苡仁、山药、炙甘草等。利尿药常用泽泻、川木通、车前子等。

（3）以化痰药为佐。出血灶呈大而不规则空腔，中心充满血液或血块，周围是坏死组织，有瘀点状出血性软化带。化痰药可以通过化痰的作用，加速血块溶解，促进坏死组织及软化带的吸收，也具有减轻颅内压、减轻脑疝发生率的功效，故为佐药。化痰药常用半夏、瓜蒌、白芥子、胆南星、丝瓜络等。

（4）以平肝潜阳药为使。平肝潜阳药可以降低高血压，能减轻血管的张力，减少脑出血，故为使药。平肝潜阳药常用钩藤、夏枯草、石决明、生牡蛎等。

第八章
眩晕

眩晕是患者所感觉到的自身或周围物体旋转的主观感觉。眩即眼花，晕是头晕，两者常同时并见，故统称为眩晕。其轻者闭目可止，重者如坐车船，旋转不定，不能站立，或伴有恶心、呕吐、汗出、面色苍白等症状，严重者可突然仆倒。眩晕是最常见的临床综合征，随着人口老龄化，发病率日益增高。

第一节　西医学对眩晕病因和发生机制的认识

西医学中，眩晕分为周围性眩晕和中枢性眩晕。周围性眩晕主要与前庭周围器官和前庭神经的内听道部分受累有关；中枢性眩晕与小脑受损、静－动系统受累和平衡三联异常有关。

一、周围性眩晕

前庭系统包括前庭器官、前庭神经、中枢传导径路及前庭皮质代表区。以内耳门为界，前庭系统可分为周围和中枢两部分。前庭周围部分包括前庭器官和前庭神经的内听道，其特点是与耳蜗神经、面神经相伴行。内耳迷路到前庭神经核前，不包括前庭神经核病变所致的眩晕称为周围性眩晕；中枢部分包括前庭神经的颅内部分。周围性眩晕产生的原因有周围前庭组织的感染（如中耳炎、乳突及迷路感染）、药物损伤、梅尼埃病、急性前庭损伤、耳咽管阻塞、外耳道耵聍等。

1. 中耳、乳突及迷路感染

（1）迷路周围炎：骨迷路周围的小房有炎症，刺激了膜迷路，发生轻度眩晕、眼球震颤，或乳突部疼痛，也可能有呕吐和患侧面肌力弱。

（2）局限性迷路炎：多起于慢性化脓性中耳炎及乳突炎，最常见的是胆脂瘤侵蚀水平半规管的骨壁，引起阵发性眩晕、恶心、呕吐、眼球震颤。在头及身体突然转动时，眩晕会加重。患者前庭功能正常，听力检查为传导性耳聋。

（3）弥漫性浆液性迷路炎：多见于化脓性中耳炎和乳突炎。由于细菌经前庭窗、蜗窗侵入迷路，常引起较重的眩晕、恶心、呕吐，眼球震颤慢相方向与肢体偏斜方向一致，均向患侧。患者呈不完全性神经性耳聋，前庭功能减退。当迷路外的感染得到控制后，前庭刺激症状消失，听力也可逐渐恢复。

（4）弥漫性化脓性迷路炎：化脓菌侵入迷路，膜迷路很快化脓并被破坏，骨迷路内充满脓液。临床表现为严重的眩晕、恶心、呕吐、眼球震颤和平衡失调等前庭症状。

2. 梅尼埃病

梅尼埃病是一种特发性内耳疾病。目前医学界认为，其产生的原因是内淋巴管高压、膜迷路破裂、钙离子超载、外淋巴间隙淋巴液混合等，导致内淋巴液分泌过多或吸收障碍，形成内耳膜迷路积水。

3. 前庭神经元炎

病毒感染等累及第Ⅷ对脑神经，导致前庭神经元炎，致前庭神经核功能异常，从而产生眩晕。

4. 药物性眩晕

耳毒性药物损伤前庭神经，常见耳毒性药物如下。

（1）氨基糖苷类药物，包括链霉素、庆大霉素、卡那霉素、新霉素、妥布霉素等，为临床常见的耳毒性抗生素。

（2）大环内酯类抗生素，如红霉素等。

（3）多肽类抗生素，如万古霉素、多黏菌素等。

（4）襻利尿药，如呋塞米、依他尼酸等。

（5）其他，如水杨酸类解热镇痛药、抗疟药（如奎宁）、抗癌药等。

5. 其他

急性前庭损伤、耳咽管阻塞、外耳道耵聍等，也可导致周围性眩晕。

二、中枢性眩晕

由前庭神经核到前庭皮质代表区间病变而引发的眩晕称为中枢性眩晕。中枢性眩晕的产生多由小脑、静－动系统受累所致。小脑及脑干中的某些神经细胞核团，尤其是前庭神经核、动眼神经核、红核、基底核等，对各种与空间关系感觉有关的信息起到重要的整合作用，并调节直立和运动体位。前庭神经核是脑干中最大的核块，在所有神经核中，前庭神经核最易受损。负责此区供血的基底动脉分出的深穿支较小，内听动脉的迷路支和小脑前下、后下动脉均为终动脉。因此，只要血管腔突然甚至微小的改变，或系统血压下降，均可影响静－动系统的功能而出现眩晕。小脑、静－动系统受累的主要原因有以下几点。

1. 脑供血不足

（1）椎基底动脉供血不足：可造成脑干及小脑各种神经核缺血，使其功能异常而产生眩晕。

（2）颈椎病：颈椎及有关软组织（关节囊、韧带、神经血管、肌肉）等发生器质性病变，引起椎动脉供血不足，造成脑干及小脑各种神经核缺血，从而导致眩晕。

（3）锁骨下动脉盗血综合征：锁骨下动脉因动脉硬化、感染、先天异常、外伤等因素而狭窄，当患侧上肢用力时，健侧椎动脉血流可经基底动脉逆流入患侧椎动脉，再流入患侧锁骨下动脉远侧端。这是一种血流代偿性机制。

锁骨下动脉盗血综合征可出现两组症状：一组是由椎－基底动脉血流倒流而引起的脑干供血不足症状；另一组是患侧上肢供血不足的症状，多见于左上肢，用力活动时出现发作性眩晕、视物模糊、复视、上肢麻木无力。检查患肢，见桡动脉搏动减弱或消失，双上肢血压不对称，收缩压可差20 ~ 30mmHg，锁骨下可听到血管性杂音。

（4）小脑梗死或小脑出血：造成小脑各种神经核缺血，导致其功能异常，从而出现眩晕。

（5）肿瘤压迫：颅内肿瘤压迫产生眩晕有两种情况：一种是由于肿瘤直接压迫，或肿瘤侵及前庭神经核或其他中枢神经通路；另一种是颅内压增高，特别是肿瘤阻塞脑脊液循环，从而产生脑积水，引起第 4 脑室底部前庭神经核充血和水肿。

（6）手术或颅脑外伤：损伤小脑或脑干中枢神经核的供血，从而导致眩晕。

综上，西医学有关各种神经核缺血，从而导致眩晕的理论，为我们利用活血化瘀的中药来扩张脑血管，治疗缺血性眩晕提供了理论上的参考。

2. 低血压或贫血

低血压使血液不能充分地上达头部，头部出现供血不足；贫血使头部各种神经核因缺血、缺氧而出现功能异常，产生眩晕。

西医学关于低血压和贫血导致眩晕的论述，与中医学的气血不足、肾精亏虚导致眩晕的认识基本上是一致的，为我们利用益气养血和滋补肝肾的中药来治疗眩晕提供了理论上的参考。

3. 副交感神经张力增高

当副交感神经系统张力增高，远远超过交感神经系统的张力时，能引起血压下降而导致脑缺血，也会引起眩晕的发生。

中医学认为，肝主疏泄，具有畅通气机的作用，疏肝理气的药物能调节所有神经的张力异常。西医学认为，神经系统功能异常与情绪因素密切相关，也就是中医学所说的情志内伤。情志内伤，则气机失畅，而疏肝理气药能治疗气机失畅，故能调节各种神经张力的异常。因此，中医学可以运用疏肝理气药来缓解副交感神经张力高。

第二节 中医学对眩晕病因和发生机制的认识

一、气血不足，肾精亏虚

中医学认为，眩晕的产生与气血不足与肾精亏虚有关。如《灵枢·卫气》曰："上虚则眩。"《灵枢·海论》曰："髓海不足，则脑转耳鸣，胫酸眩冒，目无所见。"《灵枢·口问》曰："上气不足，脑为之不满，耳为之苦鸣，头为之苦倾，目为之眩。"对上述关于眩晕产生机制的论述，我们可以做以下解读。

"上气不足"可以理解为头部气不足。"髓海不足"即肝肾阴虚所致的头部精血不足。"上气不足"或"髓海不足"，使脑干及小脑的各种神经核失去"气"及"肝肾之阴"等营养物质的滋养，其功能出现异常，故而产生眩晕。

明代张景岳在《黄帝内经》"上虚则眩"的理论基础上，对下虚致眩做了详尽论述。如《景岳全书·杂证谟·眩晕》中说："头眩虽属上虚，然不能无涉于下。盖上虚者，阳中之阳虚也；下虚者，阴中之阳虚也。阳中之阳虚者，宜治其气，如四君子汤……归脾汤、补中益气汤……阴中之阳虚者，宜补其精，如……左归饮、右归饮、四物汤之类是也。然伐下者必枯其上，滋苗者必灌其根。所以凡治上虚者，犹当以兼补气血为最，如大补元煎、十全大补汤及诸补阴补阳等剂，俱当酌宜用之。”

中医学认为，人体的上部属于阳，人体的下部属于阴；气属于阳，精和血属于阴。张景岳所谓的“盖上虚者，阳中之阳虚也”即“头部气虚”,“下虚者，阴中之阳虚也”指下部的肾精气亏虚。张景岳提出头部气虚用四君子汤、归脾汤、补中益气汤等以补头部气虚；肾精气亏虚用左归饮、右归饮、四物汤、大补元煎等滋补肾中阴阳。

古代医家所论述的头部气血不足或肾中阴阳虚导致眩晕的理论，与西医学认为小脑及脑干的各种神经结因缺血或缺少营养物质的滋养，出现功能异常而产生眩晕的论述是一致的。因此，中医学用补气养血和滋补肾精的药物治疗眩晕。常用的补气药有人参、黄芪、党参等；常用的养血药有当归、白芍、阿胶等；常用的滋补肝肾之阴的药物有熟地黄、枸杞子、女贞子、墨旱莲、桑椹等。

二、肝阳上亢

关于眩晕,《素问·至真要大论》有“诸风掉眩，皆属于肝”的记载;《素问·六元正纪大论》有“木郁之发……甚则耳鸣眩转”的记载。《黄帝内经》中的相关论述，强调了眩晕的产生与肝脏功能失调有关。中医学认为，抑郁或焦虑可使肝气郁结，日久则化火伤阴，阴不制阳而肝阳上亢，上扰清窍，从而产生眩晕。这与西医学论述的因抑郁或焦虑等情志因素导致眩晕的认识是一致的，是我们使用疏肝理气法和平肝潜阳法来治疗眩晕的理论依据。疏肝理气常用香附、郁金、香橼、佛手、川楝子等；平肝潜阳常用天麻、钩藤、石决明、生牡蛎、生龙骨、代赭石等。

三、痰浊阻络

汉代张仲景认为，痰饮是眩晕发病的原因之一，为后世“无痰不作眩”奠定了理论基础。元代朱丹溪倡导痰火致眩学说，提出“头眩，痰挟气虚并火，治痰为主，挟补气药及降火药”的治疗方法。明代虞抟《医学正传·眩晕》指出：“大抵人肥白而作眩者，治宜清痰降火为先，而兼补气之药。”清代医家程钟龄在《医学心悟·眩晕门》曰：“有痰湿壅遏者，书云：头晕眼花，非天麻、半夏不除是也。”并创立了半夏白术天麻汤用于治疗痰饮上逆所致的眩晕、头痛。

以上医家都认为痰浊阻络是眩晕的原因。何为痰浊阻络？中医学认为，人体的水液代谢功能失常时会产生一些病理产物，其中痰多厚浊，故称痰浊。痰浊为病，无处不至，变化多端，且其性厚浊，流动不易。我们可以将痰浊阻络理解为血管中运行的血液和经络中运行的经气被黏稠的物质阻遏，其运行被影响。如果脑血管的血液运行被痰浊阻滞，则脑干及小脑的各种神经核势必会缺血，使其功能异常，临床上会出现眩晕。

中医学认为的痰浊阻络会造成眩晕的理论，与西医学认为血管中的血脂浸润或小脑血管梗死，会使脑干与小脑的神经核因缺血出现功能异常，从而出现的眩晕的理论是一致的。

中医学治疗痰浊阻络从健脾与化痰两个方面着手。化痰药可以选择半夏、胆南星、瓜蒌、丝瓜络等；健脾药可以运化水湿，增加化痰药的化痰作用，可以选择茯苓、白术、薏苡仁、苍术等。同时，可以加理脾胃气滞药，如陈皮、枳实、厚朴等，增强胃肠蠕动，有助于提高健脾药的疗效。此外，我们还可以用石菖蒲、荷叶作为化头部痰浊的引经药。

四、外感六淫，七情内伤

1. 外感六淫而致眩晕

西医学认为，周围性眩晕产生的原因是前庭周围组织被病原微生物感染（如中耳炎、乳突及迷路感染），造成前庭器官或前庭神经的损伤，从而出现眩晕。

南宋医家严用和于《济生方·眩晕门》中指出：“所谓眩晕者，眼花屋转，起则眩倒是也，由此观之，六淫外感，七情内伤，皆能所致。”首次提出了六淫、七情所伤致眩之说，补前人之未备。

严用和六淫外感导致眩晕的认识与西医学的前庭周围组织被病原微生物感染导致周围性眩晕的理论是一致的。这为我们利用清热解毒的方法治疗前庭周围性眩晕提供了理论依据。清热解毒药可以选择金银花、连翘、蒲公英、大青叶、板蓝根、白花蛇舌草、山慈菇等。

2. 七情内伤所致眩晕

七情内伤所致的眩晕我们在前文肝阳上亢所致眩晕中已经论述过，在此不赘述。

第三节　眩晕的中西汇通治疗

一、眩晕的临床检查

（一）临床检查

1. 内科检查

内科检查应检查患者有无高血压、低血压、心律失常、心力衰竭，有无贫血、全身感染、中毒、代谢紊乱等，并做有关疾病相应的实验室检查，如血压、心电图、生化检查等。

2. 神经系统检查

神经系统检查应注意有无自发性眼震、共济失调、听力障碍、眼底水肿及颅内压增高。一个正确、完整的神经系统检查，在鉴别诊断中是可靠的参考。对于所有的脑神经，均应给予特殊重视。检查肢端的力量和感觉（特别是本体感受器的感觉）。通过观察步态、轮替运动和指鼻试验，评估小脑功能。龙贝格征阳性（睁眼时正常，闭眼时丧失平衡感），提示前庭或本体感受器的疾病。小脑功能障碍时，无论是睁眼还是闭眼时，均有共济失调。

3. 耳科检查

周围性眩晕应做详细的耳科检查，包括外耳道、鼓膜、中耳、内耳。注意有无耵聍阻塞外耳道，有无胆脂瘤型中耳炎及耳硬化症。

4. 体位试验

把患者固定在可调的倾斜台上，若有条件，可连接心电图、脑电图、眼震电图，必要时测血压。先让患者仰卧，片刻后嘱其转头（向左或向右），而后让患者取仰卧位，调节倾斜台，于不同角度的头位做有关记录。若有直立性低血压，则应做相应的自主神经功能检查及神经药理检查。

（二）辅助检查

（1）头颅 X 线片检查前庭，需要拍摄侧位像、乳突像、内听道像、颞骨岩部像。疑为颈椎病导致眩晕者，需做颈椎正、侧、斜位等 X 线片检查。

（2）必要时做腰穿检查脑脊液。若疑有神经系统本身的自身免疫性疾病，则应查脑脊液免疫球蛋白合成率、IgG 组分区带、病毒及其抗体的定量和定性测定。

（3）做脑血流图、胸片、经颅多普勒（TCD）、头颅 CT 及磁共振成像检查等，明确有无头部占位、缺血性或出血性疾患，以利于进一步定位，甚至定性。

（4）其他电生理检查包括脑电图，视觉、脑干和体感诱发电位，变温试验，指物偏向试验，直流电试验，位置试验，眼震电图等前庭功能检查，有助于眩晕的定位定性诊断。

二、周围性眩晕的中西汇通治疗

（一）中耳炎及前庭神经元炎

中耳炎及前庭神经元炎表现为眩晕，伴有耳痛、耳鸣、外耳道流脓等中耳感染的症状，舌质红，苔黄，脉数。

中耳炎及前庭神经元炎引起的眩晕，即中医学的外感风热导致的眩晕。外感风热即西医学的病原微生物的感染。中耳前庭感染病原微生物后，病原微生物损伤耳部前庭器官或神经元，使其功能异常，出现耳痛、耳鸣、眩晕。病原微生物死亡后形成脓液，故外耳道可见脓性分泌物。舌质红、苔黄、脉数，为病原微生物感染后的舌象与脉象。

1. 西医学治疗

（1）全身用药：可口服或静脉滴注红霉素、头孢呋辛、头孢唑肟等。对于分泌性中耳炎，成人用药 3 ~ 5 天，儿童用药 1 周。急性期可加用糖皮质激素，选用地塞米松或泼尼松，一般治疗 3 天。

（2）局部用药，具体如下。

①泼尼松龙：对于分泌性中耳炎，可通过导管将药物吹入咽鼓管，或以鼓膜穿刺注射方式局部给药。

②苯酚甘油：对于急性中耳炎，可用苯酚甘油滴耳，能消炎止痛。注意应在鼓膜穿孔前用药，穿孔后禁用该药。

③过氧化氢溶液：对于中耳炎化脓，可用 3% 过氧化氢溶液清洗外耳道。

④氧氟沙星滴耳液剂：是一种无耳毒性抗生素溶液，用于急性中耳炎的局部感染治疗，或者慢性化脓性中耳炎鼓室分泌物较多时。

（3）手术治疗，具体如下。

①鼓膜穿刺术：在鼓膜紧张部位的前下或后下象限穿刺，抽出积液。

②鼓膜切开术：当鼓室积液黏稠，不易通过鼓膜穿刺术进行清理时，可选用鼓膜切开术；或穿刺抽吸积液后，短期内积液复发，也可换用鼓膜切开术。

③鼓膜切开术加置管：对于反复发作的慢性分泌性中耳炎，在鼓膜切开清理积液后，可于切口处放置鼓膜通气引流管，利于长期引流，置管时间为半年至3年不等。咽鼓管功能恢复后置管自行脱出或于病情痊愈后手术取出。

④乳突根治术：通过清除鼓窦、乳突气腔的病变组织，充分引流中耳脓液，同时不触动鼓室和外耳道的组成结构，在保存和提高听力的同时，有效控制并发症。

⑤鼓室形成术：在清除中耳和乳突病变的基础上，修复和改善鼓室传声系统，改善听力。该术式可根据清理和重建的病变部位不同，分为多种亚型。

⑥乳突根治术联合鼓室形成术：该手术方式既清除了中耳病变组织，又重建了传声结构，多适用于较严重的化脓性中耳炎或中耳胆脂瘤患者。

⑦鼓膜形成术：又名鼓膜修补术，亦称鼓室成形术，可通过单纯修补鼓膜穿孔提高听力，多适用于单纯型慢性化脓性中耳炎。

2. 中医学治疗

根据本病的致病因素和临床症状，中医学给予疏风清热解毒的药物，以治疗病原微生物的感染；以清热燥湿、健脾、利湿的药物消除局部水肿及感染导致的分泌物；以疏肝理气的药物恢复受损的前庭神经。

（1）以疏风清热解毒药为君。疏风清热解毒类中药可以有效地治疗耳部的病原微生物感染。常用的疏风清热解毒药有金银花、蒲公英、连翘、大青叶、板蓝根、马齿苋等。

（2）以清肝胆湿热药为臣。耳部是肝胆经循行的部位。对于耳道及前庭神经部位感染后，出现的渗出物和脓肿，中医学辨证为“肝胆湿热”。入肝胆经的清热燥湿药物可以有效地清除耳道及前庭部位感染后形成的渗出物及脓肿，故为臣药。常用药物有龙胆草、栀子、黄芩、茵陈等。

（3）以健脾药、利尿药为佐。健脾有助于水湿的消散；利尿有助于湿邪的排出，加快耳部感染后渗出物及脓肿的消退，故以健脾药和利尿药为佐药。常用的健脾药有茯苓、白术、薏苡仁、苍术等；常用的利尿药有泽泻、车前子、川木通、滑石等。

（4）以疏肝理气药为使。耳部为肝胆经的循行部位，疏肝理气药可以疏通耳部经络，恢复受损的前庭神经，并能引药力到达耳部，发挥治疗作用，故为使药，并兼佐药的功能。常用的疏肝理气药有柴胡、香附、郁金、川楝子等。

（二）梅尼埃病

梅尼埃病主要表现为眩晕（自觉周围物体绕自身旋转，闭目时觉自身在空间旋转，患者不敢动，动则眩晕加重），伴有恶心、呕吐、出冷汗、颜面苍白、血压下降。发作时神志清楚，伴有波动性的感音性耳聋、耳鸣。

梅尼埃病是一种特发性内耳疾病，是内耳淋巴分泌过多或吸收障碍，导致内耳膜迷路积水，影响前庭的功能，故眩晕、恶心、呕吐；耳膜迷路积水使神经功能出现异常，则出现出冷汗、颜面苍白、耳聋、耳鸣、血压下降。

1. 西医学治疗

目前，因医学界对梅尼埃病发病机制的认识不同，故有不同的治疗方案，但其共同的治疗目的是消除眩晕，保存听力，减轻耳鸣与平衡失调，防止病情进展。

（1）前庭神经镇静药，具体如下。

①地西泮：是γ- 氨基酸 T 受体抑制剂，可抑制前庭神经核的活性，有抗焦虑及松弛肌肉的作用，每次 5 ～ 10mg，每日 1 ～ 2 次，口服。若呕吐严重，可改用 10mg 肌内注射或静脉滴注。

②利多卡因：静脉滴注利多卡因能阻滞各种神经冲动，可将 1 ～ 2mg/kg 加入 5%葡萄糖 100 ～ 200mL，静脉滴注或缓推，既可减轻眩晕，使患者安静入睡，又可减轻耳鸣。据报道，本品对眩晕呕吐、耳鸣效果良好，有效率可达 80%。24 小时最大量不超过 50mg/kg。

（2）抗胆碱能制剂：这是一类有效的抗眩晕药，能阻滞胆碱能受体，使乙酰胆碱不能与受体结合，解除平滑肌痉挛，扩张血管，改善内耳微循环，抑制腺体分泌，适用于自主神经反应严重、胃肠症状明显者。其中，氢溴酸东莨菪碱的抗眩晕作用最强，不良反应较小。其他还有氢溴酸山莨菪碱注射液、硫酸阿托品等。青光眼患者忌用抗胆碱能制剂，有扩大瞳孔、提高眼压的风险。

①氢溴酸东莨菪碱：属于副交感神经阻滞药。每次 0.3 ～ 0.5mg，口服；或将其稀释于 5%葡萄糖溶液 10mL 中，静脉注射。

由于口服或注射东莨菪碱半衰期短，需频繁给药，血液药物浓度曲线有“峰谷”现象，临床很难掌握用量。20 世纪 70 年代后期制成的东莨菪碱透皮治疗系统（TTS-S），属于贴剂，疗效快，且可持续给药。据临床观察，其疗效优于茶苯海明及美克洛嗪，对控制梅尼埃病引起的眩晕效果良好。不良反应为口干，但较口服及注射给药轻，TTS-S 对恶心、呕吐严重者尤为适用。

②氢溴酸山莨菪碱注射液：每次 10mg，肌内注射或静脉滴注。

③硫酸阿托品：每次 0.5mg，皮下注射或稀释后静脉滴注。

（3）抗组胺类药物：有研究者认为，抗组胺药物是治疗迷路性眩晕的标准对症治疗性药物，具有抗眩晕、止吐的作用。但此类药物有镇静的不良反应，妊娠 3 个月以内的孕妇服用后可能有致畸胎风险，故孕妇忌服此类药物。

①乙醇胺类：包括茶苯海拉明和苯海拉明，眩晕发作时口服 50mg。

②吩噻嗪类：包括异丙嗪、奋乃静、三氟拉嗪。

③哌嗪类：包括美克洛嗪、氯苯丁嗪。

（4）血管扩张类药：内耳微血管障碍是梅尼埃病的原因，故改善微循环药物，对控制眩晕、耳聋、耳鸣效果良好。

①磷酸组胺：使用该药前，应做皮试，观察患者无异常反应后方可静脉滴注。皮试方法：1mg 磷酸组胺稀释 10 倍，做皮丘试验，红晕不明显方可静脉滴注。用法：将 1 ~ 2mg 磷酸组胺加入 200mL 5%葡萄糖溶液中，以 10 ~ 20 滴 / 分的速率静脉滴注，每日 1 次，7 次为 1 个疗程，滴注期需有专人观察，定期测呼吸及血压。患者皮肤微红、轻度瘙痒为适宜量，若皮肤明显发红、心慌、胸闷，应减量或停药。

②倍他司汀：其结构与磷酸组胺相似，有强烈的扩张血管作用，能改善脑及内耳循环，可抑制组胺释放，产生抗过敏作用，控制内耳性眩晕效果较好。口服，每次 4 ~ 8mg，每日 3 次；肌内注射，每次 2 ~ 4mg，每日 3 次；将 20 ~ 40mg 倍他司汀加入生理盐水 200mL，静脉滴注，10 ~ 15 天为 1 个疗程。

③氟桂利嗪：是新型选择性钙离子通道阻滞药，可阻滞在缺氧条件下钙离子跨膜进入胞内，造成细胞死亡，另可抑制血管收缩，降低血管阻力，降低血管通透性，减轻膜迷路积水，增加耳蜗内辐射小动脉血流量，改善内耳微循环，对中枢及末梢性眩晕有一定疗效。口服，每次 10mg，每日 1 次，持续服药 1 个月。氟桂利嗪有嗜睡等不良反应。

④碳酸氢钠（$NaHCO_3$）：作用机制为药物吸收后中和病变区的酸性代谢产物，释放 CO_2，增加局部 CO_2 分压，扩张毛细血管，改善微循环，提高机体碱储备，促进营养过程正常化。多数患者应用此药能缓解症状，每日 1 次，可连续静脉滴注 5 日。

动物实验证明，中、小动脉痉挛时，静脉滴注碳酸氢钠后，血管扩张。常用浓度为 4% ~ 7%，常用 4%碳酸氢钠 200 ~ 400mL，静脉滴注，7%碳酸氢钠可按 2mL/kg 给药。

⑤盐酸罂粟碱：对血管平滑肌有松弛作用，降低脑血管阻力，用于脑血管痉挛及栓塞，能控制梅尼埃病引起的眩晕。口服，每次 30 ~ 60mg，每日 3 次；皮下、肌内及静脉注射，每次 30 ~ 60mg，每日不宜超过 300mg。

⑥ 5% CO_2 混合氧吸入：CO_2 吸入使内耳微循环改善，还可影响血管纹中碳酸酐酶，将氢离子吸入蜗管，降低内淋巴液 pH 值，减轻眩晕症状。每次吸入 15 分钟，每日 3 次。

⑦灯盏花黄酮：使内耳微血管扩张，降低外周血管阻力。灯盏花黄酮注射液 10 ~ 20mg 加入等渗溶液中，静脉滴注，每日 1 次，7 ~ 14 日为 1 个疗程。

⑧麦角隐亭咖啡因：直接扩张缺血区微血管，减少乳酸堆积；增加 cAMP，促进突触处神经冲动的传递，维持神经元的正常形态及跨膜电位，改善位听功能。口服，每次 4mL，每日 2 次，饭前服，10 ~ 20 日为 1 个疗程。

⑨银杏叶提取物：能清除体内过多自由基；通过刺激儿茶酚胺的释放，引起动脉舒张，保持血管张力；降低血液黏稠度，增加神经递质受体的数量。用法为 105mg 银杏叶提取物注射液加入 250mL 生理盐水中，静脉滴注，每日 1 次，共 10 次。

（5）降低血液黏度，具体用药如下。

①川芎嗪：有抗血小板聚集作用，对已聚集的血小板有解聚作用，抑制平滑肌痉挛，扩张小血管，改善微循环，能通过血脑屏障，有抗血栓和溶血栓的作用。口服，每次 100mg，每日 1 次；肌内注射，每次 40 ~ 80mg，每日 1 ~ 2 次；静脉滴注，40 ~ 80mg 川芎嗪注射液加入 250 ~ 500mL 5% ~ 10%葡萄糖溶液中，每日 1 次，7 ~ 10 次为 1 个疗程。

②复方丹参：活血化瘀，具有扩张小血管、抑制凝血、促进组织修复的作用。实验证明，复方丹参针剂能增强缺氧耐受力，增加脑及冠状动脉血流量，使聚集的红细胞得到不同程度的解聚，降低血液黏稠度，减少纤维蛋白原含量。口服，每次 3 片，每日 3 次；肌内注射，每次 2mL，每日 2 次；将 8 ~ 16mL 复方丹参注射液加入 100 ~ 500mL 右旋糖酐 -40（低分子右旋糖酐）注射液或 5%葡萄糖溶液中，静脉滴注，每日 1 次，2 周为 1 个疗程。

（6）利尿药 : 梅尼埃的病理改变为膜迷路积水，故可采用利尿药进行脱水治疗，常用的利尿药有以下几种。

①乙酰唑胺：为碳酸酐酶抑制剂，使肾小球 H^+ 与 Na^+ 交换减慢，水分排泄增快，消除内耳水肿。口服，每次 250mg，每日 1 ~ 2 次，早餐后服药疗效最好，服药后作用可持续 6 ~ 8 小时；急性发作时应用疗效较好；长期服用，

可同时服用氯化钾缓释片，每次 0.5g，每日 3 次。动物实验证明，静脉注射乙酰唑胺后，外淋巴渗透压明显降低，血清渗透压无改变。

②氢氯噻嗪：直接作用肾髓袢升支和远曲小管，抑制 Na^+ 的再吸收，促进氯化钠和水分的排泄，增加钾的排泄。该药口服 1 小时后，出现利尿作用；口服 2 小时后，效果达高峰，持续 12 小时；每日 25 ~ 75mg，每日 2 ~ 3 次，口服 1 周后停药或减量。长时间服此药可引起低血钾，故应与保钾利尿药合用，每次 50mg，每日 3 次，餐后服。

③氨苯蝶啶：留钾利尿药，主要作用于远曲小管，增加 Na^+、Cl^- 排出，保留钾，常与失钾利尿药合用，每次 50mg，每日 3 次，餐后服用。

④ 50% 甘油溶液：口服，每次 50 ~ 60mL，每日 2 次，能增加外淋巴渗透压，以减轻膜迷路积水，为了减轻甘油对胃肠的刺激，可加入少许橘汁或柠檬汁调味。

（7）其他辅助治疗，具体如下。

①右旋糖酐 –40（低分子右旋糖酐）：降低血液黏稠度，防止血管内凝血。本品经血管输入体内，能吸附血中的红细胞、血小板，改变其表面负电荷，根据同性相斥的原理，使红细胞相斥不易凝聚，提高血浆胶体渗透压，其平均分子量约 4 万个，因分子量较小，易使组织液进入血管，增加血容量，有稀释血液的作用，在体内停留时间较短，易从尿液中排出，有渗透性利尿的作用，还可改善耳蜗微循环。本品用于眩晕早期有疗效，每日 250 ~ 500mL，静脉滴注。

②三磷酸腺苷（ATP）：ATP 及其代谢产物腺苷，可直接舒张血管平滑肌，降低血压，参与体内脂肪、蛋白、糖核苷酸代谢，并在体内释放能量，供细胞利用。用法：10 ~ 20mg ATP 注射液肌内注射，或加入右旋糖酐 –40，静脉滴注，每日 1 次，1 ~ 2 周为 1 个疗程。

③类固醇：若拟诊为自身免疫或变态反应因素有关的梅尼埃病，可口服或静脉滴注类固醇，口服地塞米松片，每次 0.75mg，每日 3 次，1 周后药量递减；或地塞米松注射液 5 ~ 10mg，静脉滴注，3 日后药量递减。

2. 中医学治疗

梅尼埃病是内耳淋巴分泌过多或吸收障碍，形成内耳膜迷路积水所致，耳部为胆经的循行部位，肝胆相表里，所以，中医学运用入肝胆经的清热燥湿的药物，治疗内耳积水，并配合健脾药来运化水湿，再加利尿药加速水湿的排出，就可以达到较好的治疗效果。因此，中医学治疗梅尼埃病的治疗原则是健脾、燥湿、利尿，具体的处方配伍原则如下。

（1）以入肝胆经的清热燥湿药为君。入肝胆经的清热燥湿药可以清除内耳的积水，为君药。常用的药物有龙胆草、栀子、黄芩、茵陈等。

（2）以健脾燥湿药为臣。脾有运化水湿的功能，健脾燥湿有助于耳部积水的吸收，故以健脾燥湿药为臣药。健脾药可以选择茯苓、白术、薏苡仁、苍术等。

（3）以利尿药为佐。利尿药有助于水湿的排出，在治疗水湿停聚时，利尿药是增效剂，故为佐药。利尿药可以选择泽泻、车前子、川木通、滑石等。

（4）以疏肝理气药为使。耳部是肝胆经的循行部位，疏肝理气药可以疏通耳部经络，并起到引经药的作用，故为使药。疏肝理气药可以选择柴胡、香附、郁金、川楝子等。

三、中枢性眩晕的中西汇通治疗

对于中枢性眩晕，应根据病因来确定治疗方案。除肿瘤及脱髓鞘性疾病外，多数中枢性眩晕是脑血管疾病导致的。若眩晕由肿瘤引起，可行手术治疗、放射治疗、伽马刀或 X 刀立体放射治疗等；对脱髓鞘性疾病引起的中枢性眩晕，以激素治疗为主。下面主要介绍脑血管病导致的中枢性眩晕的治疗。

（一）西医学治疗

1. 短暂性脑缺血发作

（1）钙离子通道阻滞剂：代表药物是尼莫地平。尼莫地平具有改善脑供血、降低钙超载、保护脑细胞的作用，可选择性地阻断病理状态下细胞膜上的钙离子通道，减少平滑肌收缩，有一定的扩张外周血管的作用，增加供血量，可作用于大小动脉。用法：每次 20 ~ 40mg，每日 3 次，口服。本药在静脉滴注时，如速度较快，可致血压迅速下降。

（2）抗血小板凝聚药，具体如下。

①阿司匹林：可抑制环氧化酶，每日 40 ~ 300mg 为最佳剂量，以肠溶片为佳，可防止胃黏膜受损。也可应用阿司匹林片，但需选择合适剂量，定期监测血小板各项指标，长期应用，治疗期内必须密切观察脑及内脏出血等并发症的出现。

②双嘧达莫：抑制磷酸二酯酶，阻止环磷腺苷（cAMP）的降解，增加血

小板内 cAMP 的作用，抑制 ADP 诱发血小板聚集的敏感性而降低血小板聚集率。常用剂量为每次 25mg，每日 3 次，可和阿司匹林合用。

③噻氯匹定：为新型抗血小板聚集药，无阿司匹林的不良反应，疗效佳，作用持久，常用剂量为每日 250mg，餐时服用。

④氯吡格雷：与噻氯匹定同属 ADP 诱导血小板凝聚的抑制剂，但不良反应比噻氯匹定少。常用剂量为每日 75mg。推荐单独使用或与小剂量阿司匹林（每日 50 ~ 150mg）联合使用。不良反应可有腹泻、皮疹、出血等。

（3）改善脑组织代谢药：可增加动脉血氧含量及血氧饱和度，改善脑组织的氧含量及携氧量，可再建有氧代谢，对急性缺氧的脑组织有保护作用。

（4）脑血管扩张药：可致病灶半暗区脑水肿加重，引发脑内盗血及血压降低，从而产生不利影响，故急性期不主张运用脑血管扩张药。但该类药物对轻型椎 – 基底动脉供血不足，尚有运用价值。目前常用的药物有盐酸罂粟碱、碳酸氢钠等。

2. 脑梗死

（1）减轻脑水肿，降低颅内压，防止脑疝。出现颅内压增高，可给予脱水减压药，常用药物为 20% 甘露醇、25% 山梨醇或 10% 甘油盐水，须视病情需要而增减用量。不能突然停药，须逐渐减量或减次数，逐渐停用，不然可致颅高压反跳而脑疝死亡。

（2）扩容治疗：有增加血容量、降低血黏度、改善局部微循环的作用，故对无严重脑水肿及心功能不全的患者，可用扩容疗法。常用低分子（相对分子量 4 万以下）右旋糖酐或羟乙基淀粉（706 代血浆），有心功能不全而必须应用者可减半量，减慢滴速。

（3）溶栓治疗：再通的时间一般在发病后 3 ~ 4 日，此时半暗带神经细胞早已出现不可逆性坏死，故早期溶栓尤为重要。溶栓药物主要为尿激酶（UK）及 rt–PA，最佳治疗时间为发病后 6 小时内，最好在 4.5 小时内。治疗较晚则疗效差，且可合并出血。rt–PA 的应用剂量为 0.9mg/kg，最大用量为 90mg；尿激酶用量 100 万 ~ 150 万单位，其中的 10% 静脉注射，余量在 1 小时内静脉滴注完毕。符合条件者可行介入治疗。

3. 中枢性眩晕的对症治疗

除上述针对短暂性脑缺血发作治疗的药物外，还有几种针对眩晕症状的药物，较为有效。

（1）镇静、催眠药：可口服苯巴比妥、地西泮等，亦可服用茶苯海明，用于程度较轻或慢性眩晕。

（2）抗组胺类药：如盐酸苯海拉明、盐酸异丙嗪、氯苯那敏，可用于眩晕急性发作期，尚有止吐作用。

（3）抗胆碱药：如东莨菪碱、阿托品，有缓解血管痉挛、止吐的作用，可用于眩晕急性发作期。如眩晕未缓解，可每隔 4 ～ 6 小时重复给药。

（二）中医学治疗

中枢性眩晕的中医学治疗首先要改善脑部供血不足，其次消除眩晕症状，最后针对眩晕所属证型进行治疗，如痰浊阻络、肝阳上亢、气血不足、肾精亏虚。因此，本病的治疗重点是利用活血化瘀药改善脑部的供血；然后利用天麻消除眩晕的症状；最后辨证论治。其处方配伍原则如下。

1. 中枢性眩晕的共性用药原则

（1）用活血化瘀药来改善脑部供血。活血化瘀药常用川芎、丹参、桃仁、红花等。其他的活血化瘀药如赤芍、牡丹皮、鸡血藤、益母草、泽兰、王不留行、月季花、鸡冠花等也可运用。

（2）用天麻来消除眩晕的症状。天麻是治疗眩晕的要药，无论何种证型，天麻对其都有效。

以上两个处方的配伍原则是各类型中枢性眩晕的共同治疗原则，无论是何种原因造成的眩晕，都不可缺少，否则就取不到应有的疗效。

2. 辨证分型治疗

眩晕的辨证分型治疗是根据导致脑干和小脑各种神经核功能异常的不同病因，在治疗眩晕共性用药的基础上加针对性治疗药物，消除产生眩晕的不同致病因素，使临床用药更加准确，更加有规律可循。

（1）痰浊阻络：痰浊阻络导致眩晕的患者多有高脂血症及高低密度脂蛋白，患者脑部血管狭窄，脑干与小脑的各种神经核缺血，从而产生眩晕。

证候：眩晕，头重如裹，胸闷恶心，呕吐痰涎，纳少，舌胖大，边有齿痕，苔白腻，脉濡滑。

本证治疗的正确方法是在用活血化瘀药改善脑部供血和用天麻治疗眩晕的基础上，加化痰、健脾、理脾胃气滞、利尿药来治疗痰浊阻络。

①化痰药：可以消除脑血管壁上的血脂浸润，改善脑血管供血不足，常用半夏、胆南星、白芥子、丝瓜络、瓜蒌等。

②健脾药：可以运化水湿，杜绝生痰之源，有助于痰湿的清除，常用药物

有茯苓、白术、薏苡仁等。

③理脾胃气滞药：可以促进胃肠道的蠕动，有助于增加健脾药的疗效，常用药物有陈皮、枳壳、枳实、木香、厚朴等。

④利尿药：有助于痰湿的吸收与排出，常用的利尿药有车前子、川木通、泽泻等。

（2）肝阳上亢：抑郁或焦虑等情志因素，使肝气郁结，血行不畅，病情进一步发展，肝郁不解，日久化火而伤肝阴，阴虚不能潜阳，形成肝阳上亢，使支配头面、颈肩部肌肉血管的神经出现功能异常，导致眩晕的发生。

证候：眩晕，耳鸣，头目胀痛，口苦，失眠多梦，遇烦劳、郁怒而加重，颜面潮红，急躁易怒，舌红苔黄，脉弦细数。

本证治疗的关键是在用活血化瘀药改善脑部供血和用天麻治疗眩晕的基础上，加疏肝理气、平肝潜阳、滋补肝肾之阴的药物治疗肝阳上亢。因本证的临床证候中有颜面潮红、舌红、脉数等，说明患者的血管是扩张的。关于改善脑部活血化瘀药的选择及药味的多少，应细心斟酌，力求符合病情的需要，如果无血瘀的证据，可以不用活血化瘀药。

①平肝潜阳药：常用药物有石决明、生牡蛎、钩藤、珍珠母、紫贝齿、代赭石等。

②疏肝理气药：常用药物有香附、郁金、川楝子等。

③滋补肝肾之阴药：常用药物有熟地黄、枸杞子、女贞子、墨旱莲、桑椹等。

（3）气血不足：久病不愈，耗伤气血，或失血之后，虚而不复，或脾胃虚弱，不能健运水谷、生化气血，致气血两虚，气虚则清阳不展，血虚则脑失所养，发生眩晕。

证候：眩晕，动则加剧，劳累即发，面色㿠白，神疲乏力，倦怠懒言，唇甲不华，发色不泽，心悸，少寐，舌淡，脉细弱。

本证的治疗关键是在用天麻止眩晕的基础上，加益气、养血、健脾、理脾胃气滞药来治疗气血不足。本证多不用活血化瘀药，如果气虚导致血瘀时，则加活血化瘀药。

①益气药：常用人参、黄芪、党参等。

②养血药：常用当归、白芍、生地黄、龙眼肉等。

③健脾药：有助于气血生化，常用药物有茯苓、白术、薏苡仁、山药、黄精、炙甘草等。

④理脾胃气滞药：增加健脾的疗效，常用药物有陈皮、木香等。

（4）肝肾阴虚：久病伤肾，或禀赋不足，或年老肾亏，或房劳过度，或过服温燥劫阴之品，皆可致肾阴亏虚。肝肾同源，肝阴亏虚，常使肾阴不足，故两脏阴液常同亏，不能上滋头目，致髓海不足，发生眩晕。

证候：眩晕，耳鸣如蝉，日久不愈，伴有两目干涩、视力减弱，腰膝酸软，健忘，少寐多梦，或颧红咽干，五心烦热，舌红少苔，脉细数。

本证的治疗关键是在用活血化瘀药改善脑部供血和用天麻止眩晕的基础上，加滋补肝肾、健脾、理脾胃气滞药来治疗肝肾阴虚。

①滋补肝肾药：常用熟地黄、山茱萸、枸杞子、女贞子、墨旱莲、桑椹、龟甲等；若兼见五心烦热、潮热红、舌红少苔、脉细数等阴虚火旺证候者，可选加青蒿、鳖甲、地骨皮、银柴胡等清虚热的药物。

②健脾药：肾为先天之本，脾胃为后天之本，先天之本需后天之本的滋养才能取得长久的效果，故滋补肝肾的药物配伍健脾药物会增加疗效，健脾药常用黄精、山药、炙甘草等。

③理脾胃气滞药：有助于增强健脾药的疗效，常用药物有陈皮、枳壳、木香等。

第九章

失眠

失眠指入睡和睡眠维持困难，睡眠质量和时间达不到正常的生理需求，影响白天社会活动的一种疾病。中医学称失眠为不寐，轻者入寐困难，有寐而易醒，醒后不能再寐，或时寐时醒，严重者则整夜不能入寐。古代文献中亦有称其为目不瞑、不得眠者。

第一节　西医学对失眠病因和发病机制的认识

西医学认为，失眠是内分泌疾病、营养代谢障碍、脑血管疾病等各种致病因素，导致大脑缺血、缺氧，释放大量的兴奋性氨基酸等毒害物质，破坏脑干的网状结构与丘脑的睡眠中枢与醒觉中枢，形成的睡眠障碍。其中 95% 的脑部病变因素造成的失眠，来源于脑血管狭窄形成的大脑供血不足。因此，在失眠的治疗中，应以改善大脑供血为首要，其次是消除影响大脑血运的其他致病因素，具体如下。

1. 体外因素

气温及湿度的变化、噪声、光线、气味的变化，可以对睡眠造成暂时性的影响，只要消除影响睡眠的因素即可解决失眠的问题，往往不需要药物治疗。

2. 体内因素

疼痛、瘙痒、消化系统疾病、呼吸系统疾病、循环系统疾病、安眠药对中枢系统的耐药性等，都会影响睡眠。上述原因引起的失眠需要针对原发病进行治疗。此外，精神紧张、思虑过度等，会导致脑神经兴奋性增强，引起脑血管痉挛或低血压，导致大脑供血不足，产生失眠。因此，调整情志因素在治疗失眠时也十分重要。

第二节 中医学对失眠病因和发病机制的认识

一、气血衰，营卫之道涩，心神失养

中医学称失眠为不寐。不寐的病名首见于《难经·四十六难》。该篇认为老人“卧而不寐”，是“血气衰、肌肉不滑，荣（营）卫之道涩”所致。《灵枢·营卫生会》云：“老者之气血衰，其肌肉枯，气道涩，五脏之气相搏，其营气衰少而卫气内伐，故昼不精，夜不瞑。”

1.“气血衰”即气血不足

思虑劳倦，伤及心脾，心伤则阴血暗耗；脾伤则纳少，生化之源不足，致气血衰，气不足则血不能上达，脑失所养，出现不寐。

中医学论述的气血衰，神失所养，形成不寐的理论与西医学认为的脑干网状结构与丘脑睡眠中枢与醒觉中枢的神经细胞因缺血、缺氧而形成睡眠障碍的认识是一致的。这是中医学利用补气养血的方法治疗气血不足型不寐的理论依据。

2.“营卫之道涩”致气血不能养神

《灵枢·营卫生会》云：“人受气于谷，谷入于胃，以传与肺，五脏六腑皆以受气，其清者为营，浊者为卫，营在脉中，卫在脉外，营周不休，五十而复大会，阴阳相贯，如环无端。”

营气由脾胃运化的水谷精气中的精华部分所化生，分布于血脉之中，与津液组成血液，故称血液为营血。营行脉中的脉即西医学所说的血管。

卫气由脾胃运化的水谷之精气化生，是一种慓疾滑利、不受脉道约束之气。血管之外有一种筋膜，筋膜与血管之间有间隙，其中充满着含有电解质的液体，这种血管与筋膜之间充满电解质的间隙类似中医学的经络。卫行脉外是指卫气行于血管之外的经络之中。

因此，“营卫之道”即血液运行之道和卫气运行之道，即血管和经络。“营卫之道涩”是说血管中的血液和经络中的卫气运行不通畅。大脑血管中的血液因营卫之道涩而运行不畅，则出现缺血、缺氧，释放大量的兴奋性氨基酸等有害物质，破坏脑干的网状结构与丘脑的睡眠中枢与醒觉中枢，形成睡眠障碍。

活血化瘀药具有畅通血管的作用；疏肝理气药具有畅通经络的作用。因此，用活血化瘀药和疏肝理气药来畅通营卫运行之道，即畅通血管与经络，可以改善脑部供血，治疗不寐。

二、肾精亏虚，神失所养

《景岳全书·杂证谟·不寐》指出："不寐证虽病有不一，然惟知邪正二字，则尽之矣。盖寐本乎阴，神其主也。神安则寐，神不安则不寐。其所以不安者，一由邪气扰之，一由营气之不足耳，有邪者多实，无邪者皆虚证。"

"本乎阴"与"无邪者皆虚证"

"本乎阴"的"阴"应当理解为阴血与肾阴；"无邪者皆虚证"的"虚"应当理解为血虚和肾阴虚。

（1）血虚不寐：血虚则脑干的网状结构和丘脑的睡眠中枢与醒觉中枢的神经细胞，因缺少血的滋养而出现功能异常，导致睡眠障碍。中医学认为，心主血脉，心主神明。血脉即血液和其运行的管道。心之所以主神明，是因神明活动的物质基础是血液，血虚则神明活动的物质基础缺乏，功能出现异常，而出现不寐。因此，中医学可以运用养血的方法来治疗血虚不寐。

（2）肾阴虚不寐：肾阴不足，髓海空虚，虚火内生，则脑干的网状结构与丘脑的睡眠中枢与醒觉中枢的神经细胞因营养不良而出现功能异常，导致不寐。

中医学认为，心主神明，即将大脑的功能归属于心；肾藏精，精能生髓，脑为髓海，即将大脑的物质部分和营养物质归属于肾，故肾阴不足，大脑营养不良，心主神明的功能异常，从而出现不寐，也称为心肾不交。这是利用滋阴补肾和养心安神的方法治疗不寐的理论依据。

三、心胆气虚

心主神志，心气虚者，心神不安；胆为中正之官，决断出焉，胆气虚者，决断无权，则善惊易恐。这些因素均可影响脑干网状结构和丘脑睡眠及觉醒中枢，使其功能发生异常，从而出现不寐。这是利用益气、重镇安神药物治疗不寐的理论依据。

四、痰热、情志之火，扰动心神；营气不足，神失所养

1. 邪气扰之

张景岳说："不寐……一由邪气扰之。"此处的邪气一般多指痰热和情志之火（肝火或心火），扰动心神，导致实证。

（1）饮食不节，脾胃受伤，运化失常，聚湿生痰，一则痰阻经络，影响大脑的血液循环，使大脑出现缺血、缺氧的状态；二则痰郁化火，扰乱心神，易形成睡眠障碍。

（2）情志内伤，肝郁化火；或五志过极，心火内炽，致脑神经兴奋性增强，影响脑干网状结构和丘脑睡眠中枢及醒觉中枢的供血，功能出现异常，形成睡眠障碍。

这是我们利用清热化痰和疏肝清火法治疗痰热及情志之火扰动心神导致的实证不寐的理论依据。

2. 营气不足

营气包含血和气两个含义，营气不足即气血不足。营气不足所致的不寐即气血不足、心神失养所致的虚证不寐。

综上所述，西医学关于失眠产生原因，可以归纳为三个方面，一是脑血管病变导致供血不足，大脑缺血、缺氧，产生大量兴奋性氨基酸等毒害物质，破坏脑干的网状结构与丘脑的睡眠中枢与醒觉中枢，形成睡眠障碍。如动脉硬化斑块造成的血管狭窄；颈椎压迫血管造成脑动脉供血不足；或因情绪激动造成大脑动脉血管痉挛，引起大脑供血不足等。二是其他系统疾病，影响了丘脑的睡眠中枢与醒觉中枢的营养供应，出现功能异常，导致失眠。如消化系统疾病造成的营养不良，呼吸系统疾病造成的大脑缺氧等。三是精神因素等会导致脑神经兴奋性增强，引起脑血管痉挛或低血压，导致大脑供血不足，产生失眠。

中医学关于失眠产生的原因可以归纳为三个方面。一是营卫之道涩。营卫之道就是血管和神经，涩即为不通畅，营卫之道涩就是血管和经络被病理产物阻滞而不通畅。其导致失眠的机制与西医学阐述的脑血管供血不足导致失眠的机制相类似；二是肾精亏虚，神失所养所导致的失眠，与西医学所说的丘脑网状结构和睡眠中枢与觉醒中枢缺乏营养，功能异常，出现失眠的机制相类似；三是痰浊与情志之火，扰动心神而导致的失眠，与西医学的情绪激动可导致失

眠的机制相类似。

如此，西医学和中医学对失眠的发病机制的认识是一致的。中医学用活血化瘀药来扩张大脑血管；以疏肝理气药来舒缓情绪，疏通经络，缓解大脑血管痉挛，可以有效改善脑部供血，排除兴奋性氨基酸；以益气养血和滋阴补肾药来营养大脑神经细胞等。这些治法经过临床检验证实，具有良好效果。

第三节　失眠的古方及分析应用

一、养心安神的古方

1. 天王补心丹（《校注妇人良方》）

组成：人参、茯苓、玄参、丹参、桔梗、远志、当归、五味子、麦冬、天冬、柏子仁、酸枣仁、生地黄。

用法：上为末，炼蜜为丸，如梧桐子大，用朱砂为衣，每服二三十丸，临卧竹叶煎汤送下；或用桂圆肉煎汤送服。

功效：滋阴，养血，补心安神。

主治：阴虚血少，神志不安证。心悸怔忡，虚烦失眠，神疲健忘，或梦遗，手足心热，口舌生疮，大便干结，舌红少苔，脉细数。

证候分析：本方为心肾两亏，阴虚血少，虚火内扰所致的不寐而设。阴虚血少，心失所养，故心悸失眠、神疲健忘；阴虚生内热，虚火内扰，则手足心热、虚烦、遗精、口舌生疮；舌红少苔、脉细数是阴虚内热之象。

处方点评：本方所治的失眠由阴虚血少所致，故本方用生地黄、玄参、麦冬、天冬滋阴；用当归养血，共为君药。以人参、茯苓益气健脾，以生阴血，且有安神之功，共为臣药。以酸枣仁、柏子仁、五味子养心安神；朱砂重镇安神，治疗不寐，共为佐药。丹参活血通络，改善脑部供血，并有安神的作用；以桔梗载药上行，为使药。

临床指导意义：天王补心丹是治疗阴虚血少，脑失所养导致失眠的经典方剂。从西医学的角度来分析本方的处方配伍，符合西医学认为失眠是由脑干网状结构和丘脑的睡眠与醒觉中枢的神经细胞营养不良导致的理论，临床上用天王补心丹治疗阴虚血少引起的失眠十分有效。

方用生地黄、玄参、天冬、麦冬、当归滋阴养血，提供给大脑神经细胞的营养物质，这是治疗本证失眠的治本方法。临床上我们还可以用熟地黄、枸杞子、白芍、鸡血藤、龙眼肉等药物滋阴养血，增强营养脑细胞的作用。

方用人参、茯苓益气健脾，以滋气血生化之源，临床上还可以加白术、薏苡仁、黄精、山药等健脾药。

方用酸枣仁、柏子仁、五味子、丹参养心安神，朱砂重镇安神，是治疗失眠的治标方法。临床上我们还可以用远志、合欢花、茯神、首乌藤等养心安神药物，增加安神的效果。

本方以桔梗载药上行，使药力上达脑部。

综上，天王补心丹用滋阴养血药，给大脑神经细胞提供营养物质；用益气健脾药，滋气血生化之源。这两组药物针对气血衰，肾精亏虚，神失所养的失眠病机；方用养心安神和重镇安神的药物治疗失眠，相当于西医学的安眠药；以丹参活血化瘀，改善脑部供血，符合“营卫之道涩”导致失眠的理论。因此，天王补心丹是治疗阴虚血少型不寐的有效方剂。

2. 柏子养心丸（摘录自《汤头歌》）

组成：柏子仁、党参、炙黄芪、川芎、当归、茯苓、制远志、酸枣仁、肉桂、醋五味子、半夏曲、炙甘草、朱砂。

用法：上为末，炼蜜为丸。（现代用法：每丸 6 克，每次 1 丸，每日 2 次，口服。）

功效：补气，养血，安神。

主治：心气虚寒证。心悸易醒，失眠多梦，健忘，神疲乏力，肢冷畏寒，舌淡苔白，脉细弱或结代。

证候分析：心气虚寒，心神失养，故心悸、易醒、失眠多梦、健忘、神疲乏力；阳气不足，故肢冷畏寒、舌淡苔白、脉细弱或结代。

处方点评：本证是心气不足，血不养心；心阳不足，不能温养血脉，大脑血管收缩，导致大脑供血不足，从而产生失眠。因此，本方的配伍原则如下。以益气养血药为君。中医学的气可以理解为西医学所说的能量，故益气药能提供心肌细胞收缩时所需的能量；养血药能营养心肌细胞。这两组药物的共同作用是增强心脏的泵血功能，使气血上达脑部，改善脑缺血、缺氧的状态，这是本证的治本方法。本方用党参、黄芪益气，以当归来养血，为君药。

以健脾药为臣。健脾药可以使气血生化有源，辅助君药增强益气养血的作用。本方以茯苓、炙甘草健脾；以半夏曲降胃气，促进消化，增加健脾的作用，为臣药。

佐药有 3 组：①以安神为佐。安神是本证的治标方法，本方以柏子仁、酸枣仁、远志、五味子养心安神；朱砂重镇安神。②以扩张脑血管、改善大脑供血为佐。本法以川芎活血化瘀，引药力上达，扩张脑血管，改善脑部供血，兼有佐、使药的作用。③以肉桂温阳，间接扩张脑血管为佐。

临床指导意义：本证失眠产生的原因是气血不足，不能上达头部，大脑神经细胞缺乏营养。

本方用党参、黄芪益气，根据临床需要，还可以加人参，使益气药的作用更强；本方用当归补血，还可以加白芍、熟地黄、龙眼肉等滋阴养血药，增强营养心脑细胞的作用。

大脑供血不足是导致失眠的原因。本方用川芎活血化瘀，改善大脑供血，还可以加丹参、桃仁、红花等活血化瘀药，提高活血化瘀药扩张血管的作用；本方用肉桂温阳，间接起到扩张脑血管的作用。

本方治疗失眠用柏子仁、酸枣仁、远志、五味子养心安神，朱砂重镇安神。这再一次提醒我们，上述药物是治疗失眠的有效药物，我们在临床上可以借鉴使用。

3. 酸枣仁汤（摘录自《金匮要略》）

组成：酸枣仁、甘草、知母、茯苓、川芎。

用法：上五味，以水八升，煮酸枣仁得六升，内诸药，煮取三升，分温三服。

功效：养心安神，清热除烦。

主治：肝血不足，阴虚内热证。症见虚烦失眠，心悸不安，头目眩晕，咽干口燥。舌红，脉弦细。

证候分析：肝藏血，心藏神，血养心神。肝血不足，心失所养，加之阴虚生内热，虚热内扰，故虚烦失眠、心悸不安、咽干口燥。血虚无以荣上，则出现头目眩晕、舌红、脉弦细，乃血虚内热之象。

处方点评：方用酸枣仁，甘酸质润，入心、肝之经，养心阴，益肝血，宁心安神为君。用茯苓，取其安神与健脾之功，健脾可以滋生阴血；取知母滋阴血与清虚热之能；二药合用助酸枣仁安神，养阴血，共为臣药。以川芎之辛散行血，促进血液循环，改善大脑供血，为佐药；其引药力上达脑部，亦发挥使药的作用。甘草补脾益气，可化生阴血，为佐药；其调和药性的作用起到使药的作用。

临床指导意义：酸枣仁汤治疗失眠的处方配伍的重点是安神与活血。本方用酸枣仁安神，我们还可以根据失眠的程度，酌情加其他养心安神的药物，如远志、合欢花、茯神、首乌藤等。本方配伍活血化瘀药来治疗失眠，符合西医学认为失眠是由大脑缺血、缺氧所致的理论。本方用川芎活血化瘀，改善大脑供血，临床上我们还可以酌加丹参、桃仁、红花等活血化瘀药，增强改善大脑供血的作用。茯苓、甘草健脾，助气血生化之源，治疗阴血不足；知母滋阴润燥，治疗阴虚内热；三药配伍是治疗导致失眠的病因处方。因此，在临床上，我们可以根据导致失眠的不同病因，酌加不同治疗导致失眠病因的药物。

二、重镇安神的古方

1. 朱砂安神丸（摘录自《内外伤辨惑论》）

组成：朱砂、黄连、炙甘草、生地黄、当归。

用法：上药除朱砂外，四味共为细末，汤浸蒸饼为丸，如黍米大，以朱砂为衣，每服十五丸或二十丸，津唾咽之，食后服。

功效：镇心安神，清热养血

主治：心火亢盛，阴血不足。症见失眠多梦，惊悸怔忡，心烦神乱，或胸中懊侬。舌红，脉细数。

证候分析：本证乃心火亢盛，灼伤阴血所致。心火亢盛，心神被扰，阴血不足，心神失养，故见失眠多梦、惊悸怔忡、心烦等症；舌红、脉细数是心火盛而阴血虚之象。

处方点评：朱砂安神丸所治疗的失眠是心火亢盛，心神被扰，阴血不足，神失所养所致。因此，本方的治本方法是滋阴清心火，心火消退，阴血得以滋补，心神安定，睡眠自然会恢复。安神是本方的治标方法。本方以黄连清心火，生地黄滋阴凉血，当归补血养心，共为君药。朱砂既能重镇安神，又可清心火，为臣药。炙甘草调药和中，以防黄连之苦寒、朱砂之质重碍胃，故为佐使药。

2. 磁朱丸（摘录自《备急千金要方》）

组成：神曲、磁石、朱砂。

用法：蜜制小丸，每次服用 5 克，每日 3 次，口服。

功效：益阴明目，重镇安神

主治：心肾不交证。症见心悸、失眠，头晕眼花、耳聋、耳鸣。脉细数。

证候分析：心火亢盛，扰乱心神，故心悸失眠；肾阴不足，阳气偏亢，则耳鸣、耳聋、头晕眼花。脉细数为阴血不足、阴虚内热的脉象。

处方点评：朱砂重镇安神；磁石重镇降火，养肾益阴；配伍蜂蜜、神曲护胃，以防朱砂、磁石质重伤胃。

朱砂安神丸和磁朱丸都以朱砂重镇安神，因朱砂含有重金属汞，易发生汞中毒，故临床上应以琥珀、生龙骨、生牡蛎代替朱砂重镇安神。

通过对上述方剂配伍原则进行分析，从西医学对失眠发病机理机制的认识的角度，我们可以总结出中医学治疗失眠的用药规律如下。

（1）用活血化瘀药改善大脑的供血。

（2）用养心安神或重镇安神的药物促进睡眠。

（3）消除影响大脑供血的致病因素：①情志所伤造成失眠者，加疏肝理气的药物；②气血不足致失眠者，加益气养血的药物；③肝肾阴虚致失眠者（大脑营养不良），加滋阴补肾的药物。

第四节　失眠的中西汇通治疗

一、西医学治疗

药物治疗失眠的关键在于把握获益与风险的平衡。在选择干预药物时需要考虑症状的针对性、既往用药反应、患者一般情况、当前用药的相互作用、药物不良反应及患者的其他疾病，在遵循治疗原则的同时还需兼顾个体化原则。目前治疗失眠的药物主要有苯二氮䓬类受体激动剂（BZRAs）、褪黑素受体激动剂和具有催眠作用的抗抑郁药。

（一）苯二氮䓬类受体激动剂

BZRAs 分为传统的苯二氮䓬类药物（BZDs）和新型的非苯二氮䓬类药物（non-BZDs）。

药物作用特点：苯二氮䓬类药物能够迅速诱导入睡，减少觉醒，延长睡眠时间和提高睡眠质量，但会使浅睡眠时间延长，快速眼动睡眠（REM）时间缩短，首次 REM 出现时间延迟，做梦次数减少。尽管不同的苯二氮䓬类药物用量有别，但均具有药物依赖性的可能，而且半衰期越短，药物依赖可能性越高，出现药物依赖时间越短。

1. 苯二氮䓬类药物

苯二氮䓬类药物种类较多，如艾司唑仑、三唑仑、阿普唑仑、咪达唑仑、氯氮卓、氟西泮、夸西泮、地西泮、替马西泮、劳拉西泮。口服吸收良好，可分为短、中、长半衰期 3 种，经肝脏代谢。

（1）艾司唑仑：睡前口服 1 ～ 2mg，一般口服 20 ～ 60 分钟后可入睡。本品易形成药物依赖，应避免长期使用。

（2）三唑仑：适用于治疗各类型失眠，尤其适用于入睡困难、觉醒频繁和（或）早醒等睡眠障碍。一般睡前口服 0.25 ～ 0.5mg。

（3）阿普唑仑：睡前口服 0.4 ～ 0.8mg，有镇静催眠的功效。

（4）咪达唑仑：睡前口服 1 ～ 2mg。

（5）氯氮卓：睡前口服 10 ～ 20mg。

（6）氟西泮：睡前口服 15 ～ 30mg。

（7）夸西泮：睡前口服 15mg。

（8）地西泮：睡前口服 5 ～ 10mg。

（9）替马西泮：睡前口服 10 ～ 20mg。

（10）劳拉西泮：睡前口服 2 ～ 4mg。

苯二氮䓬类药物的不良反应有日间困倦、头晕、肌张力减退、跌倒、认知功能减退等。年老者应用时尤需注意药物的肌肉松弛作用，以防跌倒。

使用中 – 短效苯二氮䓬类药物治疗失眠时，有可能引起反跳性失眠。持续使用苯二氮䓬类药物后，在停药时可能会出现戒断症状。对于有药物滥用史的失眠患者，需要考虑潜在的药物滥用风险。

注意：妊娠、哺乳期女性、肝肾功能损害者、阻塞性睡眠呼吸暂停低通气综合征患者，以及重度通气功能缺损者禁用苯二氮䓬类药物。

2. 非苯二氮䓬类药物

非苯二氮䓬类药物包括唑吡坦、右佐匹克隆和扎来普隆，具有与苯二氮䓬类药物类似的催眠疗效。

非苯二氮䓬类药物半衰期短，次日残余效应被最大限度地降低，一般不产生日间困倦，产生药物依赖的风险较传统苯二氮䓬类药物低，治疗失眠安全、有效，长期使用无显著药物不良反应，但有可能会在突然停药后发生一过性失眠反弹。

（1）唑吡坦：属于短效镇静催眠药（半衰期 1.4 ～ 4.5 小时），用于短暂性、偶发性失眠或慢性失眠的短期治疗。该药口服后迅速吸收，0.5 ～ 2 小时达血药浓度峰值，食物可以延缓其吸收，一般可维持睡眠 6 小时。本药改善睡眠质量，对入睡困难、易醒、多梦等症状疗效显著。高龄和肝、肾功能损害可能导致作用时间延缓。

推荐常用剂量：每次 5 ~ 10mg，睡前服用，最大剂量每日 20mg。

老年人服用本药容易出现步态不稳、手足笨拙，应适当减量。

（2）右佐匹克隆：属于短效镇静催眠药（半衰期约为 6 小时），用于各种原因引起的失眠，尤其适用于不能耐受次晨残余作用的患者。该药口服后迅速吸收，1.5 ~ 2 小时达血药浓度峰值，重复给药无蓄积作用。

推荐常用剂量：3 ~ 6mg，睡前服用。

该药常见的不良反应有皮疹、口干、恶心、呕吐、消化不良、做噩梦、思睡、焦虑、抑郁、紧张、产生幻觉、头昏等。心、肺功能不全者禁用该药。老年人及肝、肾功能不全者慎用该药或适当减量。

（3）扎来普隆：属于短效镇静催眠药（半衰期为 0.9 ~ 1.1 小时），适用于成人入睡困难的短期治疗，能够有效缩短入睡潜伏期，明显改变前半夜的睡眠质量，白天无宿醉作用，不影响驾驶能力。

推荐常用剂量：每次 5 ~ 10mg，睡前 30 分钟服用。

（二）褪黑素受体激动剂

褪黑素受体激动剂包括雷美尔通、阿法美拉汀等。与苯二氮䓬类药物不同的是，褪黑素受体激动剂可以作为不能耐受前述催眠药物的患者，以及已经发生药物依赖患者的替代治疗。

1. 雷美尔通

雷美尔通是褪黑素 MT1 和 MT2 受体激动剂，可缩短失眠潜伏期，提高睡眠效率，增加睡眠总时间，适用于以入睡困难为主诉的失眠患者，以及昼夜节律失调性睡眠觉醒障碍。此外，雷美尔通对于合并睡眠呼吸障碍的失眠患者安全有效。由于该药没有药物依赖性，也不会产生戒断症状，故可长期用药，治疗失眠。

2. 阿法美拉汀

阿法美拉汀既是褪黑素受体激动剂，又是 5- 羟色胺受体阻滞剂，因此具有抗抑郁和催眠的双重作用，能够改善抑郁障碍相关的失眠，缩短失眠潜伏期，增加睡眠连续性。

（三）抗抑郁药

部分抗抑郁药具有镇静的作用，在治疗失眠伴有抑郁、焦虑时，较为有效。慢性失眠常与抑郁症状同时存在，在运用抗抑郁药治疗的开始阶段，同时联合使用短效苯二氮䓬类受体激动剂有利于尽快改善睡眠症状，提高患者依从性。抗抑郁药一般不采用间歇给药或按需用药的方式。

1. 三环类抗抑郁药

（1）阿米替林：能够缩短睡眠潜伏期，减少睡眠中觉醒次数，增加睡眠时间，提高睡眠效率，但同时也会减少慢波睡眠时间，不同程度地减少快速眼动睡眠时间，且不良反应多，如抗胆碱能作用引起的口干、心率加快、排尿困难等。因此，阿米替林不作为治疗失眠的首选药物。

（2）多塞平：多塞平具有临床耐受性好、无戒断反应的特点，可作为治疗失眠的首选药物，一般每日 3 ～ 6mg。其具有专一性抗组胺机制，可以改善成年或老年慢性失眠患者的睡眠状况。

2. 选择性 5– 羟色胺再摄取制剂

选择性 5– 羟色胺再摄取制剂虽无明显的催眠作用，但可以通过治疗抑郁和焦虑障碍而改善失眠症状。部分选择性 5– 羟色胺再摄取制剂会延长睡眠潜伏期，增加睡眠中觉醒次数，减少睡眠时间，降低睡眠效率，减少慢波睡眠时间，可能增加周期性肢体运动。某些患者在服用该药时，甚至可能加重其失眠症状，因此，一般建议在白天服用选择性 5– 羟色胺再摄取制剂。

3. 5– 羟色胺和去甲肾上腺素再摄取抑制剂

5– 羟色胺和去甲肾上腺素再摄取抑制剂包括文拉法辛和度洛西汀。其可治疗抑郁和焦虑状态，从而改善睡眠。不足之处几乎与选择性 5– 羟色胺再摄取制剂相同。

4. 其他抗抑郁药

（1）米氮平：小剂量米氮平（每日 $\leqslant$ 15mg）能缓解失眠状态。

（2）曲唑酮：小剂量曲唑酮（每日 25 ～ 150mg）具有镇静效果，可以用于治疗失眠和催眠药物停药后的失眠反弹。

二、中医学治疗

（一）心脾两虚，气血不足

证候：不寐，多梦易醒，心悸健忘，伴头晕目眩，肢倦神疲，饮食无味，面色少华，舌质淡，苔薄白，或苔滑腻，脉细弱，或濡滑。

证候分析：脾虚则气血生化不足，心失所养，致心脾两虚，气血不能上奉于脑，使大脑睡眠中枢与觉醒中枢和脑干网状结构的神经细胞，因气血不足而缺乏营养，出现功能异常，故出现不寐、多梦、健忘、醒后不易入睡、肢倦神疲、头晕目眩等症状；血虚不能上荣于面，则面色少华；血不养心，则心悸；脾虚运化失司，则饮食无味；舌质淡、苔薄白或滑腻、脉细弱或濡滑，均为心脾两虚证的舌脉。

治法：益气健脾，养心安神。

处方配伍原则：具体如下。

（1）以益气养血药为君。益气有助于行血，能促使气血上达头部，改善脑部供血，养血药可以治疗血虚，营养大脑神经细胞，故为君药。益气药首选黄芪，其次可以选择人参、党参等。养血药可以选择当归、白芍、熟地黄、龙眼肉等。

（2）以健脾药、理脾胃气滞药为臣。健脾药可以使气血生化有源，理脾胃气滞药既能增强胃肠道的蠕动，促进水谷精微的吸收，又能使健脾药补而不滞，故为臣药。健脾药可以选择茯苓、白术、薏苡仁、炙甘草、黄精、山药等。理脾胃气滞药可以选择木香、陈皮、枳实、厚朴等。

（3）以养心安神药为佐，促进睡眠，可以选择酸枣仁、远志、合欢花、柏子仁、首乌藤、茯神等。

（4）以活血药和疏肝理气药为使。活血通络药可以扩张脑血管；疏肝理气药可以疏通脑部经络，二者共同改善大脑睡眠中枢与醒觉中枢和脑干网状结构的供血与供氧。活血通络药可以选择川芎、桃仁、红花、丹参，赤芍等。疏肝理气药可以选择柴胡、香附、郁金等。

（二）肝肾阴虚，阴虚火旺

证候：不寐，腰酸梦遗，五心烦热，伴有头晕，耳鸣，健忘，口干津少，舌质红，少苔或无苔，脉象细数。

证候分析：肝肾同源，肾藏精生髓，脑为髓海，肝肾阴液不足，则髓海空虚，大脑睡眠中枢与醒觉中枢和脑干网状结构的神经细胞因肝肾阴液不足，缺少濡养而产生功能异常，故出现不寐、眩晕、耳鸣等症状；腰为肾之府，肾阴虚，则腰酸、梦遗；口干津少、五心烦热、舌质红、少苔或无苔、脉细数，均为阴虚火旺之象。

治法：滋阴清热安神。

处方配伍原则：具体如下。

（1）以滋补肝肾之阴药为君。滋补肝肾之阴是针对该型不寐的病因进行治疗，故为君药。滋补肝肾之阴常用熟地黄、生地黄、枸杞子、女贞子、墨旱莲、桑椹等；若有五心烦热、舌质红、少苔或无苔、脉细数等阴虚火旺的证候，常用清虚热药如青蒿、鳖甲、地骨皮、银柴胡等。

（2）以养心安神药为臣，促进睡眠。用药同“心脾两虚，气血不足”型。

（3）以健脾药为佐。肾为先天之本，脾胃为后天之本，健脾可以化生后天之精，填补先天肾阴之不足，故本证以健脾药为佐。常用的健脾药有茯苓、白术、薏苡仁、炙甘草、山药、黄精等。

（4）以活血药和疏肝理气药为使。用药同“心脾两虚，气血不足”型。

（三）心胆气虚

证候：不寐，虚烦，多梦，胆怯恐惧，遇事易惊，气短，倦怠，舌质淡，苔薄白，脉弦细或弦弱。

证候分析：心主神明，心气不足，神明不安，则不寐、虚烦、多梦；胆气不足，失去决断之权，则胆怯恐惧、遇事易惊；气虚，则气短、倦怠；舌质淡、苔薄白、脉弦细或弦弱，为气虚胆怯之象。

治法：益气养血，镇惊，安神。

处方配伍原则：具体如下。

（1）以益气养血药为君，治疗心胆虚怯型不寐的病因。益气药常用人参、黄芪、党参等；养血药常用当归、白芍等。

（2）以重镇安神药为臣。重镇安神类药物具有重镇安神、平惊定志的作用，故为臣药。常用药物有磁石、龙齿、琥珀等。

（3）以养心安神药为佐。养心安神药有助于改善睡眠中枢与觉醒中枢和脑干网状结构的神经细胞的功能，故为佐药。常用药物有茯神，酸枣仁、柏子仁、远志、首乌藤等。

（4）以活血药和疏肝理气药为使。用药同“心脾两虚，气血不足”型。

（四）痰热内扰

证候：不寐，头重，痰多，胸闷，心烦，伴有呕恶、嗳气、口苦、目眩、大便秘结，舌质红，苔黄腻，脉象滑数。

证候分析：脾胃运化失司，聚湿生痰，痰郁生热，痰热扰神，则不寐；痰蒙清窍，则头重；痰浊郁阻中焦，胃失和降，则胸闷、呕恶、嗳气；大便不通为痰郁日久化热伤津所致；土壅则木郁，疏泄失司，故口苦、目眩；舌质红、苔黄腻、脉象滑数为痰热之象。

治法：清热化痰，健脾安神。

处方配伍原则：具体如下。

（1）以化痰药为君。本证的不寐是痰郁生热，痰热扰乱心神所致，故以化痰药为君药。常用的化痰药有胆南星、半夏、瓜蒌、白芥子等。

（2）以安神药为臣，常用酸枣仁、远志、合欢花、茯神、首乌藤等药。

（3）以健脾药、燥湿药、理脾胃气滞药为佐。健脾以杜生痰之源；清热燥湿，消除痰热；理脾胃气滞有助于化湿行气。健脾化湿常用茯苓、白术、薏苡仁、苍术等；清热燥湿可以选择黄芩、黄连、藿香、佩兰等；理脾胃气滞可以选择陈皮、枳实、木香、厚朴等。

（4）以活血药和疏肝理气药为使，改善头部供血药。用药同“心脾两虚，气血不足”型。

（五）肝郁化火

证候：不寐，急躁易怒，伴有胸闷胁痛，口渴喜饮，不思饮食，口苦，目赤，耳鸣，小便黄赤，大便秘结。舌质红，苔黄，或苔黄燥，脉弦数，或弦滑数。

证候分析：肝郁，则胸闷胁痛；肝郁化火，则急躁易怒，口苦，目赤，耳鸣；肝火上扰心神，则不寐；肝火犯胃则不思饮食；肝火伤津，则口渴喜饮，小便黄赤，大便秘结；舌质红，苔黄或黄燥，脉弦数或脉弦滑数，均为肝郁化火、实热内盛之象。

治法：清肝泻火，重镇安神，疏肝理气。

处方配伍原则：本证是肝郁化火，火性上炎所致，会使头部血管扩张，故不需要配伍扩张血管的活血化瘀药。

（1）以清肝火药为君。本证是肝郁化火，上扰心神所致，故以清肝火药为君药治疗失眠的病因。常用的清肝火药有龙胆草、栀子、黄芩、夏枯草等。

（2）以安神药为臣。养心安神可以选择酸枣仁、远志、合欢花、茯神、首乌藤等。重镇安神药物具有重镇安神、平惊定志、平肝潜阳的作用，可以选择磁石、龙齿、牡蛎、琥珀等。

（3）本证的佐药有两组。①以养阴生津药为佐：肝火必伤阴液，故配伍养阴生津药为佐药，可以选择沙参、麦冬、百合、玉竹等。②以疏肝理气药为佐：肝郁化火，一般先有肝郁，日久才化火，既然化火仍有肝郁，故用疏肝理气药治疗肝郁为佐。疏肝理气药可选香橼、佛手、香附、郁金、柴胡、川楝子等。

【小结】

综上，中医学治疗失眠的处方配伍规律如下。

1. 保持“营卫之道”畅通

畅通营卫之道可以用活血通络和疏肝理气的方法。活血通络可以选择丹参、川芎、桃仁、红花等药，改善大脑供血。疏肝理气可以选择柴胡、香附、郁金、香橼、佛手、川楝子等，治疗大脑血管痉挛。

2. 以安神药物促进睡眠

养心安神药物可以选择酸枣仁、远志、合欢花（合欢皮）、首乌藤、茯神、柏子仁等。重镇安神药可以选择琥珀、生龙骨、生牡蛎、磁石等，安神定志。因朱砂含有重金属汞，为了安全，临床中应避免使用。

3. 消除失眠的病因

（1）虚证：以补气、养血、补肾的方法使大脑神经细胞得到充足的血和肾精等营养物质的滋养，保持正常的生理功能。

气虚者，用人参、黄芪、党参等药；血虚者，用当归、白芍、阿胶等药；肾虚者，用熟地黄、枸杞子、女贞子、墨旱莲、桑椹、龙眼肉等补肾阴的药物。

（2）实证：以化痰、泻火的方法消除影响睡眠的因素。

化痰常用半夏、瓜蒌、胆南星、白芥子、石菖蒲等药物。泻火多为泻肝火和泻心火。泻肝火常用龙胆草、栀子、黄芩等药；泻心火常用黄连、淡竹叶、黄芩等药。

参考书目

[1] 葛均波，徐永健，王辰．内科学［M］．北京：人民卫生出版社，2018.

[2] 崔公让，谭鸿雁．动脉硬化闭塞症［M］．北京：人民军医出版社，2000.

[3] 乔树宾．冠心病诊疗进展［M］．北京：人民卫生出版社，2013.

[4] 张澍．实用心律失常学［M］．北京：人民卫生出版社，2014.

[5] 黄文林．分子病毒学［M］．北京：人民卫生出版社，2002.

[6] 丁新生．神经系统疾病诊断与治疗［M］．北京：人民卫生出版社，2018.

[7] 王庭槐．生理学［M］．北京：人民卫生出版社，2018.

[8] 雷载权．中药学［M］．上海：上海科学技术出版社，1995.

[9] 谢鸣．方剂学［M］．北京：人民卫生出版社，2000.

[10] 杨关林．冠心病对症自疗［M］．北京：人民军医出版社，2009.

[11] 李家录．中风对症自疗［M］．北京：人民军医出版社，2009.

[12] 苏维霞．头痛眩晕对症自疗［M］．北京：人民军医出版社，2009.

[13] 汤宇．失眠对症自疗［M］．北京：人民军医出版社，2009.